门诊手术操作经验与技巧

MENZHEN SHOUSHU CAOZUO JINGYAN YU JIQIAO

第 2 版

主　审　李本金
主　编　张福奎　胡梦蝶　刘　通
副主编　刘华生　朱　童　王焕丽
　　　　蒋　红　陈淑莹
编　者　李小冰　于倩倩

U0247777

河南科学技术出版社
· 郑州 ·

内容提要

本书在第 1 版的基础上补充修订。全书共 18 章,主要介绍了常用外科基础知识,一般门诊手术、整形美容门诊手术的适应证、操作步骤及经验与技巧等。本书内容丰富,临床实用,适合普通外科、皮肤外科、美容外科、生殖器外科、肛门直肠外科、换药室等科室的医护人员阅读。

图书在版编目 (CIP) 数据

门诊手术操作经验与技巧/张福奎,胡梦蝶,刘通主编. —2 版. —郑州:河南科学技术出版社,2023.4
 ISBN 978-7-5725-1146-2

Ⅰ.①门… Ⅱ.①张… ②胡… ③刘… Ⅲ.①外科手术 Ⅳ.①R61

中国国家版本馆 CIP 数据核字(2023)第 044502 号

出版发行:河南科学技术出版社
 北京名医世纪文化传媒有限公司
 地址:北京市丰台区万丰路 316 号万开基地 B 座 115 室 邮编:100161
 电话:010-63863186 010-63863168
策划编辑:曲秋莲
文字编辑:郭春喜
责任审读:周晓洲
责任校对:龚利霞
封面设计:吴朝洪
版式设计:崔刚工作室
责任印制:程晋荣
印　　刷:河南省环发印务有限公司
经　　销:全国新华书店、医学书店、网店
开　　本:787 mm×1092 mm 1/16 **印张:**18 **字数:**433 千字
版　　次:2023 年 4 月第 1 版 2023 年 4 月第 1 次印刷
定　　价:89.00 元

前　言

　　门诊手术，是指门诊手术室可以完成且术后不须住院的手术。门诊手术为各级综合或专科医疗机构经常进行的工作。

　　门诊手术位置表浅，包括皮肤外科、美容外科、生殖器外科、肛门直肠外科等常用手术，相对难度较低，操作简单，风险较小。鉴于此，有些医师错误地认为门诊手术为"小打小闹"，予以轻视。殊不知，门诊手术既要去除病变及恢复功能，又要尽量保持术后外形美观，加之当下人们对外形要求越来越高，真正做好并非易事。

　　操作，即手术操作，是医师通过切除、重建、移植等对组织器官进行处理，为达到治疗疾病或弥补缺陷目的所采取的基本措施，包括无菌、消毒、切开、止血、结扎、分离、显露、缝合、引流、换药、包扎、固定、塑形等各种措施。

　　经验，即临床经验，是医师通过大量临床实践总结积累的工作经验。一般教科书对门诊手术操作经验不予介绍，这对于刚刚进入临床工作的青年医师不免是一个缺憾。

　　技巧，即操作技巧，顾名思义，就是做好工作的技能和巧妙之举。从事任何工作都有技巧蕴含其中，农民种地、工人做工，概莫能外，手术更有其方方面面的操作技巧。

　　笔者从事临床工作多年，根据经验体会并参考有关文献编写此书，可供普通外科、皮肤外科、美容外科、生殖器外科、肛门直肠外科、换药室等科室的医师及相关人员阅读，期盼起到抛砖引玉的作用。

张福奎

目　录

第**1**章

门诊手术概述

一、门诊手术意义、范围及要求

【门诊手术意义】

门诊手术,是指在门诊手术室可以完成,术后不需要住院恢复的手术。门诊手术为各级综合或专科医疗机构经常进行的实用性工作,具有重要临床意义。

1. 方便患者在最短时间内快速得到治疗,避免住院手术程序烦琐。

2. 最大限度节约医疗费用,减少陪护人员,减少社会医疗资源浪费。

3. 术后回家治疗康复,方便生活和家人护理。

4. 患者在医院停留时间短,有效防止医源性交叉感染。

5. 门诊病历相对简单,可简化文字性工作,节省医务人员时间。

【门诊手术范围】

1. 病情单一、诊断明确,符合本病发生发展规律的疾病。

2. 除本次就诊病情外,患者其他状况良好或基本健康。

3. 成年人及年长儿,无精神障碍,可配合局麻手术者。

4. 技术难度较低,手术过程简单,风险程度较小,术后恢复较快的手术适应证。

【门诊手术室要求】

1. 须具备符合基本条件的门诊手术室及相应手术器械、抢救设备和抢救药品。

2. 手术室应位于建筑高层,宽敞、明亮,符合无菌基本要求,最好位于诊室附近。

【门诊手术者要求】

1. 具有高度责任心,术前详细了解病史,认真查体,进行必要的辅助检查,严格掌握适应证,合理制订手术方案,术中正确操作,术后处理得当。

2. 具有一定理论知识及专业操作技术,年轻医师涉足外科专业不久者须在上级医师指导下进行手术。

3. 具有及早预料、发现、处理手术并发症和麻醉意外的能力,使并发症消灭在萌芽状态。

4. 任何手术不管范围大小、操作难易都应按操作原则进行,不断总结经验,勤于实践,提高技术水平。

5. 术者须按要求完成各项医疗文书书写,上交存档,妥善保管。

【其他参术人员要求】

1. 门诊手术通常由一名医师即可完成,为了保证手术质量和安全,最好有一名助理医师陪伴,必要时及时提供帮助。较复杂费时手术须有适当助手参与手术。

2. 台下护理人员须始终在场,以便随时提供手术用品,术中一旦发生意外及时与相关人员取得联系。

二、门诊病历建立

医师应为门诊手术患者书写建立必要的医疗文件——门诊病历。国家有关部门明确规定,门诊病历可由院方保管,保存期限为 15 年。门诊病历既有利于医护工作交流,也有利于术后万一出现医疗纠纷的处理。门诊病历主要包括以下内容。

1. 门诊就诊记录。

2. 血常规、凝血功能、心电图等必要的辅助检查。

3. 手术知情同意书签字。

4. 术前医学摄影。

5. 手术记录。

6. 术后嘱咐或注意事项(一式两份,患者签字后院方留存一份)。

7. 门诊手术登记(包括日期、序号)。

门诊手术患者病历建立后经患者同意可由院方统一代存,造册登记,妥善保管,防止丢失和泄密。

第2章

外科手术基础知识

一、外科手术基本概念

【外科手术】

外科手术(operation)是医师治疗外科疾病的主要手段。主要运用解剖知识对人体组织器官进行切除、重建、移植等,达到恢复人体功能使之进入健康、基本健康状态或弥补缺陷目的。

【手术治疗范围】

1. 损伤　包括机械、物理、化学等因素所导致,如挤压伤、切割伤、撕脱伤、碾挫伤、骨折、烧烫伤、冻伤、电损伤、酸碱烧伤等。

2. 感染　病原微生物或寄生虫侵袭人体所致,如疖、痈、脓肿、阑尾炎、肝脓肿、淋巴结结核、肝包虫囊肿等。

3. 肿瘤　人体组织细胞异常增生性疾病,如脂肪瘤、纤维瘤、血管瘤、甲状腺瘤;恶性肿瘤,如乳腺癌、胃癌、大肠癌、肺癌等。

4. 畸形　各种先天或后天性因素所致组织器官畸形,如多指、唇裂、尿道下裂、先天性心脏病、肛管直肠闭锁、烧伤后瘢痕挛缩、感染后组织缺损、损伤后瘢痕等。

5. 其他　各种其他原因所致人体功能障碍,如肠梗阻、尿路结石、胆石症、甲状腺功能亢进症、下肢静脉曲张、血栓闭塞性脉管炎、门静脉高压症、美学缺陷、医学美容手术等。

二、手术分类

【按急缓程度分类】

1. 急救手术　指病情危急必须立即手术以挽救患者生命,如窒息气管切开术、紧急止血术等。为了争取时间此类手术甚至可在事发现场、急症室或病房内施行。

2. 急症手术　指病情危重或情况紧急需在短时间内施行的手术,如外伤清创缝合、胃穿孔修补等。否则病情迅速加重,增加患者痛苦,甚至导致死亡。

3. 限期手术　指在较短期内抓紧术前准备需尽早施行的手术,如脓肿切开引流、癌肿切除等。否则病情加重,影响患者康复或治疗效果。

4. 择期手术　指手术迟早进行一般不会严重影响治疗效果,如阴茎包皮环切、疝修补、医学美容手术等。

【按污染程度分类】

1. 无菌手术　指手术全过程在无菌情况下进行，只要操作正确处理得当术后一般不会发生感染，如甲状腺瘤切除术、乳腺纤维瘤切除术等。

2. 污染手术　指手术过程中很难避免细菌污染，术后有发生感染的可能，但是术中注意无菌技术操作大多数仍可避免术后感染，如外伤清创缝合术、胃大部切除术等。

3. 感染手术　指疾病本身就是化脓性感染，术中必须接触大量化脓性致病菌，手术后发生切口感染的可能性极大，如乳腺脓肿切开引流术、脓性指头炎切开引流术等。

【按治疗程度分类】

1. 根治手术　指较彻底切除恶性肿瘤的手术，可使患者得到基本治愈或较长时间延长生命，如甲状腺癌根治术、乳腺癌根治术等。

2. 改良根治手术　对根治手术进行改良，即切除原发恶性肿瘤，又适当缩小手术切除范围，如改良乳癌根治术就是切除包括病灶在内的全部乳腺组织和同侧腋窝淋巴结，而保留了胸大肌和胸小肌。

3. 姑息手术　不能彻底切除恶性肿瘤但可减轻某些症状的手术。手术尽管不能治愈疾病但能提高患者生存质量，仍具有积极意义，如晚期食管癌胃造口术、晚期直肠癌结肠造口术等。

【按手术程序分类】

1. 一期手术　指一次即可完成的手术，大多数外科疾病治疗可一期手术完成。

2. 分期手术　指某些疾病手术治疗需分次进行才能保证手术安全或效果，如大面积烧伤分次切痂植皮术、肌腱断裂二期修复术等。

3. 延期手术　指污染严重的体表软组织损伤处理时不宜一期缝合，否则将极有可能发生伤口感染，须经创口引流、换药，待创面无分泌物、肉芽新鲜时再进行相应的手术。

【按手术大小分类】

1. 小型手术　指操作简单、安全性较大，有的可于门诊手术室局麻下进行的手术。此类手术往往一名医师即可独立完成，如乳腺纤维瘤切除术、皮脂腺囊肿切除术等。

2. 中型手术　指操作较复杂、有一定风险，往往需住院进行的手术。手术需在专业人员麻醉下、由多位术者共同完成，如胃大部切除术、胆囊切除术等。

3. 大型手术　指操作复杂、危险性较大的手术。一般需具备特殊器械、仪器方可进行，同时须在较好的麻醉技术条件下才能完成，如肺叶切除术、直肠癌根治术等。

4. 特大型手术　指重要器官的复杂手术，危险性大。需多学科专业人员参加，借助高科技器械、特殊监护装置才能进行的手术，如复杂先天性心脏病修复术、肾移植术等。

【按创伤程度分类】

1. 开放手术　一般指传统的手术方式，如阑尾切除术、开放性胆囊切除术等。此类手术对机体损伤较大，术后恢复较慢。

2. 微创手术　一般指在内镜下进行的手术，手术切口小，创伤程度小，对人体损伤轻微，术后患者恢复较快，因此称为微创手术，如腹腔镜下胆囊切除术、阑尾摘除术。

【按住院与否分类】

1. 门诊手术　指术后不须住院即可回家恢复的小型手术，病变表浅，操作简单，绝大多数可在局麻下完成。

2. 住院手术　指操作复杂或较复杂、需多人参加、要求较高麻醉技术在一定监护条件下完成的手术。大多数中型手术、大型手术、特大型手术属于住院手术。

三、手术分级、医师级别及手术权限

一般根据手术难易、过程简繁、风险大小分为 4 个等级；根据医师技术水平、资历高低分为 4 个级别；依据医师级别承担相应级别的手术。

【手术分级】

1. 一级手术　技术难度较低，手术过程简单，风险程度较小的各种手术。
2. 二级手术　技术难度一般，手术过程中等复杂，风险程度中等的各种手术。
3. 三级手术　技术难度较大，手术过程较复杂，风险程度较大的各种手术。
4. 四级手术　技术难度大，手术过程复杂，风险程度大的各种手术。

提示：手术分级主要是指常规手术而言，具体每项手术属于什么级别可查阅卫生部手术分类目录（见附录 A）。

【医师级别】

1. 住院医师　①低年资住院医师：从事住院医师工作岗位 3 年内，或获得硕士学位、从事住院医师岗位 2 年内者；②高年资住院医师：从事住院医师工作岗位 3 年以上，或获得硕士学位、取得执业医师资格、并从事住院医师岗位 2 年以上者。

2. 主治医师　①低年资主治医师：从事主治医师工作岗位 3 年内，或获得临床博士学位、从事主治医师岗位 2 年内者；②高年资主治医师：从事住院医师工作岗位 2 年以上，或获得硕士学位、从事主治医师岗位 2 年以上者。

3. 副主任医师　①低年资副主任医师：从事副主任医师工作岗位 3 年内，或有博士后学历、从事副主任医师岗位 2 年以上者；②高年资副主任医师：从事副主任医师工作岗位 3 年以上者。

4. 主任医师　受聘主任医师岗位者。

【手术权限】

1. 低年资住院医师　在上级医师指导下，可主持一级手术。
2. 高年资住院医师　熟练掌握一级手术的基础上，在上级医师临场指导下，可逐步开展二级手术。
3. 低年资主治医师　可主持二级手术，在上级医师临场指导下，逐步开展三级手术。
4. 高年资主治医师　可主持三级手术。
5. 低年资副主任医师　可主持三级手术，在上级医师临场指导下，逐步开展四级手术。
6. 高年资副主任医师　可主持四级手术，在上级医师临场指导下，或根据实际情况可主持新技术、新项目手术及科研手术项目。
7. 主任医师　可主持四级手术及一般新技术、新项目或经主管部门批准的高风险科研项目。

四、伤口分类及愈合分级

【伤口分类】

一般将所有伤口（包括手术切口）分为四类：清洁伤口、可能污染伤口、污染伤口、感染伤口。记录伤口愈合情况时指前三类一期完全缝合者，不包括切开引流、部分缝合或植皮伤口。

1. 清洁伤口　指未受细菌污染的伤口，用"Ⅰ"代表，如甲状腺叶切除、疝修补等手术切口。清洁伤口经过正确处理一般都能达到一期愈合。

2. 可能污染伤口　指可能带有细菌的伤口，用"Ⅱ"代表，如上消化道手术、肺叶切除手术切口，如经严格消毒处理及无菌技术操作，一般能避免切口感染。

3. 污染伤口　指邻近感染区或直接暴露于感染区的切口，用"Ⅲ"代表，如阑尾炎阑尾切除术、腹腔脓肿切开引流术切口，术后发生切口感染的机会较大，但经过特殊处理仍有可能达到一期愈合。

【伤口愈合分级】

1. 甲级愈合　指伤口边缘对合整齐，无明显红肿反应，伤口愈合良好。

2. 乙级愈合　指伤口愈合欠佳，有红肿炎症反应，或有血肿、积液等，但尚未化脓。

3. 丙级愈合　指伤口明显红、肿、热、痛，形成脓肿，需进行伤口敞开引流和换药治疗，方能逐渐愈合。

【伤口愈合记录】

1. 清洁伤口愈合　愈合优良、愈合缺陷、伤口化脓分别记录简写为：Ⅰ/甲、Ⅰ/乙、Ⅰ/丙。

2. 可能污染伤口愈合　愈合优良、愈合缺陷、伤口化脓分别记录简写为：Ⅱ/甲、Ⅱ/乙、Ⅱ/丙。

3. 污染伤口愈合　愈合优良、愈合缺陷、伤口化脓分别记录简写为：Ⅲ/甲、Ⅲ/乙、Ⅲ/丙。

有的习惯将甲级和乙级愈合统称为"一期愈合"；丙级愈合称为"二期愈合"。对某些伤口先保持开放 24～72 小时，引流其分泌物，确认无明显感染后再予以缝合，如此处理常可达到近似一期愈合，称为"三期愈合"，虽然愈合后局部瘢痕组织稍多，但比二期愈合时间缩短，功能恢复也较好。

五、手术用品灭菌、消毒

【用品灭菌】

1. 蒸气灭菌法　利用高压蒸气灭菌器进行，应用广泛，效果可靠。适于金属器械、玻璃、布类、硅橡胶等。

2. 气体灭菌法　利用气态如环氧乙烷、甲醛、过氧乙酸蒸气等进行。适于金属器械、电子仪器、内镜、一次性用品等，不耐高温物品都可采用此法灭菌。

3. 紫外线灭菌法　杀菌原理为阻碍微生物 DNA 正常转录，但穿透力较弱，普通玻璃、纸张、尘埃、水蒸气等均能阻挡。一般用于手术室、病房、实验室的空气消毒。

4. 干热空气灭菌法　利用干热空气进行灭菌的方法。适用于耐高温的玻璃器皿、金属器械。烤箱温度达 161℃，保持 30 分钟可达到灭菌效果。

【用品消毒】

手术用品消毒,指应用化学药品消灭手术用品上微生物的方法。主要用于不能耐受高压灭菌的用品,如刀片、手术剪、内镜等。

1. 70％乙醇（酒精）　将手术用品浸入其中浸泡 30 分钟以上可达到消毒目的,用时生理盐水冲洗干净。乙醇消毒原理为凝固细菌蛋白质,浓度过高细菌表面蛋白迅速凝固形成保护膜,过低同样不能将细菌杀死。

2. 0.1％氯己定（洗必泰）　将手术用品浸入其中浸泡 30 分钟以上可达到消毒目的。消毒原理为破坏细菌胞浆膜,对多数革兰阳性菌和革兰阴性菌具有杀灭作用,药液应每周更换一次。

3. 器械液　将手术用品浸入其中浸泡 15 分钟可达到消毒目的。器械液配方:石炭酸20g,甘油 266ml,95％乙醇 26ml,碳酸氢钠 10g,加蒸馏水至 1000ml。注意,器械液每周更换一次,以保证有效消毒效果。

六、手术人员准备

【一般准备】

先在更衣室更换短袖衣裤、鞋帽,戴好口罩,帽子盖住全部头发,口罩盖住鼻孔,必要时佩戴头灯、放大镜等。修剪指甲,手臂皮肤破损、感染及呼吸感染者不应参加手术。体力或精神过度疲劳、情绪不佳、饥饿者不宜参加手术。

【外科洗手消毒】

外科洗手消毒,是指手术人员术前进行的手臂处理,一般在洗手间进行。目前普遍采用的洗手消毒方法有以下几种,可酌情选择应用。

1. 传统手臂刷洗消毒法

(1)手臂刷洗:从指尖至肘上 10cm 流水-肥皂-无菌毛刷刷洗,两臂交替,一次刷洗完后手指朝上流水冲洗,如此 3 遍共约 10 分钟;无菌干毛巾从手到肘顺序擦干,擦过肘的毛巾不可再擦手部,保持拱手姿势手臂不可下垂。

(2)手臂浸泡:70％乙醇浸泡 5 分钟,范围达肘上 10cm,无菌干毛巾擦净双手及前臂(图 2-1),即可穿无菌手术衣和戴手套。

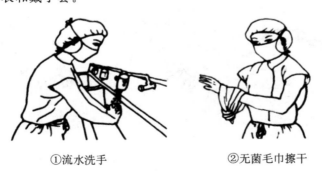

①流水洗手　　　　　②无菌毛巾擦干

图 2-1　传统手臂刷洗消毒法

紧急情况来不及洗手时可用 2‰碘酒涂擦双手及前臂,再以 70%乙醇脱碘,即可穿无菌手术衣和戴手套。

2. 诗乐液消毒法　内含醋酸氯己定,作用迅速、杀菌力强,对皮肤无毒无刺激性。方法:①流水、肥皂洗净手及前臂,取诗乐液 3~5ml,无菌刷刷手及前臂 1~2 遍,全程 3~5 分钟;②流水冲净手和前臂,再取诗乐液 2~3ml,均匀涂抹手及前臂;③无菌小毛巾擦净双手及前臂,即可穿无菌手术衣和戴手套。

3. 0.5%碘伏洗手法　流水、肥皂清洗手及前臂,无菌刷蘸 0.5%碘伏刷手和前臂 2 分钟,无菌小毛巾擦净碘沫,无须脱碘即可穿无菌手术衣和戴手套。

有些门诊手术时间短暂,更换短袖衣裤、鞋帽,戴好口罩,手消毒后可不穿无菌手术衣,只戴无菌手套即可,但手术过程中时刻注意前臂不能接触无菌物品。

【卫生七步洗手法】

卫生七步洗手法,是指医务人员每处理一个患者都要进行的洗手方法。具体方法如下:首先流水湿润双手,涂抹洗手液,然后按如下步骤进行。

1. 掌心相对,手指合拢,相互揉搓(洗净手掌)。

2. 手心对手背,双手指交叉揉搓,双侧交替(洗净手背)。

3. 掌心相对,双手指交叉揉搓(洗净指缝)。

4. 双手互合轻握,揉搓对侧指背(洗净指背)。

5. 握住一拇指旋转揉搓,双侧交替(洗净拇指)。

6. 一手指尖并拢放在对侧掌心揉搓,双侧交替(洗净指尖)。

7. 握住手腕旋转揉搓,双侧交替洗净腕部(图 2-2)。

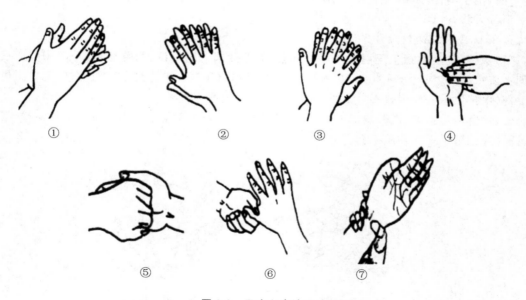

图 2-2　卫生七步洗手法

【穿手术衣】

手臂刷洗消毒后进入手术间,在空间较大地方穿无菌手术衣,最好面向器械台。

1. 开襟穿衣法 取出手术衣,面向器械台,两手提起衣领两端认清无菌面,抖开向空中轻掷,双手就势插入衣袖伸出,巡回护士背后拉好,双手交叉提起腰带交巡回护士身后系好(图2-3)。

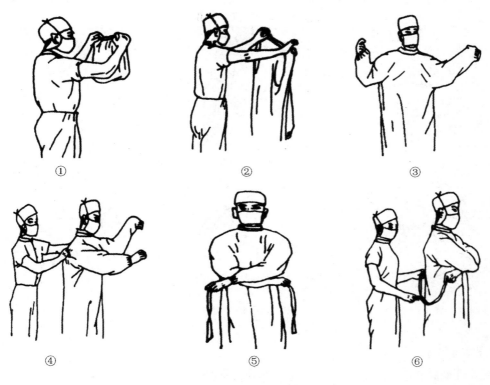

图2-3 开襟穿衣法

2. 折叠穿衣法 取出手术衣,面向器械台,双手提起衣领两端向前上方抖开,双手插入衣袖伸出,戴好无菌手套,巡回护士从身后系好衣带,提起前襟腰带,器械护士将腰带从穿衣者身后绕到前面,交给穿衣者系于腰部前方(图2-4)。

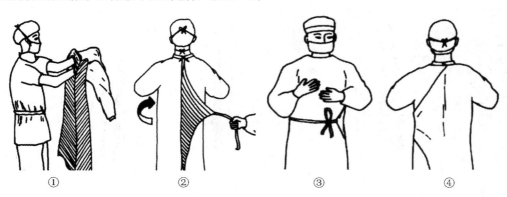

图2-4 折叠手术衣穿法

门诊手术操作经验与技巧

【戴无菌手套】

　　左手捏住手套翻折部取出手套,右手插入右手手套内,勿触及手套外面;再取出另一只手套用已戴好手套的右手2、3、4、5指插入左手套翻折部,将手套翻折部翻回盖住手术衣袖口,最后生理盐水适当冲洗手套外面(图2-5)。

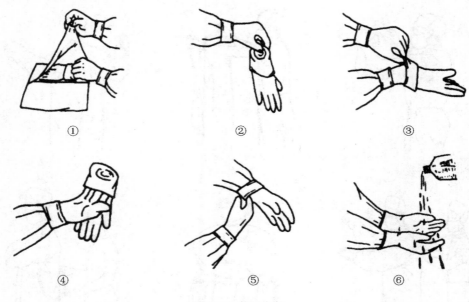

图 2-5　戴手套法

【脱手术衣】

　　别人协助脱衣时,他人解开衣带,抓住衣领向肘部、手部翻转,使手套翻于手部;自己脱衣时,左手抓住右肩手术衣拉下,同样方法拉下左肩(图2-6)。无菌手术手套未破可重新泡手消毒后穿手术衣、戴手套进行下一个手术。如手套破损或污染,应重新刷手泡手消毒。

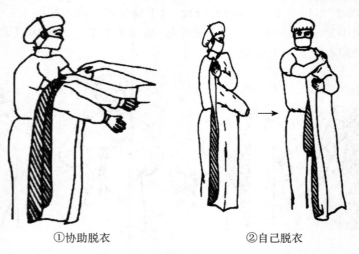

①协助脱衣　　　　②自己脱衣

图 2-6　脱手术衣方法

七、手术体位

为了方便手术操作、病变暴露充分、患者轻松配合、利于麻醉顺利进行,应采取适当手术体位(图 2-7)。

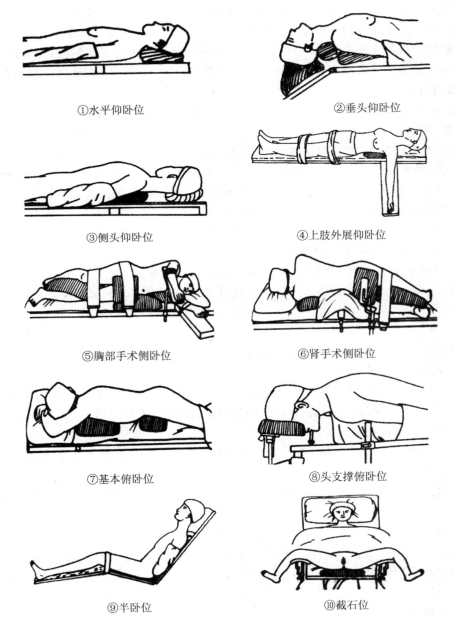

图 2-7 手术体位

八、皮肤准备及消毒

【皮肤准备】

术前 1 日切口周围 15～20cm 内剃毛、洗澡、修剪指（趾）甲，皮肤油脂过多可用溶剂擦去，更换清洁衣裤。眼部术前 1～3 日氯霉素眼药水滴眼，每日 3 次。鼻部术前 1～3 日消炎药水滴鼻，每日 3 次，术前 1 日剪短鼻毛。口腔术前刷牙，取下活动义齿。头皮及靠近头皮术前理发或部分理发。瘢痕术前 2～3 日肥皂清洗。供皮区术前 1 日剃毛肥皂清洗，乙醇消毒后无菌巾包扎。肉芽创面植皮者加强换药或抗生素生理盐水湿敷，待肉芽相对健康方可手术。

【皮肤消毒】

1. 2％碘酒-70％乙醇　适于成人皮肤消毒，不能用于婴幼儿。卵圆钳夹持纱布块或棉球蘸 2％碘酒，均匀涂擦，自然晾干后 70％乙醇脱碘 2 遍。植皮手术时供区皮肤仅用 70％乙醇消毒即可。2％碘酒-70％乙醇具有强烈刺激性，不能接触黏膜，尤其不能进入眼结膜囊。

2. 0.5％碘伏　适于皮肤、黏膜消毒，不必乙醇脱碘。卵圆钳夹持纱布块或棉球蘸 0.5％碘伏，均匀涂搽 2 遍。0.5％碘伏应用简便、范围广泛、效果较好，可替代 2％碘酒-70％乙醇，刺激性较乙醇轻，有淡黄色沉着，一定程度影响组织颜色观察。

3. 0.1％氯己定（洗必泰）　适于皮肤、黏膜、会阴、伤口内消毒，也常用于婴幼儿皮肤黏膜消毒。卵圆钳夹持纱布块或棉球蘸 0.1％氯己定液，涂搽术区 3 遍。0.1％氯己定对皮肤黏膜刺激性小，但高浓度仍可刺激黏膜，如不慎接触眼睛可导致角膜溃疡。

4. 0.1％苯扎溴铵（新洁尔灭）　其应用范围、使用方法同 0.1％氯己定，但灭菌效果低于氯己定。

提示

（1）碘酒以乙醇为溶媒，浓度为 2％，消毒效果最好，对皮肤有刺激性，自然晾干后必须进行乙醇（酒精）脱碘，否则烧伤皮肤。

（2）碘伏以水为溶媒，浓度为 0.5％，对皮肤、黏膜、伤口没有刺激性，不需要乙醇脱碘，消毒效果略弱于碘酒，可广泛用于肌内注射、静脉注射、皮肤黏膜伤口消毒，基本上替代了碘酒-乙醇，还可用于器械浸泡消毒。

（3）70％乙醇只能杀死细菌不能杀死芽孢和病毒，故术前或注射前应先使用 1％～2％碘酒擦拭皮肤，自然晾干后再用 70％乙醇脱碘。

（4）70％乙醇（酒精）涂擦皮肤后须待完全挥发方能使用电凝或电刀操作，否则可发生引燃事故。

（5）消毒时右手执卵圆钳夹持纱布块或棉球蘸消毒液，左手备一块无菌干纱布随时将多余消毒液拭去。消毒液不应过多以免流淌进入结膜囊、鼻腔、口腔等，一旦进入需及时蘸除。

（6）局部皮肤按摩涂擦 40％～50％乙醇可预防压疮；30％～50％乙醇可用于物理降温，小毛巾浸入乙醇内拧至半干擦拭颈、腋、胸等处刺激血管扩张、加速皮肤散热。

【消毒顺序及范围】

一般消毒范围距切口 15～20cm，无感染者从切口中心开始直行或环行涂搽，由内到外，已触及周围的纱布、棉球不可返回中心。染病灶和肛门部消毒由外到内环行涂搽，逐渐到达病灶区或肛门（图 2-8）。

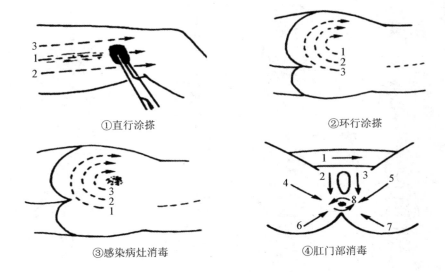

①直行涂搽　　　　　　　　②环行涂搽

③感染病灶消毒　　　　　　④肛门部消毒

图 2-8　消毒顺序

其他部位消毒范围参考如下,头面部消毒范围达不到距切口 15～20cm,应尽量符合手术要求,不剃发者可用消毒剂部分或全部浸湿(图 2-9)。

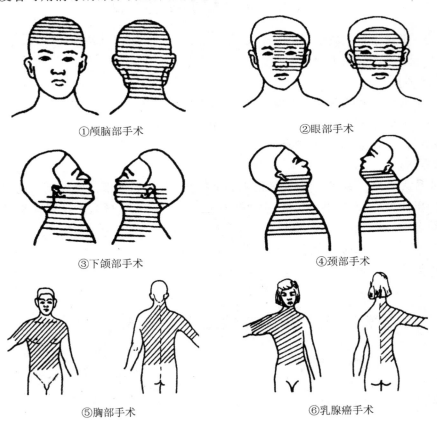

①颅脑部手术　　　　　　　②眼部手术

③下颌部手术　　　　　　　④颈部手术

⑤胸部手术　　　　　　　　⑥乳腺癌手术

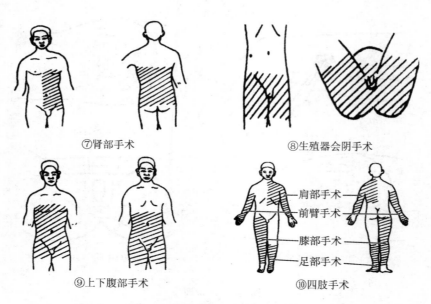

⑦肾部手术　　　　　　　　　　⑧生殖器会阴手术

⑨上下腹部手术　　　　　　　　⑩四肢手术

图 2-9　其他各部位手术消毒范围

九、无菌巾(单)铺盖方法

铺盖无菌手术巾单一般由穿好手术衣、戴好手套的器械护士及第一助手完成。门诊手术也可直接铺一块有孔无菌巾。

【铺盖原则】

未穿手术衣先铺对侧后铺操作侧,穿上手术衣先铺操作侧后铺对侧,先铺"脏区"(如会阴部、下腹部)后铺洁净区,先铺下方后铺上方。无菌巾铺盖时不可触及任何未灭菌物品。铺下后只可由术区向外移动,不可向内移动。

【铺盖方法】

先用 4 块无菌巾铺盖切口周围,铺前无菌巾折叠 1/4。躯干术区先铺 4 块无菌巾,根据手术部位铺中单或大单(大孔单),先展开大单头端盖过麻醉架,再展开下端遮住双足;两侧和足部应下垂超过术台边缘 30cm。常用部位铺盖方法如下。

1. 腹部铺盖方法　将无菌巾 1/4 处折为双层距切口周围 2~3cm 铺盖,未穿手术衣时第 1 块铺盖下方,第 2 块铺盖对侧,第 3 块铺盖上方,第 4 块铺盖近自己侧,钳巾夹住四角,再铺盖大孔单(图 2-10)。必要时铺盖大孔单之前可先铺 2 块中单于切口上、下方。

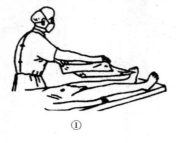

①

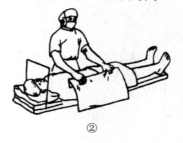

②

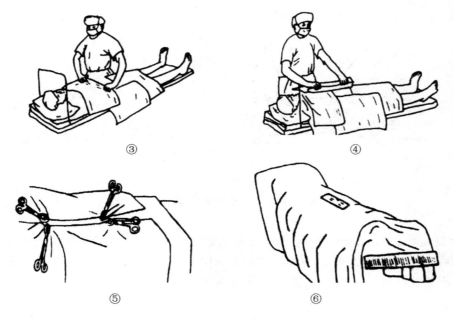

③　　　　　　　　　　　　　④

⑤　　　　　　　　　　　　　⑥

图 2-10　腹部铺盖方法

2. 颌面铺盖方法　一般采用包头法,先用 2 块无菌巾错位重叠,拇、示、中 3 指分别夹住上下两巾上角,他人抬起患者头部铺下无菌巾,放下头部;松开中指使下层无菌巾平铺术台,拇、示指捏紧上层无菌巾两侧包扎头部,巾钳固定(图 2-11);然后再用 3 或 4 块无菌巾铺盖其余。

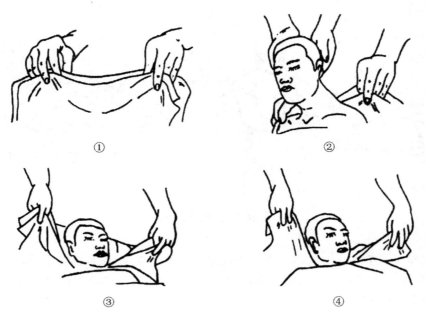

①　　　　　　　　　　　　　②

③　　　　　　　　　　　　　④

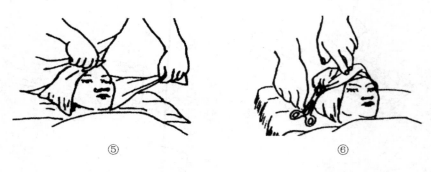

图 2-11　无菌巾包头法

　　3. 大腿铺盖方法　由他人抬起下肢,皮肤消毒后器械护士将中单一端由大腿下方递给第一助手,两人合作盖过对侧下肢;大腿上部铺盖双层无菌中单,巾钳固定;再用双层无菌巾包扎术区以下小腿及足部,无菌绷带缠绕固定,必要时再铺盖有孔大单(图 2-12)。

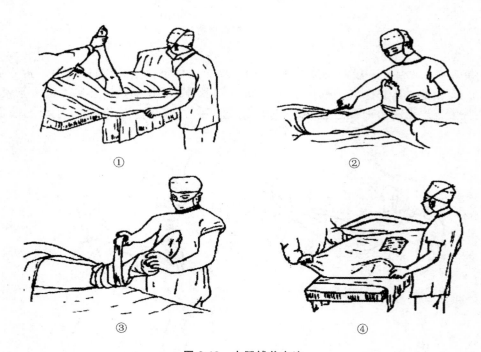

图 2-12　大腿铺盖方法

　　4. 手前臂铺盖方法　上肢外展 90°,抬起患肢皮肤消毒,操作台铺双层手术单,将肢体置于台上,肘关节上部铺盖手术巾,巾钳固定(图 2-13)。必要时消毒铺巾前预先将止血带绑扎上臂中上部供术中止血用。

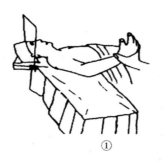
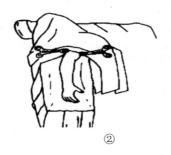

① ②

图 2-13 手及前臂铺盖方法

十、基本原则及要求

【无菌技术操作原则】

1. 无菌区域　手术人员穿无菌手术衣和戴无菌手套后,背部、腰部以下和肩部以上均应认为是有菌地带,不能予以接触;手术台边缘以下的布单不要接触;手术人员腰部应与术台相平,不可高于台面。

2. 器物传递　不可在手术人员背后传递器械及手术用品,也不可在超过手术人员肩部以上或手术台面以下传递器物。

3. 衣物更换　手套破损或接触到有菌地带应另换手套,前臂或肘部触碰有菌地带应加无菌套袖。无菌巾、单如被湿透即失去阻菌作用,应加盖干的无菌单。

4. 位置交换　术中同侧人员调换位置应先退后一步,转过身背对背地转到另一位置。

5. 切口保护　切口边缘应以大纱布垫或手术巾遮盖,并用巾钳或缝线固定,仅显露手术切口部位。

6. 皮肤消毒　皮肤切开及缝合之前用 70% 乙醇 或 0.1% 氯己定,再涂搽消毒一次。

7. 组织保护　切开空腔脏器前先用纱布垫保护周围组织,防止或减少污染;切开空腔脏器的器械放在固定的盘中,有关部位操作完后不再应用这些器械。

8. 参观人员　参观手术人员不可太靠近手术人员或站得太高,也不可经常室内走动,以减少污染机会。

9. 环境管理　操作中参术者保持各自位置,避免头部互相触碰。如需给手术人员擦汗,手术人员应将头部移出手术区上方。

【无创技术操作原则】

1. 操作手法正确　充分认识术中每一个动作都可使无数细胞受损,力争每个动作一步到位,一次完成,避免重复,对所有动作都应讲究正确、轻柔。

2. 妥善保护组织　尽量避免不必要的夹持、挤压、牵拉组织,除止血外避免血管钳钳夹任何正常组织,对暴露的血管、神经、肌腱要用湿纱布及时保护。

3. 手术器械精细　手术操作应选用大小合适的精细器械,防止器械不当造成组织过多捻挫、牵拉。

4. 妥善止血　多数情况下首先采取压迫止血,较大出血时血管钳准确钳夹,防止过多夹持周围正常组织,结扎线选用适当;尽量少用电凝止血。

5. 缝合方法得当　缝合组织时缝针、缝线选择合适,避免缝针过大缝线过粗。缝合皮肤时不要夹持皮肤组织,而用镊子夹持皮下组织或浅筋膜,并注意结扎勿过紧,以防缝线对组织造成切割。

【无瘤技术操作原则】

1. 充分显露　切口足够大,便于肿瘤显露、解剖和切除。

2. 避免挤压　术中探查、扪摸肿瘤时动作轻柔,避免用力挤压、牵拉。

3. 锐性分离　应用刀、剪锐性解剖剥离,切忌钝性剥离。

4. 先结扎静脉　处理结扎血管时先结扎静脉,再处理结扎动脉,减少血行播散。

5. 整块切除　肿瘤手术时应将拟切除组织、器官、肿瘤、所属淋巴组织整块切除,切忌零星切割、摘除。

6. 防止播散　肿瘤被切破时须用纱布垫立即包裹遮盖,或手套器械被肿瘤组织污染时应及时更换,防止发生医源性种植。

7. 切除范围　恶性肿瘤切除范围一般距肿瘤边缘 3cm 以上。

【操作要求】

1. 稳　术者操作时应情绪稳定,不管什么情况都要保持沉着、冷静,切忌忙乱无序,每一个操作步骤都要扎扎实实,稳妥有序,由浅至深,循序渐进。

2. 准　切开、分离、止血、结扎、缝合每一个动作,都要做到准确无误。特别是处理血管、神经、肌腱时尤其如此,防止反复多次重复夹持,尽量做到一步到位,一次完成。

3. 轻　操作动作轻柔,切忌粗暴用力过猛,纤细的重要组织更要讲究手法轻巧,用力适度。

4. 快　为了缩短手术显露时间及麻醉状态的危险,应尽量加快手术速度,要求术者思维敏捷,动作熟练,参术人员密切配合,明确分工,各负其责。但是快必须建立在保证手术质量前提下,切勿不顾质量一味追求手术速度。

5. 细　操作精细,解剖清晰,止血彻底,避免误伤正常组织,操作仔细与否直接影响手术质量。

没有稳、准,就谈不上轻、快、细;没有轻、快、细,就不能保证手术质量。要想保证高质量的手术,稳、准、轻、快、细缺一不可。

十一、切口常见并发症处理

1. 术后出血　切口处如有轻度渗血,适当加压包扎,继续观察。当敷料渗透时或有继续渗出倾向,可重新更换厚层敷料,适当加压包扎。切口或术区局部出血形成少量血肿,可严密观察,局部冷敷,血肿较大时应清除血肿或安放引流。

2. 切口感染　一般发生于术后 3~4 天,表现为切口疼痛加重,或减轻后又重新加重,可伴有体温升高。如发现切口红、肿、热、痛等早期感染现象应及时间断或部分拆线引流,或局部酌情应用乙醇、碘伏湿敷,并应用大剂量敏感抗生素治疗;已形成脓肿者需部分或全部拆线敞开引流,加强伤口换药,直至伤口愈合。

3. 切口边缘坏死　导致切口边缘部分坏死的原因,多由于术中反复摩擦切口缘或切口缝合过密、结扎过紧造成缺血所致。酌情及早拆线或间断拆线,必要时清理坏死组织,清洁换药,直至创口愈合,创面过大者皮肤移植封闭创面。

4. 切口裂开　切口裂开多见于腹部手术后,常发生于术后 1 周左右,患者术前往往存在营养不良情况,表现为患者用力时突然听到线结崩裂声,随后肠管或大网膜组织自切口内脱出。有时患者无任何感觉,却发现切口处有大量淡红色液体流出,检查见切口已裂开,应进行全层减张缝合术,术后给予适当加压包扎。

十二、预防切口感染

1. 无创操作　组织解剖用锐性分离,所用刀、剪保持锋利。夹持组织尽量轻巧,防止过度挤压。缝合切口使用镊子勿夹持皮肤,仅用其推挡作用。避免大范围结扎组织,结扎线勿存留过多,尽量减少异物反应。少用电凝止血,避免组织过多炭化。

2. 无张力缝合　切口勿强行拉拢缝合,防止局部血供障碍。切口张力较大时进行辅助切口减张,必要时应用邻位皮瓣转移或皮片移植技术进行创口闭合。避免缝线结扎过紧影响切口组织血液供应,导致切口边缘组织水肿、切割、感染。

3. 避免遗留无效腔　各层组织分层对合,缝合严密,疏密得当,不留无效腔,以免术后形成血肿或血清肿。

4. 正确引流　估计术后切口内有渗血可能者可用橡皮条引流,估计较深部位有渗血可能者可选用负压引流管,术后 24~48 小时去除。

5. 防止脂肪液化　切口处脂肪被挤压或半游离状态导致液化。

6. 有效保护组织　术中操作不要过度挤压、捻搓组织,避免长时间空气中暴露、组织脱水干燥。

7. 早发现早处理　术后发现切口红肿、线孔红肿,可用 50% 乙醇纱布酌情湿敷。线孔红肿或缝线切割时可拆除部分缝线,使局部张力减轻。

十三、切口愈合及瘢痕预防

【切口愈合过程】

切口缝合后数小时局部出现炎症反应,一般过程为:切口充血、浆液渗出、创缘粘连、毛细血管长入,其后成纤维细胞产生胶原纤维形成,达到切口临床愈合。

感染切口创面早期边缘可有皮肤上皮蔓延长入,并肉芽组织生长,继之纤维结缔组织收缩拉拢缩小创口,逐渐瘢痕愈合。

【瘢痕预防】

1. 意义　瘢痕是切口愈合的必然产物,通过瘢痕形式伤口才能愈合。换言之,没有瘢痕就没有愈合。一般来说,术后半年至一年局部遗留软的线状或条状瘢痕,多数为肤色,有的可出现色素脱失或沉着,称为稳定性瘢痕。一般来说,手术切口肉眼可见瘢痕开始于术后 2 周,逐渐增生至术后 2~3 个月,其后瘢痕停止增生,稳定一段时间后又逐渐萎缩,3~6 个月平复、软化进入稳定阶段,遗留线状或条状瘢痕。少数人瘢痕需要一年左右进入瘢痕稳定阶段。瘢痕进入稳定阶段之前可有充血、发红、瘙痒、刺痛等。

2. 预防方法

（1）一次性皮肤切开：可减少组织划伤，减少细胞挫伤，有利于切口愈合。

（2）无创操作：手术过程中避免大范围结扎组织，防止过多组织坏死；尽量减少结扎线存留异物反应，电凝止血时避免组织过多灼伤炭化。

（3）处理感染迹象：及早发现感染迹象，及时处理，术后发现切口红肿，可用乙醇纱布适当湿敷；线孔红肿或缝线切割时，酌情部分拆除缝线。

（4）无张力缝合：切口皮肤及皮下组织勿勉强拉拢缝合，避免张力过大造成局部血循环瘀滞或中断。切口张力较大时应进行减张缝合，或与切口平行进行辅助切口；必要时酌情应用邻位皮瓣转移、皮片移植技术进行创口闭合。缝线结扎过紧可造成结扎组织局部血循环中断，引起局部水肿、皮肤组织切割、感染。

（5）适当加压包扎：切口愈合后尽早局部加压，可减少局部充血。酌情选用弹力绷带、运动护膝等，加压时间 3～6 个月，或者 1 年。注意加压过程中应持续进行，不能间断。终止的标准是瘢痕变软或颜色变白，进入稳定阶段。

（6）尽早使用硅胶膜片：硅胶膜片具有防止瘢痕增生的作用，作用机制为"水合作用"，即硅胶膜片使水分蒸发减少，皮肤内水分转移至角质层，使间质内水溶性蛋白向表面扩散，流体力学压力下降，进而瘢痕软化。

（7）生活食物调节：由于刺激性食物容易引起局部血管扩张、充血，瘢痕血供丰富，有可能引起瘢痕增生，术后半年内尽量不吃辛辣食物，如辣椒、生葱、生蒜等，并忌饮酒。瘢痕体质患者多吃海带有改善作用。减少局部刺激，避免局部摩擦、揉搓，减少充血机会。

（8）术后塑型：任何瘢痕都有挛缩的可能，挛缩容易导致牵拉移位变形、两侧对称。佩戴一定形状的支具，坚持 3～6 个月往往收到理想效果，可根据实际情况利用夹板、热塑版、软塑料等材料制作。

第**3**章

常用器械及使用

一、手术刀及使用

1. **手术刀** 由刀片、刀柄两部分组成(图 3-1),分为圆刃、尖刃、弯刃,圆刃刀片分大、中、小号。安装时持针钳夹住前端与刀柄槽嵌入,取下时夹住尾端背侧稍提起同时前推(图 3-2)。

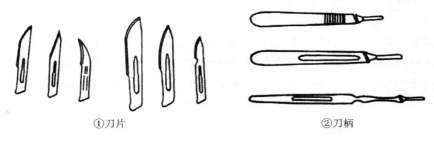

①刀片　　　　　　　　　　　　　　②刀柄

图 3-1　手术刀

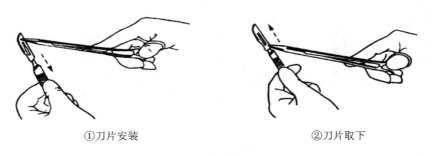

①刀片安装　　　　　　　　　　　②刀片取下

图 3-2　刀片安装和取下

2. **使用方法** 手术刀主要用于切割解剖组织,有时也可用刀柄作为钝性分离组织的工具。正确执法如下(图 3-3)。

3. **使用技巧** ①选择刀片注意刀刃必须锋利。②切口整齐,随切口部位、走向不同随时变换执刀方法,皮肤切开争取一气呵成。③执弓法及抓持法使刀时手、腕、前臂应固定于一定姿势,靠肩关节、上臂运动带动前臂、腕及手部;执笔法及反挑法使刀时肩、肘关节固定于一定姿势,靠手指、腕关节运动。

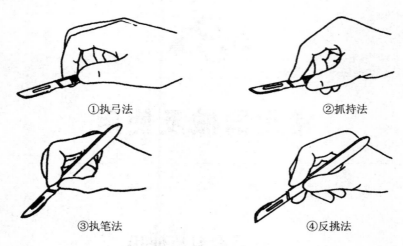

①执弓法 ②抓持法

③执笔法 ④反挑法

图 3-3　手术刀执法

二、手术剪及使用

1. **手术剪**　有组织剪、线剪两大类(图 3-4)。组织剪主要用于剪开、分离组织,刃口锐利,有直弯两型,大小长短不一,可依手术部位、剪割组织不同而酌情选用。线剪又分剪线剪、拆线剪,前者用于剪断缝线、引流物、敷料等,后者专门用于拆线(也可用其他尖端精细剪刀拆线)。

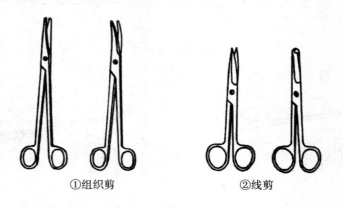

①组织剪 ②线剪

图 3-4　手术剪

2. **使用方法**　手术剪执法正确与否直接影响动作准确性,初学者执剪方法错误是动作不准确的直接原因,应尽快掌握正确执剪方法,正确执剪方法具有三角形稳定性,错误执剪方法容易左右或上下摇摆(图 3-5)。

3. **使用技巧**　剪割组织一般采用正剪法,也可根据需要采用反剪法,为了增加稳定性可采用扶剪法,可携剪同时进行其他操作(图 3-6)。剪线时微张开剪刀尖端顺线尾向下滑至线结上缘,再向上倾斜 45°后剪断(图 3-7)。

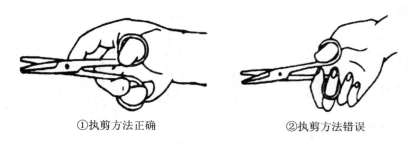

①执剪方法正确　　　　　　②执剪方法错误

图 3-5　执剪方法

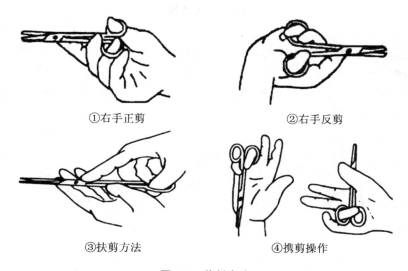

①右手正剪　　　　　　②右手反剪

③扶剪方法　　　　　　④携剪操作

图 3-6　剪割方法

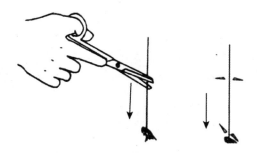

图 3-7　剪线方法

三、手术镊及使用

1. **手术镊**　用于夹持缝针、敷料、组织等。可分有齿、无齿等,有长短、粗细之分(图 3-8)。
2. **使用方法**　拇指、示指和中指适当用力捏住,正确执镊操作灵活,力度便于掌握。错误

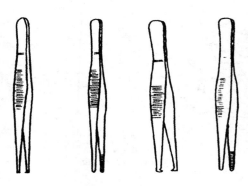

图 3-8　手术镊

执镊灵活性差,不易控制夹持力度(图 3-9)。有齿镊用于夹持较坚韧组织,如皮肤、筋膜等;无齿镊用于夹持较脆弱组织,如肠管、黏膜。长镊用于深部操作,短镊用于浅部操作。镊尖端有尖头、钝头之分,精细尖头无齿镊用于解剖神经、血管;钝头无齿镊用于整形美容手术。换药时镊尖端应始终朝下(图 3-10)。

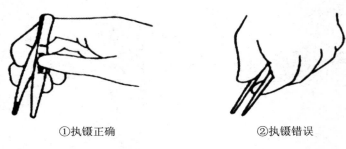

①执镊正确　　　　　　　②执镊错误

图 3-9　执镊方法

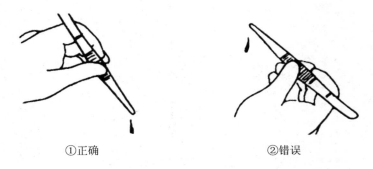

①正确　　　　　　　②错误

图 3-10　换药时镊尖端朝下

　　3. 使用技巧　使用手术镊看似简单但也有技巧,巧用镊子可使组织损伤减少到最低程度。缝合皮肤时不用镊子直接夹持或提拉皮肤可减少皮肤捻挫、挤压(图 3-11),可用尖端夹持皮下组织层或筋膜层,用其推挡以减少组织损伤(图 3-12)。

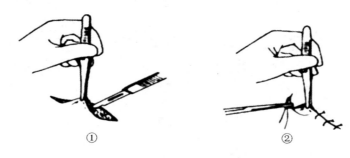

① ②

图 3-11　使用方法不正确

① ②

图 3-12　使用方法正确

四、血管钳及使用

1. **血管钳**　钳齿为单一水平方向,有直、弯两类,每一类有大、中、小号之分,使用时根据部位、术野深浅、被夹持组织酌情选择不同形状、不同规格的血管钳(图 3-13)。直血管钳用于浅部止血和组织分离,弯血管钳用于深部组织止血和分离。小血管钳又称为蚊式血管钳,整体细小,用于小血管止血,不宜夹持大块或较硬组织。

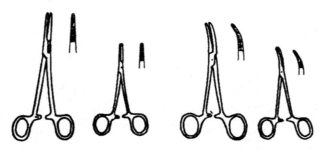

图 3-13　各种规格血管钳

2. **使用方法**　主要用于钳夹血管或出血点,也可用于组织钝性分离,还常用于协助术者拔针。执法与执剪方法基本相同,也可采用掌握法(图 3-14),避免执钳错误(图 3-15)。血管钳主要用于钳夹止血,止血时仅夹血管断端及其周围少许组织。

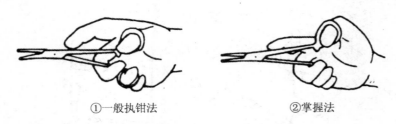

①一般执钳法　　　　　　　②掌握法

图 3-14　执钳方法正确

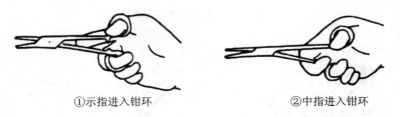

①示指进入钳环　　　　　　②中指进入钳环

图 3-15　执钳方法错误

3. 使用技巧　①弯血管钳用于止血时尖端朝下,缝扎或结扎止血时尖端朝上(图 3-16);②右手松钳时拇指及第 4 指插入柄环内,相对捏紧挤压,继以旋开;左手松钳时拇指及示指持一柄环,第 3、4 指顶住另一柄环,向前推动柄环(图 3-17);③为了节约传递器械时间,可携带血管钳进行其他操作(图 3-18)。

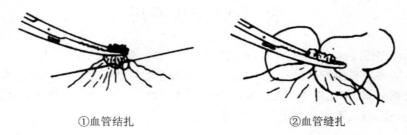

①血管结扎　　　　　　　　②血管缝扎

图 3-16　止血时尖端朝上

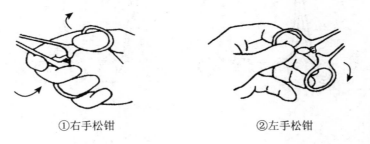

①右手松钳　　　　　　　　②左手松钳

图 3-17　松钳方法

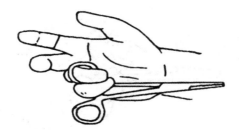

图 3-18　携钳操作

五、持针钳及使用

1. **持针钳**　又称持针器,用于夹持缝针或打结,基本结构与血管钳相似,但前端短粗,钳齿纵横方向,分为大、中、小号,根据手术部位深浅酌情选择,持针时夹住针体中、后 1/3 或后 2/5 处,缝线置于缝针内侧钳缝里(图 3-19)。

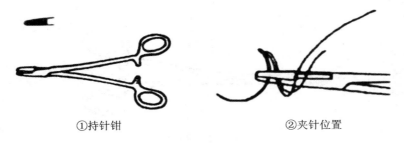

①持针钳　　　　　　　②夹针位置

图 3-19　持针钳

2. **使用方法**　①指环法,即与执剪、执血管钳方法相同;②掌握法,俗称"满把抓",示指抵于钳前半部,拇指置于柄环上方,余三指压柄环于掌中,容易改变缝针方向,省力、操作方便(图 3-20)。注意避免错误执钳(图 3-21)。

3. **使用技巧**　①选择咬合严密的持针器,确保夹持稳固;②夹针时齿扣完全紧闭,防止针体移动。

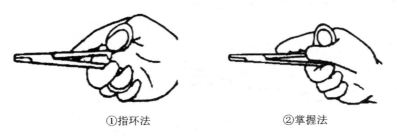

①指环法　　　　　　　②掌握法

图 3-20　持针钳执法正确

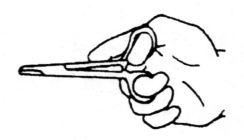

图 3-21　持针钳方执法错误

六、组织钳及使用

1. **组织钳**　又称鼠齿钳(Allis),前端有数个细齿,弹性较好,有大、小之分(图 3-22),主要用于夹持组织如筋膜、即将被切除的组织器官;也可用于钳夹纱布垫与切口皮下组织固定。

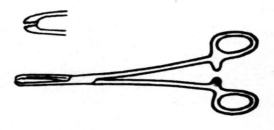

图 3-22　组织钳

2. **使用方法**　组织钳执法、松钳方法同血管钳。

七、布巾钳及使用

1. **布巾钳**　简称巾钳,构造与血管钳相似,其头端为弯曲相互重叠的两个细齿(图 3-23)。用于夹持、固定手术巾单。注意使用时勿夹损正常皮肤组织。

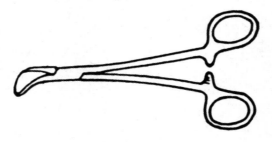

图 3-23　布巾钳

2. 使用方法 布巾钳的执法、松钳与血管钳相同。

八、缝针及使用

1. 缝针 根据缝针尖端形状分为圆形、三角形,有直形和弯形之分。根据粗细、大小不同又有许多不同规格,目前通常使用的为弯形针(图 3-24)。针尾连线的无损伤针用于血管的吻合;针尾连线的美容专业用缝针尖端为三角形,用于美容手术皮肤缝合。

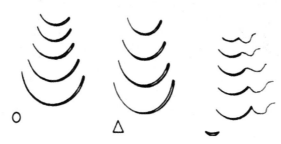

图 3-24 缝合针

2. 使用方法 圆针组织损伤小,用于缝合较软组织,如黏膜、筋膜等。三角针组织损伤较大,用于缝合较韧组织,如皮肤、软骨等。无损伤缝合针用于血管、神经外膜等组织缝合。①根据不同组织选择缝针及持针器;②进出针方法正确,力度适当,弯针走行方向为弧形,力量传递应顺其走行方向,否则易弯或折断。一般采用正向进针,必要时也可反向进针(图 3-25)。

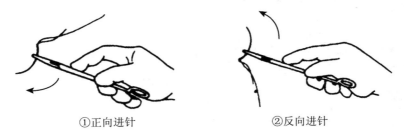

①正向进针　　　　　　②反向进针

图 3-25 进针方向

九、卵圆钳及使用

1. 卵圆钳 长约 25cm,弹性较好,顶端为卵圆形,故名为卵圆钳,用于夹持肠管、阑尾、网膜等组织,夹持组织时一般不必将钳扣关闭。有时用作夹持敷料、手术用品或换药用品,通常放于盛有消毒液的筒内,注意应将关节轴浸在消毒液平面以下(图 3-26)。

2. 使用方法 执法与血管钳相同,夹取无菌物品时应待消毒液滴尽后再去夹取,不可夹取油质敷料。夹持消毒液纱布或棉球时注意尖端弯度朝向(图 3-27)。目前通常使用干性无菌持物钳夹取无菌敷料、用品,使用时间不应超过 4 小时。

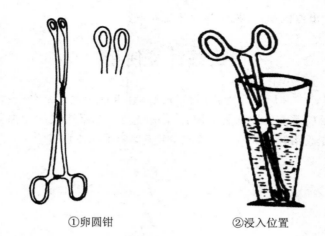

①卵圆钳   ②浸入位置

图 3-26　卵圆钳

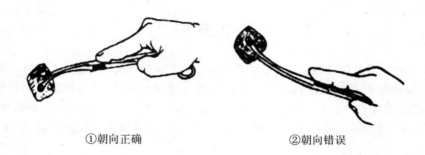

①朝向正确   ②朝向错误

图 3-27　夹持物品时朝向

第4章

常用局麻技术

一、概 述

麻醉作用于躯体某一局部的方法，称为局部麻醉，简称局麻。产生局麻作用的药物称为麻药。常用局麻方法包括表面麻醉、浸润麻醉、神经阻滞麻醉和区域阻滞麻醉。近年出现了肿胀麻醉，也是局麻的一种。局麻简便、安全，并发症少，特别适用于各种门诊手术。

【局麻要求】

1. 方法适当 一般体表手术选用局部浸润麻醉；手指、足趾、阴茎等选用神经阻滞麻醉；乳房、肛门等选用区域阻滞麻醉；脂肪抽吸选用肿胀麻醉。

2. 浓度、剂量 麻醉方法决定麻药浓度，严格麻药用量防止中毒。原则上采用最低有效浓度，手术范围较广、用量较大时尤应如此。

3. 注药前回抽 每次注药前须回抽针芯，证实无血、无气、无体液后方可注药。养成这一习惯可避免麻药中毒或其他意外发生。

4. 避开病灶 脓肿或恶性肿瘤时严禁将麻药注入脓腔或瘤体，防止炎症或肿瘤扩散。肿瘤切除时最好采用神经阻滞麻醉或区域阻滞麻醉，尽量不用局部浸润麻醉。

5. 延缓吸收 麻药中加入适量肾上腺素可使局部血管收缩，减缓麻药吸收，延长麻醉作用和减少中毒。通常 100ml 药液中加入 0.1‰肾上腺素 0.1ml，总量不超过 0.4ml。高血压、心脏病、甲亢患者手术时药液内不宜加入肾上腺素。

【局麻要领】

1. 局部浸润麻醉利用"一针技术"，按层次由浅入深，由近及远。

2. 区域阻滞麻醉时于病灶周围和基底组织内均匀注入，形成围绕病灶的半包围圈。

3. 神经阻滞麻醉时将麻药准确注入神经干附近使所属区域充分麻醉。

4. 耐心等待麻药起效时间，根据持续时间酌情追加。一般来说，普鲁卡因起效时间 1～2 分钟，持续 30～40 分钟；利多卡因起效时间 2～4 分钟，持续 60～90 分钟；罗哌卡因起效时间 1～15 分钟，持续时间 120～360 分钟；丁哌卡因起效时间 4～10 分钟，持续 90～180 分钟。加入肾上腺素可延长持续时间。

二、常用麻药及浓度

目前常用四种局麻药:普鲁卡因、利多卡因、罗哌卡因、丁哌卡因。其麻醉效力、维持时间、毒性作用、常用浓度各不相同。

1. 普鲁卡因　短效酯类局麻药,起效时间 1～2 分钟,持续 30～40 分钟,加入肾上腺素作用时间延长。0.25%～0.5%浓度用于局部浸润麻醉,每次用量 0.5～1.0g;1%～2%用于神经传导阻滞,每次用量不超过 1.0g。

(1)不良反应:用量过大或误入血管可引起脉搏加快、颜面潮红、兴奋谵妄、惊厥、抽动、呼吸困难。

(2)注意事项:有过敏可能,用前须做皮肤过敏试验。心血管功能不全、房室传导阻滞、休克者慎用;高血压、甲亢、心律失常者药液中不宜加入肾上腺素。

2. 利多卡因　中效酰胺类局麻药,起效时间 2～4 分钟,持续 60～90 分钟,加入肾上腺素作用时间延长。0.25%～0.5%用于局部浸润麻醉,每小时用量不超过 0.4g;1%～2%用于神经传导阻滞麻醉,每次用量不超过 0.4g;2%～4%用于局部表面麻醉,喷雾或贴敷,每次不超过 0.1g。

(1)不良反应:用量过大或误入血管可发生毒性反应,引起抑制和兴奋双相反应,如血压降低、皮肤苍白、恶心、呕吐、呼吸困难、心搏骤停;或嗜睡、头痛、视物模糊、感觉异常、抽动、惊厥、昏迷等。

(2)注意事项:注药速度宜缓慢,小剂量开始,无特殊时才能给予常用量或足量。肝功能不全者慎用,房室传导阻滞、癫痫大发作史、本品过敏史、休克者禁用。

3. 罗哌卡因　为长效酰胺类局麻药,起效时间 1～15 分钟,持续时间 120～360 分钟。7.5mg/ml 浓度用于局部浸润麻醉,总剂量 225mg。

(1)不良反应:逾量或误入血管可发生恶心、呕吐、低血压、心动过缓、心动过速、眩晕、头痛、感觉异常、晕厥等。

(2)注意事项:孕妇用药经验有限,12 岁以下儿童不建议使用。

4. 丁哌卡因　长效酰胺类局麻药,起效时间 4～10 分钟,持续 90～180 分钟。0.125%～0.25%用于局部浸润麻醉,安全剂量 150mg,极量每次 200mg;0.25%～0.5%用于神经阻滞麻醉,安全剂量 150mg,极量每次 200mg。

(1)不良反应:逾量或误入血管可发生严重毒性反应,循环障碍与惊厥往往同时发生,一旦心脏停搏恢复困难。偶有精神兴奋、血压下降、抽动、心动过缓、呼吸抑制、恶心呕吐等。

(2)注意事项:孕妇及 12 岁以下儿童慎用;肝肾功能严重不全、低蛋白血症、麻药过敏者禁用。

三、表面麻醉

表面麻醉,属于局部麻醉的一种。使用穿透力强的麻药直接涂于皮肤、黏膜表面,产生表浅麻醉作用,多用于穿刺及浅层手术。

1. 复方利多卡因乳膏　主要成分为丙胺卡因、利多卡因,制剂为白色乳膏,可用于皮肤穿刺及皮肤、生殖器黏膜等手术。有时可结合局部浸润注射麻醉,切口处涂布复方利多卡因乳膏,1～2 小时该区皮肤麻醉后再酌情浸润注射其他麻药即可达到注射麻药时无痛。

2. 丁卡因、利多卡因　制剂为 1%～2% 丁卡因、2%～4% 利多卡因溶液,可用于黏膜浅表手术及内镜检查前麻醉。将制剂直接喷洒或涂布于术区黏膜。

四、局部浸润麻醉

局部浸润麻醉,指将麻药直接注入术区,使该区域神经末梢麻醉,最常用、效果确切,多用于体表外科、美容外科、皮肤外科等门诊手术。做好局部浸润麻醉关键有三:一针技术、匍匐注射、步步扩展。

以利多卡因为例,一般采用 0.25%～0.5% 利多卡因,成人一次量一般不超过 0.4g。为了延长麻醉时间,减少中毒反应和术区出血,麻药中加入适量肾上腺素,通常 100ml 麻药中加入 0.1% 肾上腺 0.1ml,最多不超过 0.4ml,或 10ml 麻药中加入 0.1% 肾上腺 2～3 滴。

一般选用 1ml 或 5ml 注射器配合细长针头,利用“一针技术”注药,根据病变大小决定注药范围,针尖斜面朝向皮肤,进针皮下注射一隆起,等待 2～4 分钟发生麻醉作用后再次进针紧贴皮下扩展注药,再等麻醉作用出现后由此向前进针注药,反复操作直至完成术区注射(图 4-1)。为了节约等待时间可分别向左右或上下相反方向交替注药。注药前回抽针芯无回血方可注入。

实践证明,皮内注射皮丘容易引起注药疼痛,而皮下注射一隆起可明显减轻注药疼痛。

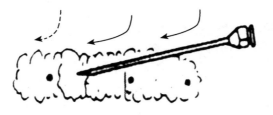

图 4-1　局麻“一针技术”

五、区域阻滞麻醉

区域阻滞麻醉,指将麻药注入病变周围及其基底组织,使病变周围区域产生麻醉。成人区域阻滞麻药浓度、一次性剂量与局部浸润麻醉相同。为了延长麻醉时间,减少中毒反应和术区出血,麻药中加入适量肾上腺素,即 100ml 麻药中加入 0.1% 肾上腺 0.1ml,最多不超过 0.4ml,或 10ml 麻药中加入 0.1% 肾上腺 2～3 滴。

1. 一般区域阻滞麻醉　距病灶一定距离皮下注药,利用“一针技术”皮下、病灶下环形注药,形成半包围圈(图 4-2)。注药前回抽针芯无回血方可注入。

2. 头皮区域阻滞麻醉　适用于头皮病灶切除或外伤清创缝合。利用“一针技术”头皮下或帽状腱膜下注药,病变范围广泛时可全周头皮区域注药(图 4-3)。全周头皮区域阻滞麻药用量较大,麻药中须加入适量肾上腺素,防止麻药中毒。注药前回抽针芯无回血方可注入。

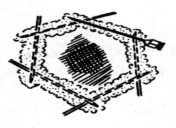
①病灶周围注药

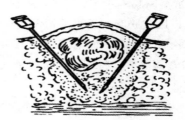
②病灶基底注药

图 4-2　一般区域阻滞麻醉

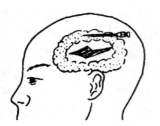
①部分区域注药

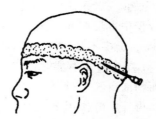
②全周区域注药

图 4-3　头皮区域阻滞麻醉

3. 乳房区域阻止麻醉　利用"一针技术"于乳房周围皮下注药,再注射乳房基底(图 4-4)。病变范围小者也可部分区域阻滞麻醉。注意防止麻药过量中毒。注药前回抽针芯无回血方可注入。

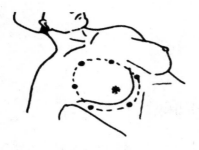
①周围皮下注药

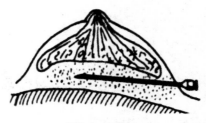
②基底注药

图 4-4　乳房区域阻止麻醉

4. 腹股沟区域阻滞麻醉　利用"一针技术",腹股沟区域皮下、腹外斜肌腱膜、肌层注药;然后进入腹股沟管沿精索注药(图 4-5)。注药前回抽针芯无回血方可注入。

5. 肛门区域阻滞麻醉　患者截石位,术者左手示指涂润滑剂插入直肠至内括约肌上缘引导,5~7cm 长细针头距肛缘前方 2cm 处进针,与肛管平行刺入,边进针边注药;然后针退至皮下分别斜向肛管左右侧,边进针边注药。另在肛门正后方距肛缘 2cm 处进针,与肛管平行刺

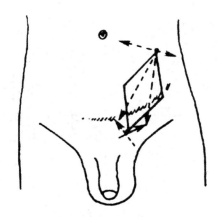

图 4-5　腹股沟区域阻滞麻醉

入,边进针边注药,然后退至皮下分别斜向肛管两侧,边进针边注药(图 4-6)。每处注药量酌情而定,注射过程中直肠内示指应经常校正刺入方向,以免误入肠壁或肠腔内。

提示:每次注药前需回抽针芯无回血方可注入。肛门周围区域阻滞麻醉用药量较大,应严防麻药过量、中毒。

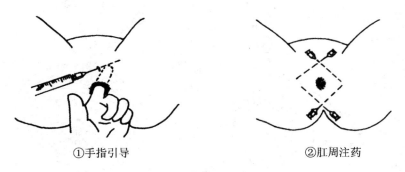

①手指引导　　　　　　　②肛周注药

图 4-6　肛门周围区域阻滞麻醉

六、神经阻滞麻醉

神经阻滞麻醉,指将麻药注入神经干附近或神经丛附近使支配区域内产生麻醉,适于被阻滞神经远侧的手术。常用麻药浓度1％普鲁卡因、1％利多卡因。为了延长麻醉时间麻药中同样可加入肾上腺素,通常40ml麻药中加入0.1％肾上腺0.2ml,或10ml麻药中加入0.1％肾上腺素2～3滴。神经阻滞麻醉效果不充分时,可适当补充注射局部浸润麻醉。

1. 指(趾)神经阻滞麻醉　于患指(趾)根部两侧皮下注药,利用"一针技术"分别注药1～2ml(图 4-7)。注药前回抽针芯无回血方可注入。

提示:指神经阻滞麻醉一般都能取得理想效果,偶尔效果不充分时可适当补充注射局部浸润麻醉。

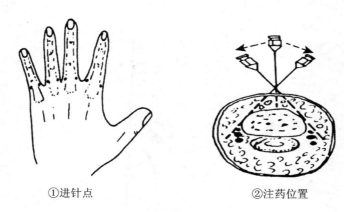

①进针点   ②注药位置

图 4-7 指(趾)神经阻滞麻醉

2. 阴茎神经阻滞麻醉 阴茎根部背侧进针皮下环周注药,再分别左右倾斜至两侧阴茎神经附近,回抽针芯无回血各注入麻药 2ml;于阴茎根部腹侧、尿道海绵体两旁分别垂直进针达尿道海绵体与阴茎海绵体间沟各注药 1～2ml(图 4-8)。

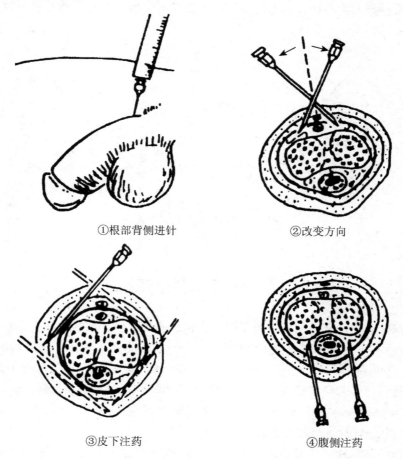

①根部背侧进针   ②改变方向

③皮下注药   ④腹侧注药

图 4-8 阴茎神经阻滞麻醉

七、局部肿胀麻醉

局部肿胀麻醉,指将含利多卡因、肾上腺素溶液灌注皮下,使组织产生水肿、间隙分离、压迫微血管闭锁,达到镇痛、止血、组织分离的目的。肿胀麻醉可以单独使用,也可在全麻或区域阻滞麻醉时合并使用。近年来,经大量研究和完善,已经得到广泛应用。该技术目前主要用于脂肪抽吸。

【肿胀麻醉优点】

1. 安全性高　组织损伤小,出血少,一般不需要输血。
2. 麻醉效果好　术中基本无痛,麻醉持续时间较长。
3. 术后恢复快　术后感觉好,麻醉不良反应少,严重不良反应少见。
4. 单独使用　可单独作为麻醉方法使用,不需要全麻或阻滞麻醉。
5. 术者操作　术者即可完成麻醉,不需要专职麻醉医师,尤其适于中小医疗机构。

【麻醉液配制】

通常生理盐水 1000ml,加入 2% 利多卡因 20ml、0.1% 肾上腺素 1ml、5% 碳酸氢钠 20～40ml。有人把以上溶液称为一个肿胀麻醉液单位。一般认为,成人最大用量一次不超过 33mg/kg。

配方中,利多卡因起麻醉作用;肾上腺素起收缩血管、减少出血、降低渗出、延缓麻药吸收作用;碳酸氢钠起综合 pH、减轻酸性溶液注射疼痛作用。

【肿胀麻醉应用】

1. 脂肪抽吸　用于腹部、腰部、背部、腿部、颌下、面部等脂肪抽吸,使组织水肿、间隙分离、压迫微血管闭锁。
2. 假体隆胸　将肿胀液注射于假体置放间隙,便于止血、腔隙剥离。
3. 头皮毛囊提取　自体毛发移植毛囊提取时,多于枕、颞部应用局部肿胀麻醉。

提示:大剂量麻药注入存在不良反应潜在危险,应用过程中密切注意观察患者精神、脉搏、血压、尿量等情况,保持静脉开放,并在具备抢救条件下进行肿胀麻醉。另需注意,肿胀麻醉液应注射在脂肪层,避免注射于肌肉、血管粗大密集处,防止麻药中毒。

八、局麻技巧

【操作技巧】

1. 选用型号大小适当的注射器和针头,术者操作得心应手。
2. 浸润麻醉采用最低有效浓度,大容量均匀注射,使麻药在组织内形成一定张力,麻醉效果较好,且可防止麻药中毒及减少术中出血。
3. 术区瘢痕注药不均匀效果欠佳,低浓度大容量注射可获得较好效果。
4. 麻药内加入适量肾上腺素使局部毛细血管收缩,延长麻醉时间,一般为每 100ml 药液中加入 0.1% 肾上腺素 0.1ml,最多不超过 0.4ml。

【无痛技巧】

1. 充分利用"一针技术",缓慢注药,可明显减少注射疼痛,甚至达到"无痛"。

2. 注射位置准确、进针得法,首次进针注药后耐心等待数分钟,该区域产生麻醉作用后再次进针注药。

3. 局部肿胀麻醉时进针处可用细针头 0.5％利多卡因浸润注射麻醉,然后改用较粗注水针注入。

4. 作者将麻药注射疼痛分为无痛 0 分,蚊虫叮咬痛 1 分,肌内注射痛 2 分,明显疼痛 3 分,剧烈疼痛 4 分。注药过程中不断询问患者要保持在 0～1 分,一旦患者诉 2 分时应减慢注射速度,3 分以上暂停注药。

提示:麻醉效果不佳常见原因为切口处瘢痕组织、注射麻药后等待时间不足、麻药浓度太低、个体体质对麻药不敏感。

九、局麻不良反应及处理

1. **晕厥**　是由于神经反射所致暂时性脑缺血反应,心理恐惧、精神紧张、饥饿、疲劳等诱发,应与麻药中毒、过敏性休克鉴别。

(1)主要表现:注药过程中或注药完毕头晕、心悸、眼黑、乏力、面色苍白、反应迟钝、全身软弱、额部冷汗、四肢冰冷、脉搏细弱、血压下降,严重者神志丧失、突然摔倒、全身出汗等。

(2)处理:立即停止注药,迅速就地平卧头低足高位,下肢抬高 30°～45°,解开衣领、衣扣,头偏向一侧,保持呼吸道通畅。神志清醒者适当饮用温热糖盐水或生理盐水,必要时静脉推注 50％葡萄糖溶液 40～60ml。神志丧失迟迟不能恢复、脉搏速弱或不能触及者立即开放静脉,快速输液或适当应用其他药物,并给予高流量氧气吸入,冬季注意保暖。

(3)预防:术前充分解除诱因,一旦出现头晕、心悸、眼黑、乏力即应考虑晕厥可能,立即停止注药、就地平卧位,往往很快恢复正常。此时注意不应远距离移动患者,也不要急于测量血压浪费时间,发现患者软弱尽快抱扶患者,防止突然摔倒受伤。

2. **中毒反应**　中毒反应为麻药用量过大或针头误入血管所致,也可因注射部位血管丰富、麻药吸收过快造成,年老、体弱、贫血、耐受性差者易出现中毒反应。

(1)主要表现:轻度中毒出现头晕、头痛、烦躁、多语或嗜睡;中度中毒出现眩晕、胸闷、恶心、呕吐;重度中毒出现惊厥、意识丧失、呼吸浅弱、血压下降或呼吸停止、循环衰竭等严重情况。

(2)处理:轻度中毒处理与晕厥相同;中度中毒可给予高流量氧气吸入、静脉输液、静脉注射 50％葡萄糖溶液;重度中毒发生惊厥、抽风时可静脉缓注 2.5％硫喷妥钠 3ml 至症状缓解。血压下降及呼吸、循环衰竭时尽快补充有效循环血容量,静脉滴注肾上腺素、激素类药物,同时给予呼吸、循环兴奋药等抢救措施。

3. **过敏反应**　过敏反应较少见,但后果严重,应予重视,过敏体质者即使用少量麻药也可出现过敏症状。给药前详细询问病史,必要时先做皮试以防万一。

(1)主要表现:皮肤荨麻疹、皮肤瘙痒、血管神经性水肿(注药区水肿、口唇水肿、喉头水肿),严重者心慌、胸闷、气短、憋喘、过敏性紫癜、面色苍白、全身肌紧张、肌震颤、血压下降、昏迷等休克症状体征。

(2)处理:过敏反应处理方法与其他药物过敏相同。轻者给予一般抗过敏药物。出现休克立即皮下注射 0.1％肾上腺素 0.5ml,立即开放静脉,快速静脉输液,并给予地塞米松 10mg,

静脉注射,高流量氧气吸入等其他相应抢救治疗措施。

4. 特异质反应　特异质反应又称高敏反应,虽然麻药用量不大,但却引起较为严重的中毒反应。

(1)主要表现:头痛、头晕、心慌、胸闷、神志模糊、脉搏细弱、血压下降、肢体抽搐等严重中毒症状。

(2)处理:患者出现特异质反应后,可按麻药中毒抢救处理。

第**5**章

基本操作技术

常用基本操作技术包括切开、止血、解剖、结扎、缝合、引流、包扎等。只有熟练掌握外科基本操作技术，才能做好每一台手术，这是每个外科医师职业生涯的一个主要部分。

一、切 开

切开，包括皮肤及其他组织的切开。主要考虑皮肤切口的部位、方向、大小，整形外科手术尤其如此，需便于手术操作和顾及术后功能外形得到较好恢复。

【切口选择】

1. 距离病变最近 从最近距离和最佳视野显露患处。
2. 组织损伤最小 在不影响手术操作情况下切口尽量要小，避开重要血管、神经、肌腱等。
3. 便于切口延长 必要时应便于切口延长。
4. 利于术后恢复 关节部位切口采取"Z"形或弧形切口，绕过关节正中部位，避免直线瘢痕影响关节活动。符合以上原则的常见皮肤切口（图 5-1）如下。

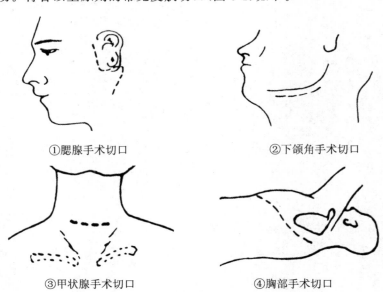

①腮腺手术切口　　　　　　　②下颌角手术切口

③甲状腺手术切口　　　　　　④胸部手术切口

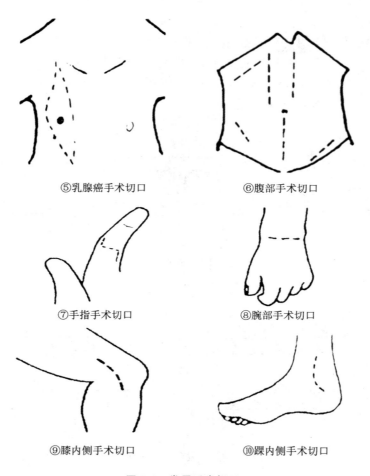

⑤乳腺癌手术切口　　　　　⑥腹部手术切口

⑦手指手术切口　　　　　⑧腕部手术切口

⑨膝内侧手术切口　　　　　⑩踝内侧手术切口

图 5-1　常用手术切口

　　术后遗留瘢痕大小与切口方向有一定关系,交错皮纹切开切口裂开明显,术后瘢痕也明显;顺皮纹切开切口裂开不明显,术后瘢痕也相对不明显,面颈部手术切口时应沿皮纹线、皱纹线或轮廓线进行(图 5-2)。

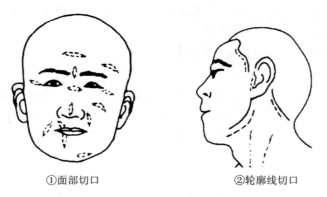

①面部切口　　　　　②轮廓线切口

图 5-2　面颈部手术切口

【切开要领】

1. 执刀正确　根据切开部位、切口长短、手术刀大小，选择正确执刀方法。

2. 运刀得当　一般切入皮肤时垂直下刀、水平走行、垂直出刀，中途用力均匀，不可偏斜，皮肤和皮下组织一次性切开，不宜多次切割和斜切（图5-3）。切开带毛发部位时应顺毛根方向切入，以减少术后秃发（图5-4）。

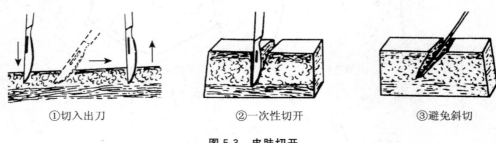

①切入出刀　　　　　②一次性切开　　　　　③避免斜切

图 5-3　皮肤切开

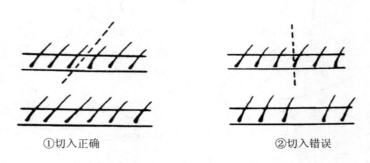

①切入正确　　　　　　　　②切入错误

图 5-4　毛发部位皮肤切开

二、解　剖

解剖，也称为剥离、分离或游离，是显露和切除组织的重要步骤。任何手术解剖都要讲究层次清晰，只有解剖层次清晰，才能保证手术安全进行，并使手术损伤降至最低程度。深部手术做到解剖层次清晰，前提是理想的暴露。我国著名妇科专家郎景和院士说过，暴露本身就是解剖，就是止血，"暴露不清楚不要做"是外科箴言。

【解剖层面】

解剖层面，即指手术剥离平面，有的称为解剖间隙。理想的组织剥离应按正常自然间隙进行，既可减少出血，又可防止过多组织损伤。通常情况皮下组织与浅筋膜之间、筋膜与肌肉之间、肌肉群与肌肉群之间、器官与周围组织之间，均有一层疏松结缔组织间隙，沿此间隙剥离是最理想的解剖层面。

【分离方法】

1. 锐性分离法　用刀或剪直视下直接将组织切开或剪开（图5-5），组织损伤较小。

2. 钝性分离法　可用血管钳、手指、刀柄进行，多用于疏松结缔组织的解剖（图5-6）。

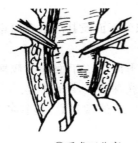

①手术刀分离

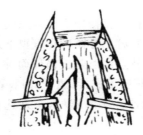

②手术剪分离

图 5-5　锐性分离

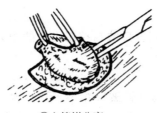

①血管钳分离

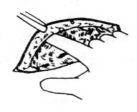

②手指分离

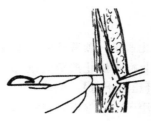

③刀柄分离

图 5-6　钝性分离

3. **血管分离**　解剖分离较大血管时先将血管鞘被膜提起,剪开少许被膜,再用血管钳进行分离(图 5-7)。

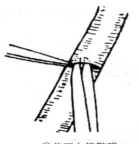

①剪开血管鞘膜

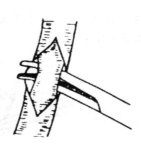

②分离血管鞘膜

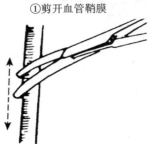

③分离方法正确

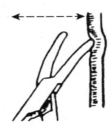

④分离方法错误

图 5-7　血管分离

【操作技巧】

1. 分离时每进行一步操作都要考虑被分离组织的下面及其周围有何重要组织和器官。

2. 重要组织器官解剖分离应在直视下进行。

3. 面部剥离时特别注意防止损伤面神经,剥离平面应位于面神经浅面真皮下脂肪层;头皮剥离时应在帽状腱膜下进行;躯干、四肢剥离时应在深筋膜浅面进行。

4. 分离时正确使用手术器械,合理选择分离方法,通常锐性、钝性两种分离方法需交替使用。

5. 分离时遵循由简到繁,由易到难,由近及远,由浅入深,由周围到中央的原则。先寻找容易分离的部位为突破口,由此再向周围逐渐扩大分离。

三、止　血

止血是一项重要的基本操作技术,医师技术水平高低很大程度反映在控制出血的能力上。妥善止血可防止严重失血,保证手术安全进行,有利于显露术野。

【压迫止血】

用于创面渗血,一般采用干纱布直接压迫创面数分钟,可使血管破口缩小、闭合,血小板、纤维蛋白和红细胞迅速形成血栓而止血。有时渗血较多可将纱布垫浸于 50～60℃无菌热生理盐水中,拧干填塞压迫于出血创面 3～5 分钟,可较快控制渗血。一般来说,只要压迫止血等待一定时间基本都能奏效,但术者需具有一定的耐心。长时间压迫止血不能奏效者,估计可能系较大血管出血,则考虑钳夹止血措施。注意颈侧下颌(压力感受器)、眼眶(眼心反射)、胆囊(胆心反射)处压迫适当,防止出现反射性心率减慢。

【钳夹止血】

用于活跃性血管出血,小血管出血钳夹数分钟后即可止血。钳夹时注意钳尖端朝下不要夹住周围过多组织(图 5-8)。

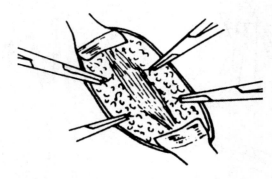

图 5-8　钳夹止血

【结扎止血】

1. 单扎止血　先用血管钳钳夹出血点,注意此时尖端应朝上以便于结扎,然后将缚线绕过血管钳下的血管和周围少许组织轻柔结扎(图 5-9)。结扎时注意勿提紧缚线,以防撕裂钳夹的组织。

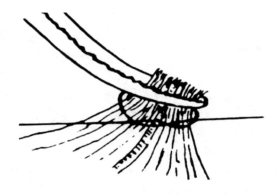

图 5-9 结扎止血

2. 缝扎止血 适用较大血管或重要部位血管出血,血管钳钳夹血管及其周围少许组织,然后缝针穿过血管钳下组织并结扎,可单纯缝扎也可"8"字缝扎(图 5-10)。

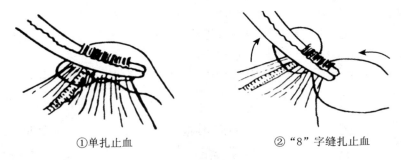

①单扎止血　　　　　　②"8"字缝扎止血

图 5-10 缝扎止血

【电凝止血】

利用电热作用使血管凝结、炭化,多用于小血管出血,可先用血管钳将出血点钳夹,然后通电电凝止血(图 5-11)。

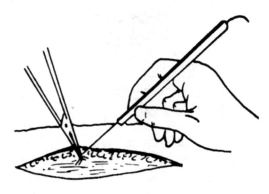

图 5-11 电凝止血

【止血带止血】

止血带止血,多用于手、前臂或足部、小腿手术时应用,可使术野清晰、无出血。常用方法有两种。

驱血带止血 于肢体裹上适当纱布,橡皮驱血带自肢体远端向近心端螺旋状缠绕,边驱血边缠绕至适当位置,将剩余橡皮带直接重叠缠绕于前臂上部、肘上或小腿上部、膝上,并用纱布扎紧。然后再由指(趾)端开始松解至橡皮带重叠纱布扎紧处(图5-12)。注意:橡皮驱血带止血需用于相对健康的肢体。

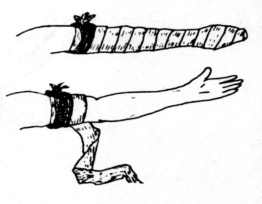

图 5-12　驱血带止血

四、结　扎

结扎,是手术中最常用的基本技术操作之一,止血、组织缝合都需进行结扎,结扎不正确可使结扎线松脱,引起出血或缝合组织裂开;结扎操作不熟练将大大延长手术时间。

【结扎种类】

结扎有单结、方结、外科结和三重结,结扎时应避免假结和滑结(图5-13)。

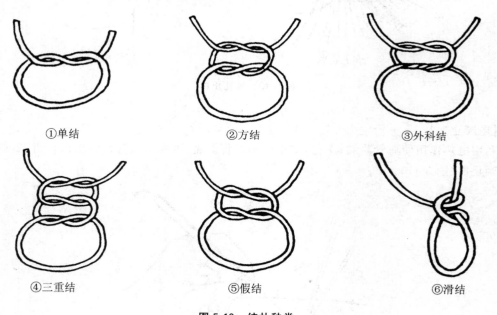

①单结　　　　　②方结　　　　　③外科结

④三重结　　　　⑤假结　　　　　⑥滑结

图 5-13　结扎种类

【结扎方法】

1. 单纯手打结法　适用于大多数结扎,左手捏住缝合线一端(或上端),右手捏住另一端,双手互相配合打结(图5-14)。

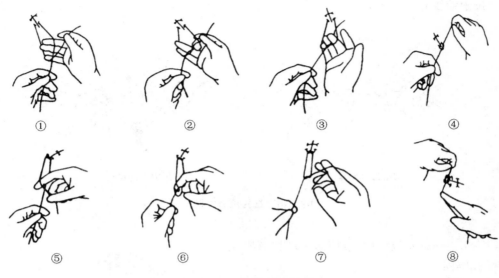

图 5-14　单纯手打结法

2. 持钳打结法　适用于浅部结扎和某些精细结扎,左手捏住缝合线一端,右手用持针钳打结(图 5-15)。

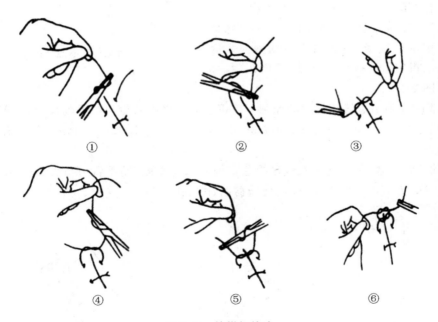

图 5-15　持钳打结法

【结扎技巧】

1. 打每一结时顺着结扎方向拉线,否则线易折断;打第二结时第一结不要提起,以防已结扎的第一结松弛,必要时助手用血管钳压在第一结处,待第二结收紧时移去血管钳。

2. 拉紧缝线时两手用力点与结扎点三点连成一直线,可避免结扎过程中结扎线脱落(图 5-16)。

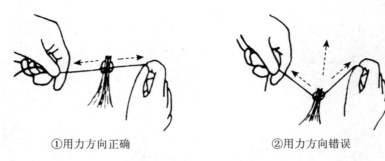

①用力方向正确　　　　　　②用力方向错误

图 5-16　结扎用力方向

3. 使用生理盐水浸湿的线结扎,可增加摩擦力,使结扎牢固。

4. 用力均匀,交换方向正确,防止假结和滑结。假结是由两个方向相同的单结易于滑脱,滑结是打结时两手用力不均匀或没有正确交叉方向所致。打方结要领:每次打结血管钳置于长、短线段之间,打结后上、下或前后交叉方向。

5. 深部打结时,双手不能同时进入深部操作,须用左手牵引缝线一端,右手主动深入术区深部操作,示指尖滑下按住线结处,缓慢用力,并徐徐拉紧(图 5-17)。

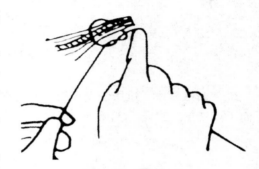

图 5-17　深部打结法

6. 剪线时在不引起线结松脱的原则下剪得愈短愈好以减少组织异物反应,一般结扎体内组织时丝线保留 1~2mm,尼龙线、肠线 3~4mm;不锈钢丝保留 5~6mm,并将线头扭转、埋在组织中。

正确的剪线方法:将结扎的双线尾提起略偏向术者左侧,助手将剪刀微张开,顺线尾向下滑动至结上缘,剪刀向上倾斜 45°左右将线剪断(图 5-18)。

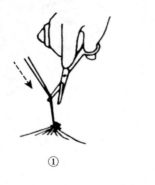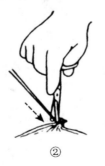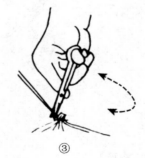

①　　　　　　②　　　　　　③

图 5-18　剪线方法

五、缝　合

不同部位缝合有不同的缝合方法；不同组织、不同器官也有不同的缝合方法，参阅第六 6 章常用组织缝合。

【缝合方法】

缝合方法分类多种多样，常用间断缝合、连续缝合、水平褥式缝合、垂直褥式缝合、毯边缝合、三角形创缘缝合法等（图 5-19）。美容外科尤其强调伤口的缝合技术，以达到美容效果。

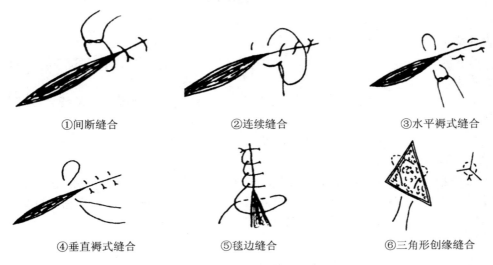

①间断缝合　　②连续缝合　　③水平褥式缝合

④垂直褥式缝合　　⑤毯边缝合　　⑥三角形创缘缝合

图 5-19　几种常用缝合方法

【缝合程序】

1. **进针**　操作者左手执镊提起组织边缘，右手执已夹住针线的持针钳，利用腕部及前臂外旋力量转动持针钳使缝针进入，注意针体前部与被缝合组织呈垂直方向（图 5-20）。

2. **出针**　针体穿过被缝合组织后手术镊夹住针体协助拔针（图 5-21）。

3. **结扎**　将针线拔出后使组织创缘对合，然后进行结扎。

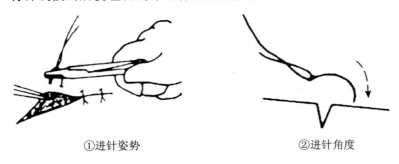

①进针姿势　　②进针角度

图 5-20　缝针进入

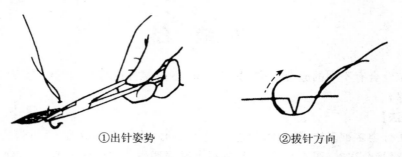

①出针姿势　　　　②拔针方向

图 5-21　缝针拔出

【操作要求】

1. 组织分层对合　良好的组织分层对合、建立理想的"皮下平台",愈合后皮肤表面最平整,瘢痕最少。

2. 选择方法适当　不同组织、不同器官有不同的缝合方法,选择正确的缝合方法是基本条件。

3. 操作正确　注意进针、出针、缝线走行、缝合深度、缝合的外翻或内翻等操作技巧,根据不同的组织和器官符合相应的要求。

4. 针距边距适当　不同组织不同创口,缝合针距、边距大小也不相同,必须根据具体情况决定边距和针距的大小,并做到基本均匀一致(图 5-22),缝合过密、过稀均不利于组织愈合,在保证创口良好闭拢的前提下,缝线愈少愈好,以减少组织异物反应。

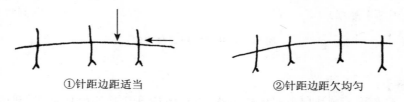

①针距边距适当　　　　②针距边距欠均匀

图 5-22　针距边距适当

5. 选择缝线正确　不同组织的缝合,应选择不同的缝合材料,才能达到缝合严密、牢固,术后恢复满意。

6. 结扎张力适中　缝合线结扎张力过大时,即缝合绑扎过紧易将缝合组织切割,或使绑扎组织缺血坏死,造成感染或脓肿。皮肤缝合如结扎过紧,愈合后遗留多个"十"字缝线瘢痕,影响美观。必须明白:组织的愈合不是靠缝线的用力绑扎,而是借助缝线暂时拉拢,使组织间产生纤维性粘连而愈合;而结扎过松组织间隙不能闭拢,遗留无效腔,又会形成血肿或血清肿,招致感染,影响愈合。

7. 美容外科缝合要点　①切口内务必彻底止血;②皮下组织分层对位缝合,建立良好的"皮下平台",可以有效减轻切口张力,预防切口感染和术后瘢痕;③各层组织严密对合,避免无效腔,但又不能有过大张力;④皮下缝合后皮肤表面切口应处于无张力对合状态。面部选用5-0 至 7-0 美容针尼龙线,一般边距 2mm 左右,针距 3~4mm,尼龙线打 3~4 个结,以防滑脱;⑤注意切勿边距过近,缝针过密,以免影响血供。为了利于循环,相邻缝线边距间隔交错较好。

六、引　流

引流是将体内积聚的血液、脓液或其他液体导出体外或脏器内的技术。主要目的为防止感染或体液分流。

【引流分类】

1. 外引流　将液体引流至体外,如术后皮下引流、脓肿切开引流等,外引流可预防感染发生、促进创口愈合。然而无菌切口放置引流物过久可引起伤口感染、瘢痕组织增生等,因此需及时去除。

2. 内引流　是通过手术方法使液体流向另外的空腔脏器达到引流、减压的目的,如胆管囊肿内引流等。内引流一般不需用引流物,而是脏器的相互敞开,然后口-口吻合。

【引流物】

1. 橡皮引流条　一般用无菌橡皮手套剪制而成(图 5-23),常于术后切口皮下使用,一般术后 24～48 小时拔除。注意拔出引流条后适当挤压以便切口内残余液体流尽,然后放置敷料加压包扎。

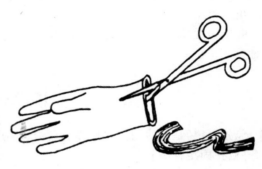

图 5-23　橡皮条引流

2. 引流管　常用的引流管包括(图 5-24):①普通引流管,为独立管子,常用于乳房、胸腔、腹腔及盆腔等术后;②套管引流管,为包较粗出管及较细滴入管的复合套管,多用于腹腔、盆腔等术后;③"T"形管,多用于胆管、输尿管等术后;④水囊导尿管,由排尿管和水囊管组成,用于膀胱术后。

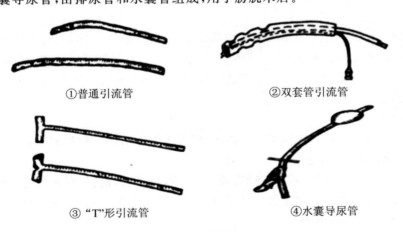

①普通引流管　　②双套管引流管
③"T"形引流管　　④水囊导尿管

图 5-24　引流管

【注意事项】

1. 保持通畅　所有引流必须以通畅为原则,否则失去引流意义。发现不畅时应设法通过挤压、旋转、冲洗、吸引或调整引流物角度使其通畅。

2. 引流彻底　对较深脓腔或腹腔应设法使引流彻底,防止渗液积聚,或形成慢性窦道。

3. 防止压迫损伤　注意引流管的术后管理,适当调整,防止引流管将周围组织、器官压迫损伤或导致坏死。

4. 位置适当　引流管应放在距引流区最近、最直的通路上,并注意不要扭曲,腹腔手术后一般不从原切口引出,而另做切口引出体外。

5. 脓肿引流　应注意引流物填塞松紧适度,换药间隔时间适当。

6. 保持局部清洁　及时清除引流管周围渗出物,渗液对周围皮肤有浸渍时,可用氧化锌软膏保护皮肤。

7. 防止引流物遗留　特别注意防止引流物遗留,放置引流者应做好记录,及时调整、更换或取出。

8. 防止缝扎引流物　深部切口引流时,注意防止误将引流物与深部组织缝扎,以免取出困难。

七、包扎固定

包扎固定,是指体内手术操作完成后,对伤口局部进行最后处理的一个重要步骤。

【包扎固定种类】

1. 纱布包扎固定　为传统的包扎固定方法,根据伤口大小酌情选择适当的纱布敷料覆盖伤口,然后胶布粘贴即可。纱布敷料覆盖伤口优点较多,具有良好的吸附性、透气性,对人体皮肤无刺激。

2. 敷贴包扎固定　是一种特制的化纤敷料,有大小、厚薄不同规格,根据伤口大小酌情选用。使用方便,易粘贴,固定稳妥,但吸附性、透气性较差,易引起皮肤过敏。

3. 棉垫加压包扎　伤口较大者可用多层棉垫覆盖伤口,再用普通绷带适当缠绕加压固定。

4. 弹力绷带加压包扎　为了减少伤口局部张力,防止裂开,可酌情适当纱布覆盖伤口,然后采用弹力绷带适当加压缠绕固定。必要时也可使用胸带、腹带、加压弹力套加压固定。

5. 塑形固定　整形美容术后为了塑造理想外形有时需进行一定时间的塑形固定,以防局部变形或瘢痕增生。

【注意事项】

1. 包扎固定稳妥　包扎固定虽位于体表,但对于保证术后恢复顺利非常重要,不可忽视。注意保证包扎固定稳妥、舒适。

2. 防止松脱　术后包扎固定需牢固、持久,注意防止敷料松脱,发现松脱及时予以处理。

3. 调节压力大小　术后加压包扎者注意适当调整压力大小,防止压迫疼痛或压力过大影响血液循环导致局部组织坏死。

4. 更换敷料　适时更换包扎敷料或调节固定物,及时观察伤口愈合情况,发现问题及时处理。

第6章

常用组织缝合

一、皮肤缝合

【缝针选择】

一般选用三角弯针,锐利、穿透性好、省时省力。小儿皮肤较薄也可采用圆弯针。胸腹部手术皮肤缝合一般选用大弯三角针,穿透力强,但损伤较大;四肢手术皮肤缝合选用中小三角针;面、颈部皮肤缝合选用纤细的小三角针。

【缝线选择】

普通手术皮肤缝合可选用不吸收天然纤维合成的丝线,易于结扎。有人习惯应用生物材料制成的可吸收缝线,但组织反应较大。一般说来,尼龙缝线组织反应最轻,天然纤维丝线反应次之,生物材料可吸收缝线反应最大。

【缝合方法】

一般皮肤缝合可用间断缝合法,皮肤松弛时可用间断垂直褥式或水平褥式法,另有"V"形创缘缝合法、"Y"形创缘缝合法,皮肤移植时为了节约时间和减少创缘出血可用连续毯边缝合法(图 6-1)。

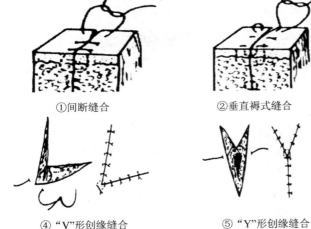

①间断缝合　　　　　②垂直褥式缝合　　　　　③水平褥式缝合

④"V"形创缘缝合　　　　⑤"Y"形创缘缝合　　　　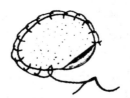⑥植皮毯边缝合

图 6-1　各种皮肤缝合方法

门诊手术操作经验与技巧

【经验与技巧】

1. 皮缘对合良好,并轻度外翻,略呈半圆柱状凸出丰满,避免皮缘内翻(图6-2)。建立理想"皮下平台"是保证皮肤无张力的关键。必要时可手术刀于皮下深层或皮下浅层进行适当潜行水平剥离。

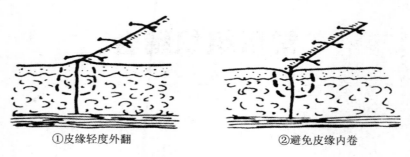

①皮缘轻度外翻　　　　　　　②避免皮缘内卷

图6-2　皮肤创缘对合

2. 正确掌握进针和出针方向,注意穿线正确,间断缝合断面观缝线走行呈梯形而不应成V形(图6-3)。

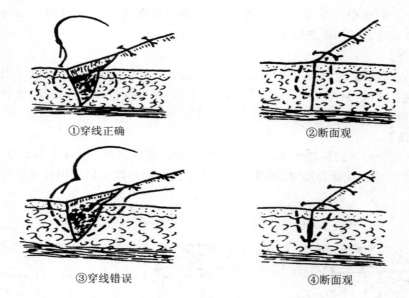

①穿线正确　　　　　　　　②断面观

③穿线错误　　　　　　　　④断面观

图6-3　缝线走行

3. 两创缘对称,缝合深度应左右相当,防止厚薄不一(图6-4)。同时注意针距、边距适当,针距过远,对合不严密;针距过近费时费力影响血供;边距太宽易切割遗留"十"字瘢痕,边距太窄易影响皮缘血供。

4. 结扎松紧适度,结扎过松易遗留间隙形成积液,过紧易发生缺血、切割、感染或坏死。应做到结扎后线环内被捆扎的组织尚有血液流通(图6-5)。

5. 连带适当皮下组织,皮肤缝合时一般要连带适量皮下或深筋膜组织(图6-6),如此才能感到缝扎"厚钝",防止缝合后遗留无效腔形成血肿或血清肿(图6-7)。

· 54 ·

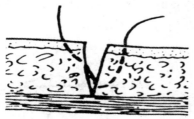

①走行错误

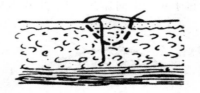

②断面观

图 6-4　防止缝合组织厚薄不一

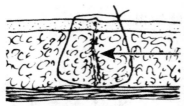
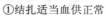

①结扎适当血供正常

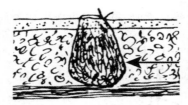

②结扎过紧血供障碍

图 6-5　被捆扎组织血供

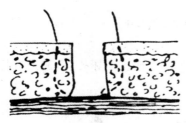

①组织缝扎

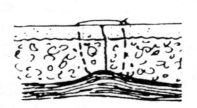

②缝线结扎

图 6-6　缝合适当无遗留无效腔

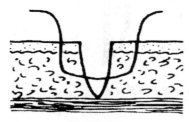

①穿线不当

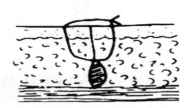

②遗留无效腔

图 6-7　缝合不当遗留无效腔

6. 双侧皮缘等长时可从一端开始缝合,不等长时应分段缝合,即先将不等长创缘分若干段缝合,然后再于每段中间加针缝合,将多余皮肤均匀分布(图6-8)。

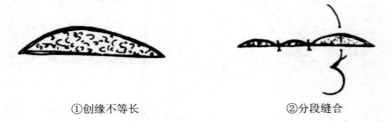

　　①创缘不等长　　　　　　　　　②分段缝合

图6-8　分段缝合

7. 一侧皮缘过多时,可先予以适当切除后再缝合(图6-9)。

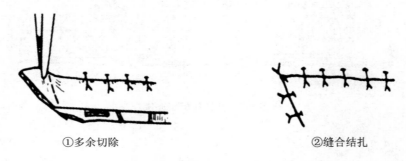

　　①多余切除　　　　　　　　　②缝合结扎

图6-9　一侧皮缘过多的处理

8. 保持切口无张力,切口张力较大时为了减少感染或皮缘坏死,应适当进行减张切口(图6-10)。

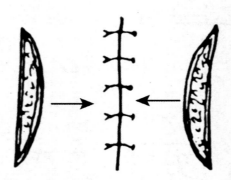

图6-10　切口两侧减张切开

9. 适当按压切口,较厚皮肤、皮下组织缝合完毕后,纱布卷滚动适当按压切口以排出积血(图6-11)。

提示:缝合深部组织时注意夹针稳妥,防止不慎掉入深部术区。任何部位皮肤缝合前皮下各层组织必须进行彻底止血,防止皮下血肿或血清肿;必要时切口皮下放置橡皮引流条,术后

12～24 小时去除;靠近口腔、眼、肛门等易污染部位的皮肤切口,为了避免液体浸渍,预防感染,可完全暴露,保持局部皮肤清洁干燥,每天用 70％乙醇或 0.1％苯扎溴铵液搽洗消毒 2 次即可;有术者缝合完毕后习惯涂抹大量抗生素油膏以期防止切口感染,岂不知这是徒劳的,因为切口感染原因很多,局部抗生素软膏涂抹不但不能预防感染有时还容易诱发感染,因为油膏会沿着缝线慢慢进入针孔反而有可能引起局部红肿,影响愈合。

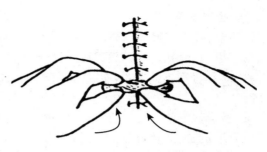

图 6-11 纱布卷滚动排出积血

二、浅筋膜缝合

浅筋膜,又称皮下筋膜、皮下脂肪,位于真皮下作为完整的被盖覆盖全身,内含有大量脂肪。浅筋膜对深部肌肉、血管、神经有保护作用,手掌、足底部的浅筋膜还有缓冲内、外压力的作用。人体不同部位浅筋膜厚度各不相同,一般说来,腹部、臀部、股部皮下脂肪较厚,头面部、手足部较薄。

【缝针选择】
根据浅筋膜的脂肪厚度不同,选择大小适当的圆弯针。

【缝线选择】
一般选择不吸收的、异物反应较小的细或中号丝线;也可选择不吸收的尼龙线或涤纶线。此类缝线不吸收,基本无组织异物反应。美容外科埋线法重睑术即是使用此类缝线,多年临床实践证明,缝线异物反应极少。

【缝合方法】
一般采用皮下脂肪层间断缝合即可,注意缝合时勿遗留无效腔。皮下脂肪较厚又无张力的腹部切口可采用皮肤、皮下脂肪一次性双环结缝合,结扎时先收紧内环使皮下脂肪靠拢,然后再收紧外环结扎(图 6-12),术后可将该缝线全部拆除,以减少组织异物反应,但拆线时间需较普通缝合方法延迟 2～3 天。

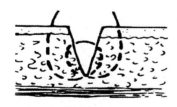
①缝线走行

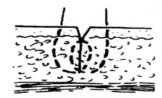
②先收紧内环结

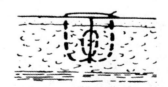
③收紧外环结扎

图 6-12 皮肤、皮下脂肪一次性双环缝合

【经验与技巧】

1. 缝合皮下浅筋膜脂肪时,缝扎组织量不应太少,结扎时有明显的"厚钝"感。

2. 两创缘缝扎位置、深浅及组织量要力求左右对称。

3. 结扎时不宜太紧,以防组织切割、缺血、坏死、液化,尤其皮下浅筋膜内脂肪组织丰富者。

4. 缝合浅筋膜脂肪之前,宜用生理盐水冲洗创口,清除存留的组织碎屑、纱布纤毛等。

5. 浅筋膜脂肪较薄时,可将脂肪层及皮肤一次性缝合。

6. 面、颈部皮肤缝合时,为了使缝合后外形恢复到最佳状态,更要做好浅筋膜的缝合,才能使皮肤缝合时无任何张力。

三、深筋膜缝合

深筋膜,位于浅筋膜的深面,遍布全身,形成筋膜鞘包裹肌肉,有些深筋膜深入肌群间,附着于骨,形成肌间隔。因此,深筋膜位置有的位于人体深部,有的位于人体浅部。深筋膜能耐受较大张力,不易撕裂,也不易发生营养障碍,是关闭创口时常需进行缝合的组织。

【缝针选择】

一般选用弯圆针,有时也可使用三角针进行缝合。

【缝线选择】

通常使用细丝线或中号丝线为缝合材料,切口存在潜在感染可能者,可采用异物反应小的尼龙线或涤纶线缝合。

【缝合方法】

深筋膜通常采用单纯间断缝合,也可采用"8"字缝合(图6-13),一般不用连续缝合法。

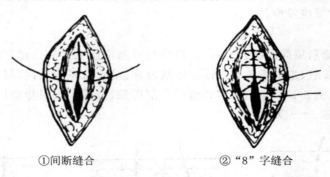

①间断缝合　　　　　　　　②"8"字缝合

图6-13　深筋膜缝合

【经验与技巧】

1. 深筋膜缝合时,注意缝扎组织不宜太少,结扎时有"厚钝"的感觉。

2. 深筋膜缝合应力求严密,防止形成肌疝或腹壁疝。

3. 缝合深部深筋膜时,注意防止缝针折断。为了预防缝针折断,较韧硬组织缝合宜选用短粗圆针。

4. 有的神经干分支走行于深筋膜表面或深筋膜下,缝合时应予以保护,防止缝扎、结扎。

四、肌肉缝合

肌肉组织解剖分离时,多数顺纤维方向分开,一般不须缝合,较大范围的肌肉分离时方可进行适当的简单缝合。

【缝针选择】

根据需要缝合肌肉的大小,酌情选用中号或大号弯圆针缝合。

【缝线选择】

通常选用不吸收的细丝线缝合,有潜在感染可能时,也可选用较细的肠线或尼龙线、涤纶线缝合。

【缝合方法】

缝合时应连同筋膜一次性缝合;大块横断肌肉缝合时,可先于肌肉断端 1～2cm 处做横行缝扎或环形结扎,再纵行拉拢缝合肌肉两断端(图 6-14)。

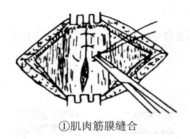
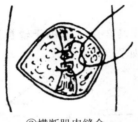

①肌肉筋膜缝合　　②横断肌肉缝合

图 6-14　肌肉缝合

【经验与技巧】

1. 结扎缝线时不宜太紧,否则可使被缝合的肌肉组织撕裂。
2. 肌肉间血管断裂出血者,应妥善结扎止血,以免形成肌肉间血肿。
3. 大块肌肉横断缝合后,应将肢体置于肌肉松弛位,必要时做适当的石膏固定。
4. 有的神经干分支走行于深筋膜下或肌肉表面,缝合时应予以保护,防止缝扎、结扎。

五、肌腱缝合

肌腱完全断裂时,一般应进行仔细缝合,否则将影响或丧失该肌功能。肌腱断裂最常见于外伤,如创口新鲜均应做早期缝合,晚期缝合肌腱常有挛缩,断端间有一定距离,使手术更加困难。肌腱缝合技术要求较高,缝扎组织部位适当、缝扎组织适量、结扎力度适中是保证肌腱愈合良好的关键。

【缝针选择】

通常选用 2 枚规格适当的直针,没有直针时可将一般弯圆针扳直后代替。

【缝线选择】

一般可使用细丝线为缝合材料,较粗的肌腱采用中丝线缝合。

【缝合方法】

由于肌腱纤维易被纵向分离,故缝合时有其独特的方法,常用以下三种缝合方法,酌情选择。

1. 双"十"字缝合法 操作简单,组织损伤轻微,适用于大多数肌腱断裂的缝合,肌腱内穿针的走行方向如图 6-15 所示。

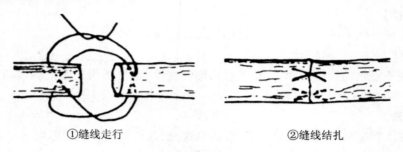

①缝线走行   ②缝线结扎

图 6-15 肌腱双"十"字缝合

2. 双"8"字缝合法 适用于较粗肌腱断裂的缝合,缝扎组织较多,牢固性较强,肌腱内穿针的走行方向如图 6-16 所示。

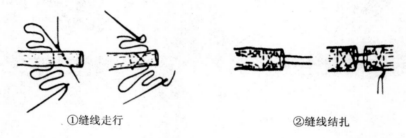

①缝线走行   ②缝线结扎

图 6-16 肌腱双"8"字缝合

3. 侧壁单纯缝合法 细小、扁平肌腱断裂时,可做侧壁单纯间断缝合。缝合时先寻找、拉出肌腱两断端,用血管钳或两枚针头设法将肌腱两断端固定,再用锋利刀片切除肌腱断端少许,按图示进针,收紧缝线,然后结扎(图 6-17)。

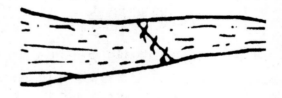

图 6-17 肌腱侧壁缝合

【经验与技巧】

1. 缝合肌腱时,应使肌肉处于松弛状态。

2. 收紧两断端缝线后,断端应紧密相连,不应夹有任何组织。

3. 有腱鞘或腱膜存在时应将其复位,并用细丝线适当缝合,注意腱鞘与肌腱不应缝合在一起;无腱鞘或腱膜时应用适当脂肪组织覆盖缝合处,防止粘连。

4. 缝合时动作应准确、轻柔、细致,严格无菌及无创技术操作,不使组织进一步挫伤。

5. 术后用石膏将患肢固定于肌腱松弛位置,3 周左右开始功能锻炼,力度应由小到大,由弱到强。

六、黏膜缝合

黏膜损伤多见于口腔和阴道,0.5cm 以下的裂口不必缝合。腹腔脏器黏膜破损时,需进行仔细缝合。

【缝针选择】

一般选用小号弯圆针,便于口腔内或阴道内操作。

【缝线选择】

通常选用细的可吸收肠线,术后不需要拆线。也可采用细丝线、尼龙线或涤纶线缝合。

【缝合方法】

口腔、颊部、上下唇裂伤时,应将皮肤、皮下组织、肌肉层、黏膜层分层缝合。一般采用间断缝合法,结扎时注意使黏膜略向外翻(翻向口腔侧或阴道内),结扎时力度适当,防止将黏膜切割。有时也可采取连续缝合法,对黏膜和黏膜下层小血管断裂有止血作用。面颊部组织大块全层缺损时,可先将创缘黏膜与创缘皮肤对应缝合,使创面暂时封闭(图 6-18),待创口愈合后再做二期修复。腹腔脏器浆膜破损,可进行严密的荷包包埋或间断包埋缝合。

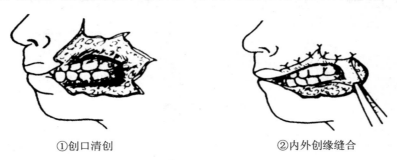

①创口清创　　　　　　　　②内外创缘缝合

图 6-18　皮肤黏膜对应缝合

【经验与技巧】

1. 口腔外伤时,注意妥善消毒口腔内。术后加服甲硝唑,并给漱口水治疗。

2. 口腔内缝线可不必拆除,任其自然脱落。

3. 阴道内黏膜缝合后,应注意保持阴道内清洁,定时清洁消毒处理。术后 1 个月内避免性生活。

七、神经缝合

较粗大或较重要的周围神经损伤,特别是四肢较粗大的神经损伤时应进行神经吻合,如不缝合修复往往对肢体感觉和运动产生重要不良影响。

【针线器械选择】

一般可用 5-0 至 9-0 无损伤针线,同时选用相应的精细器械,最好在手术显微镜下或在手术放大镜下操作。粗大神经损伤可在肉眼直视下操作,但缝合质量不够精细。

【缝合方法】

仔细解剖剥离出神经两断端,然后进行两断端缝合。常用的缝合方法为神经外膜缝合法,即仅缝合神经外膜,手术操作简单,不损伤神经。两断面不整齐者先用锐利刀片切除 1～2mm,然后靠拢两断端,摆正方向,无损伤针线于相对应的两侧,先缝合二针作为标记、牵引,注意此时不可扭转移位,距断面 1mm 处进针,出针后于对侧进针,相应处出针,再于两牵引线之间两侧各加缝 2～3 针,使神经束埋于神经外膜内;然后适当翻转神经,完成后侧缝合(图 6-19),注意缝合严密神经索不从缝合间隙突出。最后将缝合完毕的神经使其位于健康组织内。

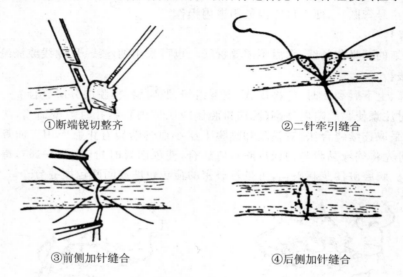

①断端锐切整齐　　　　　②二针牵引缝合

③前侧加针缝合　　　　　④后侧加针缝合

图 6-19　神经缝合

【经验与技巧】

1. 神经损伤后应立即进行缝合,术后功能往往恢复较好。
2. 缝合神经时两断端应无张力。如有张力,可改变关节位置使神经无张力后再修复。
3. 手术操作时应仔细、轻柔,避免损伤神经组织。
4. 缝合不可过密,结扎不可过紧,防止狭窄影响神经再生。
5. 术后应用石膏将肢体固定于神经松弛位置。

八、血管缝合

血管损伤较多见,尤其多见于四肢,也可见于手术时损伤,中、小血管损伤结扎后一般不至于造成肢体坏死,大血管损伤如股动脉、股静脉、腘动脉、腘静脉、肱动脉和肱静脉损伤,则有可能影响肢体循环,应进行血管修补或吻合术。

【针线器械选择】

根据血管粗细酌情选择 5-0 至 9-0 无损伤针线，使用精细血管吻合器械进行操作。较大血管吻合时也可在肉眼直视下进行操作。

【缝合方法】

较粗血管破裂未离断者需进行血管裂口修补术，先将血管裂口压迫止血，于裂口上、下方分离出血管，穿过细橡皮带并提起阻断血流，或用血管夹夹住裂口两端，将裂口修剪整齐，剥除其附近外膜，先于裂口中间缝合一针，使伤口边缘靠拢，再缝合其他裂口，结扎时注意使边缘外翻（图 6-20）。血管完全断裂时应进行血管吻合术，首先剪除血管断面外膜，安装血管夹阻断血流，7-0 至 9-0 无损伤针线二定点外翻缝合，再间断外翻缝合二定点间血管壁，此为吻合口前壁；然后翻转血管夹 180°，缝合吻合口后壁（图 6-21）。

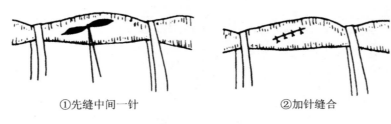

①先缝中间一针　　　　　②加针缝合

图 6-20　血管修补

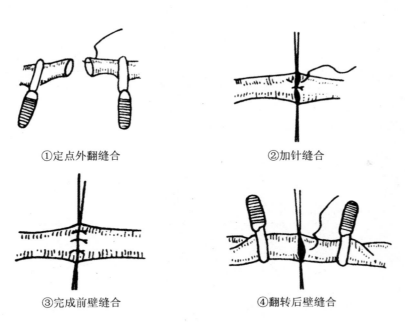

①定点外翻缝合　　　　　②加针缝合

③完成前壁缝合　　　　　④翻转后壁缝合

图 6-21　血管吻合

【经验与技巧】

1. 血管缝合过程中，应不断用生理盐水或肝素液冲洗血管腔，以保持管腔清晰，视野清楚，缝合准确，并可防止血栓形成。

2. 缝合血管时,应在无张力下进行操作。

3. 始终应保持吻合口边缘外翻,防止术后吻合处栓塞。

4. 必要时术后肢体用石膏固定于一定的位置,防止吻合血管牵拉撕脱。

第7章

清创缝合术

一、基本知识

【概念及步骤】

1. **基本概念** 根据外力作用的伤口情况,通过手术使污染伤口变为清洁伤口,从而促使伤口一期愈合,这种措施称为清创缝合术。除外力作用伤口外,其他损伤如火焰烧伤、化学烧伤、电烧伤等,也需进行相应的清创处理。正确及时的清创缝合术是防止伤口感染、缩短疗程、最大程度恢复功能和外形的根本保证。

2. **基本步骤** 一般说来,清创缝合术基本步骤包括:清洗消毒伤口周围皮肤、去除伤口异物、清理失活组织、重建修复损伤、闭合伤口、酌情安放引流物、包扎固定。

【基本要求】

1. **及时清创缝合** 综合医院一般均应积极进行基本的清创缝合术,清创缝合术是每个外科医师必须掌握的基本技能。多数体表软组织损伤应遵循就地处理、就地治疗、避免长途转院、及早预防伤口感染的原则。

2. **高质量手术** 清创缝合术是较为简单的技术操作,如能及时得当进行清创缝合可有效防止创口感染,达到一期愈合。手术质量高低、方法正确与否直接影响组织愈合、功能和外形的恢复。不负责任的草率处理往往造成伤口感染、瘢痕增生、肢体畸形、功能障碍和外形丑陋等。

3. **专科协作** 合并专科性损伤,如骨折、大面积皮肤缺损、主要神经血管损伤、颅脑损伤等,可邀请相应专科医师协助处理,必要时也可转科转院治疗。

【致伤原因及处理原则】

1. **皮肤擦伤** 外力沿体表近乎平行的切线运动,造成皮肤浅层损伤。表现为局部皮肤擦痕,少量浆液性渗出或血液渗出。

处理原则:局部清洗,0.5%碘伏涂搽,任其自然干燥;或外涂甲紫溶液自然干燥,一般1周左右自然脱痂。

2. **刺伤** 尖锐器物(如尖刀、铁钉、铁棍、木刺、竹刺等)直接刺入人体造成损伤,可伴异物存留。表现为伤口较小但伤道较深,出血可多可少,或伤口内积存血肿,易造成异物存留、化脓性感染或厌氧菌感染等,处理不当极易形成慢性窦道。

处理原则:酌情扩大切开、取出异物、清洗缝合、安放引流物,术后清洁换药,酌情应用抗生素,肌内注射 TAT。

3. 切割伤　有刃锐器如刀、玻璃等切割人体组织造成损伤,可伤及血管、神经、肌腱等较深层的组织。表现为伤口呈线形或唇状裂开,边缘较整齐,深浅不定,出血较多。

处理原则:酌情切除伤口边缘组织、缝合修复、闭合伤口、安放引流,术后清洁换药,酌情应用抗生素预防感染,肌内注射 TAT。

4. 裂伤　钝器切线运动作用于人体使皮肤全层组织撕裂,也可深及皮下各层组织。表现为伤口边缘不规则,伴有组织碾挫、挤压,易发生感染、组织坏死等。

处理原则:切除失活组织、创口修复缝合、安放引流,术后清洁换药,酌情应用抗生素预防感染,肌内注射 TAT。

5. 撕脱伤　外力作用于人体将大片皮肤撕脱,称为撕脱伤,最常见于高速旋转的外力致头皮或四肢皮肤撕脱损伤。表现为一定范围的全层皮肤自皮下组织层或骨膜下撕裂,伤口出血多,大面积撕脱伤可伴有休克。

处理原则:立即输液输血、抢救休克,部分撕脱皮肤原位覆盖、清创缝合、安放引流物,如有皮肤缺损则进行皮肤移植、皮瓣移植技术闭合创面。术后清洁换药,酌情应用抗生素预防感染,肌内注射 TAT。

6. 动物及人咬伤　各种动物咬伤,包括虫类蜇伤、牲畜咬伤、狗咬伤及人咬伤等,损伤范围及深浅程度不一,容易感染。

处理原则:伤口扩创、大量生理盐水冲洗、切除失活组织、简单伤口缝合或敞开不缝合、安放引流物,术后清洁换药,酌情应用抗生素预防感染,肌内注射 TAT,狗咬伤必要时注射狂犬病疫苗。

【术前准备】

1. 术前查体　先进行一般体格检查,既要察看伤口局部,又要结合病史和重点检查全身情况,如血压、脉搏、呼吸等生命体征,注意是否有颅脑、心肺损伤及腹腔内有无复合伤等。如果存在这些情况,抢救生命则是当务之急。避免只顾处理局部而忽略了全身情况,使病情迅速恶化。

2. 纠正休克　已陷入休克的患者首先简单控制伤口出血或加压包扎,迅速开通静脉给予纠正休克治疗,待血压恢复正常或接近正常后再进行清创缝合术。如休克是由伤口出血造成,可在输液、输血同时进行止血、清创等处理。

3. 麻醉选择　一般中小型伤口可选择 0.5% 利多卡因局部浸润麻醉,手指或足趾损伤可选用神经阻滞麻醉,伤情复杂伴有神经、血管损伤、手术时间较长者,则采用全麻或其他相应麻醉,或与麻醉专业人员及时联系,共同协商确定麻醉方法。

4. 术区准备　外伤清创缝合前都应对受伤部位进行适当准备,四肢损伤时及时将患肢暂时抬高,利于静脉回流,减少出血。初步清洗伤口周围污物、泥沙,剃除局部毛发,修剪指(趾)甲。需要皮肤移植时供皮区应用毛刷蘸肥皂水刷洗,使局部皮肤清洁。

5. 器械物品准备　体表损伤多种多样,术前要备好各种器械及物品(材料、药品等),除必要的清创缝合器械外酌情应准备相应的器械及材料,如大血管损伤时应备吻合血管用的精细器械;骨折时备内固定器材、夹板或石膏绷带,四肢严重损伤时应备驱血带、橡皮止血带等,手外伤伴有骨折时应备咬骨钳、克氏针、螺丝钉等物品。

【术后处理】

1. 术后体位　适当抬高受伤部位,有利于静脉回流,减轻水肿和疼痛。

2. 应用抗生素　复杂外伤或污染较重的伤口酌情应用抗生素预防感染,术前、术中应用以保证伤口内所渗出的血液中含有足够浓度的抗生素。

3. 局部制动　受伤肢体或合并重要血管、神经、肌腱、骨骼损伤者,采取必要的外固定制动,防止修复组织撕裂或移位。

4. 镇痛镇静药　伤口明显疼痛者,应适当予以镇痛或镇静药治疗。

5. 伤口换药　术后酌情及时换药,一般未置引流物的缝合伤口可于术后 3 天第一次换药,检查伤口;置放引流物的缝合伤口,可于术后 24～48 小时第一次换药,以便及时去除引流物,以后根据情况适时换药。

【经验与技巧】

1. 适当皮肤清洗　去除伤口周围泥土、油污、异物,减少导致感染、异物存留概率。

2. 合理创口清创　严重损伤失活组织清创不彻底是伤口感染主要原因之一。清创时按解剖层次及一定移动方向逐一进行,防止遗留坏死组织于伤口内。然而一味追求“彻底清创”切除较多正常组织也是不妥之举,尤其面部、手部损伤时更应注意。

3. 无菌技术操作　体表损伤多为污染性伤口,简单伤口清创缝合时手术人员应穿短袖手术衣、刷洗手臂,消毒液浸泡、戴无菌手套操作,复杂外伤时术者应穿着无菌手术衣。清理过程中使用的剪刀、镊子、血管钳已“污染”,缝合皮肤时应用无菌生理盐水反复冲洗后再使用,或重新更换已“污染”器械。

4. 规范皮肤缝合　经常遇到患者对伤口愈合后遗留瘢痕存有抱怨,此类情况多数与医师缝合技术不佳有关:①缝合针及缝合材料选择不当;②针距不均匀、过疏或过密,或边距过宽过窄;③缝线结扎过紧对皮肤造成切割遗留“十”字形瘢痕。

5. 麻醉效果不完善　任何手术必须在良好的麻醉下才能顺利进行,麻醉不完善患者疼痛势必出现肢体抖动,出血加重。同时影响术者情绪,医师情绪不安定直接影响手术质量。

6. 妥善止血或引流　伤口内积血形成血肿是术后伤口感染的常见原因。术中止血不彻底造成伤口内出血,未放引流物可造成伤口内积血。因此,清创同时妥善止血,并酌情适当安放引流物。火器伤等正确做法是应予以敞开,不应缝合,术后酌情清洁换药,直至伤口愈合。

7. 合理包扎　清创术后合理包扎、松紧适当既可保护伤口、防止污染、吸收伤口渗出液,也可起到一定的压迫作用,否则导致伤口感染、疼痛、伤口愈合不良等。缝合完毕后先放一层凡士林纱布以防止敷料与伤口粘在一起,再覆盖一定数量的无菌干纱布,覆盖面积以超出伤口边缘 5cm 以上为宜。最后用胶布固定或绷带加压包扎。

8. 稳妥制动　清创术后稳妥制动利于组织愈合,神经、肌腱吻合或皮肤移植后更应局部固定,常用材料为石膏或夹板。固定时防止束绑压力过大,避免局部或肢体远端肿胀、坏死等并发症,尽可能做到轻便、牢固、舒适。

二、一般外伤清创缝合术

一般外伤,通常是指躯干、四肢部位的机械性损伤,多为切割伤、裂伤、撕脱伤等。

【术前准备】

1. 体格检查　重点检查伤口局部,结合病史检查全身情况,注意患者面色、神志、脉搏、呼吸等生命体征,是否有复合伤存在。伤口仍在出血者立即予以控制。

2. 辅助检查 复杂外伤可酌情进行必要的辅助检查,包括血常规、凝血功能、X线、超声波等。

3. 术区准备 初步清洗伤口周围污物、泥沙,剃除局部毛发,修剪指(趾)甲。需要皮肤移植时供皮区应用毛刷蘸肥皂水刷洗,使局部皮肤清洁。

4. 麻醉选择 小型外伤一般可选择0.5%利多卡因局部浸润麻醉;伤情复杂伴有神经、血管损伤、存在休克、手术时间较长者,可与麻醉人员共同协商确定麻醉方法。

5. 其他 出血较多者应适当予以输液或输血;休克者适当纠正休克或一边纠正休克一边进行局部处理。

【操作步骤】

1. 清洁冲洗 清水刷洗伤口周围皮肤,去除泥草、污垢等,减少伤口局部细菌数量。先用无菌纱布覆盖保护伤口,软毛刷肥皂水轻轻刷洗伤口周围,清水冲洗。刷洗时勿让清水进入伤口内,反复刷洗2~3遍后用无菌干纱布擦拭干净。移去覆盖伤口的纱布,生理盐水冲洗伤口(图7-1);镊子或止血钳夹持棉球轻轻擦拭伤口内,去除伤口异物、血块等,再用干纱布将伤口周围皮肤擦拭干净。

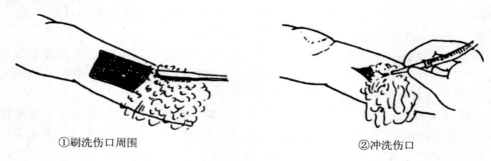

①刷洗伤口周围　　　　　　　　②冲洗伤口

图7-1　清洁皮肤冲洗伤口

2. 消毒铺巾 0.5%碘伏或0.1%氯己定皮肤消毒,铺盖无菌巾。

3. 局部麻醉 0.5%利多卡因(含适量肾上腺素)局部浸润麻醉或区域阻滞麻醉。

4. 伤口清创 仔细检查伤口去除异物,了解有无骨折及重要血管、神经、肌腱损伤。清创时由浅入深分区进行,剪除污染、失活组织,切除不整齐皮肤创缘1~2mm(图7-2)。肌肉失活特征是无弹性、色紫暗、无光泽。与软组织相连的骨片应保存,完全游离的骨片原则上予以清除,但游离的大骨片宜将表面污染层凿除后放回骨缺损处。

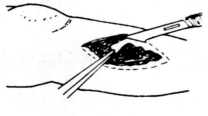

图7-2　伤口清创

5. 再次冲洗伤口　清创完毕后再次生理盐水冲洗 2 遍,彻底去除组织碎屑、残渣。污染较重伤口先用 0.1% 氯己定溶液冲洗创面,然后生理盐水冲洗。受伤时间较长者先用 3% 过氧化氢溶液冲洗伤口,随之生理盐水冲洗。

　　6. 重新铺盖无菌巾　术者更换手套,清理术野,重新铺盖无菌巾,更换已污染手术器械。

　　7. 缝合修复　单纯皮肤、皮下组织损伤可按解剖层次分层缝合,皮下脂肪较薄时可将皮肤、皮下组织一次缝合(图 7-3)。皮肤缺损、缝合后皮肤张力较大时,可在切口一侧或双侧减张切开(图 7-4),减张切口可松散缝合也可不缝合。如皮肤缺损较多应用游离皮片移植修复(图7-5),骨质、肌腱、关节、重要神经、血管裸露时应进行皮瓣移植修复(参阅有关章节)。

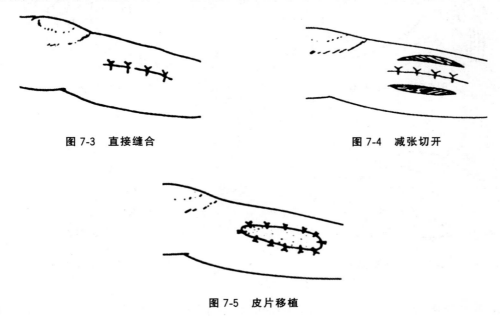

图 7-3　直接缝合　　　　　　　　　　　　图 7-4　减张切开

图 7-5　皮片移植

　　多种组织损伤时应按以下先后顺序进行修复,即先后修复骨关节、血管、神经、肌腱等组织。

　　(1)骨关节损伤:根据骨折部位、骨折类型、有无移位等,先予以复位,再酌情选择不锈钢针、螺丝钉、钢丝、钢板等固定器材进行内固定(图 7-6)。关节开放损伤时无菌生理盐水冲洗关节腔,缝合撕裂的关节囊以封闭关节腔。

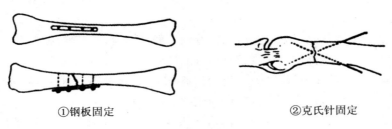

①钢板固定　　　　　　　　　　　②克氏针固定

图 7-6　骨折内固定

（2）血管损伤：估计影响肢体远端血供或有可能致肢体坏死者，则应进行血管修补术，血管断裂者进行血管吻合术。

（3）神经损伤：较易损伤的重要神经包括桡神经、正中神经、尺神经、腓总神经，可有相应的特殊表现（图7-7～图7-10）。重要神经断裂争取一期缝合。如受伤时间较长、伤口污染较重，则宜将神经两断端用黑丝线缝在一起，待伤口愈合2～3周行二期神经修复。

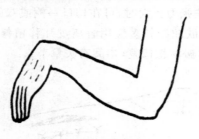

图7-7　桡神经损伤

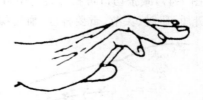

图7-8　正中神经损伤

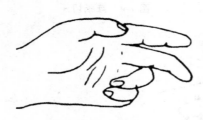

图7-9　尺神经损伤

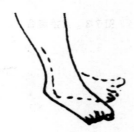

图7-10　腓总神经损伤

（4）肌腱损伤：肌腱完全断裂该肌腱运动功能消失，因此原则上力争早期缝合修复，早期缝合修复局部粘连较轻，术后功能恢复较好。

8. 置放引流　伤口表浅较小、止血完善者，一般不放置引流物。术后有形成血肿或血清肿可能时酌情选用橡皮条或负压引流。关节腔内一般不做腔内引流，污染严重时或伤口超过12小时者可做腔外引流。安放引流物时须注意位置合适，防止过深或过浅。

9. 包扎固定　伤口皮肤缝合完毕后应覆盖纱布敷料，妥善包扎固定。血管、神经、肌腱的缝合修复者应用夹板或石膏进行肢体外固定。

【术后处理】

1. 休息体位　酌情休息，伤处位置抬高，有利于静脉回流，减轻水肿和疼痛。

2. 应用抗生素　复杂外伤或污染较重伤口酌情应用抗生素预防感染。

3. 局部制动　合并重要血管、神经、肌腱损伤者采取必要的外固定制动，防止修复组织撕裂。

4. 镇痛药　伤口明显疼痛者予以镇痛药或镇静药治疗。

5. 伤口换药　未置引流物缝合伤口术后3天换药，置放引流物的伤口术后24～48小时换药，或酌情处理。

【经验与技巧】

1. 高质量地进行外伤清创缝合术，对伤口愈合、功能和外形恢复具有重要意义，作为负责任的医师万万不可轻视。

2. 必须彻底清除伤口内异物,如泥土、木屑、玻璃、棉纤维、化学纤维、爆炸物等,否则伤口极易感染。异物存留是导致慢性窦道常见原因之一。

3. 适当切除失活组织可有效防止感染,但避免切除过多正常组织,以免缝合后张力过大影响伤口愈合。切割伤口边缘整齐也可不切除裂口创缘组织,生理盐水或含抗生素生理盐水彻底冲洗干净即可直接缝合。

4. 复杂损伤切勿过分注意局部处理而忽视全身情况,以免患者陷入危险境地,疑有内脏损伤时尤应注意,防止顾此失彼失去抢救生命的机会。术前术中要不断观察患者呼吸、血压、脉搏变化情况,发现问题及时处理。

5. 合理应用引流是清创缝合术不可忽视的步骤,创口较大者尤其如此。表浅损伤于皮下放置橡皮条引流即可,深在或估计有较多渗出者,最好安放负压吸引装置,以便及时引流出渗液,防止伤口感染。

三、手外伤清创缝合术

手,是主要的劳动器官,可以完成各种复杂精细动作,手指具有丰富的神经末梢,触觉敏感,摸索物体形态、软硬度等有实物感,盲人用它识物认字,故称为"第二副眼睛"。手外伤常见,如何尽量保存手的完整性对手功能恢复具有重要意义。

【术前准备】
1. 局部检查　初步了解手指伸屈功能,有无肌腱、神经、骨骼损伤等,以便制定手术方案。
2. 术前准备　剪短患侧指甲。
3. 麻醉准备　一般选用 0.5%利多卡因局部浸润麻醉,单纯手指外伤可用指神经阻滞麻醉,复杂手外伤需在臂丛神经阻滞麻醉或全麻下进行手术,全麻时则应按照全麻要求进行准备。

【操作步骤】
1. 局部刷洗　伤侧上肢肥皂水刷洗伤口周围皮肤。
2. 消毒铺巾　患肢放在特制小桌或支撑板上,外展 70°～90°,0.5%碘伏或 0.1%氯己定皮肤消毒,铺无菌巾、单(图 7-11)。如需切取皮片酌情供区皮肤消毒,铺无菌巾、单。

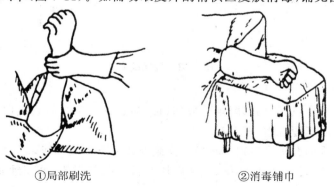

①局部刷洗　　　　②消毒铺巾

图 7-11　手刷洗消毒、铺无菌巾

3. **局部麻醉** 一般可用 0.25%～0.5%利多卡因(含适量肾上腺素)局部浸润麻醉。

4. **清理伤口** 手较复杂外伤时宜在止血带止血情况下进行手术,以减少出血,保持术野清晰。常规按一定顺序清理伤口内失活组织。

5. **组织修复** 手部骨折时正确对位,酌情应用螺丝钉或克氏针做固定(图 7-12);肌腱损伤者如伤口污染不严重争取一期缝合;神经损伤时如无缺损短缩应一期缝合修复(组织缝合方法详见第 6 章)。

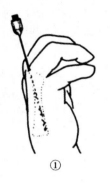 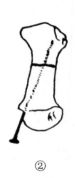 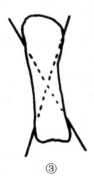 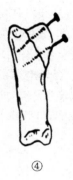

①　　　　　②　　　　　③　　　　　④

图 7-12　骨折固定

6. **伤口闭合** 酌情采取正确方法闭合伤口对手的功能恢复将产生重要的影响。

(1)创口直接缝合:适用于无皮肤缺损伤口。将创口边缘直接拉拢,保持对位良好,间断缝合(图 7-13),必要时伤口内放橡皮条引流。

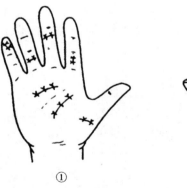 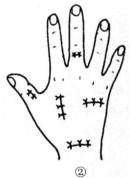

①　　　　　　　　　　　　　②

图 7-13　拉拢缝合

(2)"Z"字成形缝合:适于伤口跨越关节伤口。为了预防愈合后直线瘢痕挛缩畸形影响关节功能,可行"Z"字成形缝合术(图 7-14)。

(3)皮片移植:适于皮肤缺损较多不易拉拢缝合者。可于股部切取大张中厚皮片移植修复皮肤缺损处,周边缝合固定,预留线尾,移植皮片处适当戳口引流,堆积纱布打包加压包扎(图 7-15)。

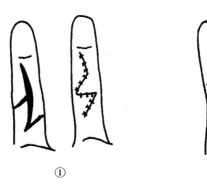

① ②

图 7-14　"Z"字成形缝合

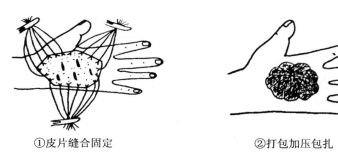

①皮片缝合固定　　　　　　　　②打包加压包扎

图 7-15　皮片移植修复

如为大面积皮肤撕脱,可将撕脱的皮肤切下,修剪成中厚皮片,覆盖原处间断缝合固定,预留线尾,堆积纱布打包加压包扎(图 7-16)。

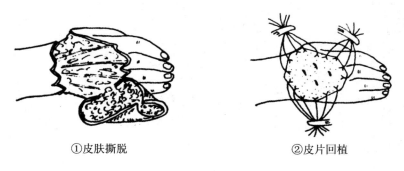

①皮肤撕脱　　　　　　　　②皮片回植

图 7-16　修剪皮片回植

(4)皮瓣移植:适于较大范围的皮肤缺损裸露骨骼、关节、肌腱或主要神经者。有骨折者先进行骨折固定(图 7-17)。为了达到一期修复,保持术后良好功能,可根据不同部位、不同创口的情况设计相应皮瓣移植修复(图 7-18)。

门诊手术操作经验与技巧

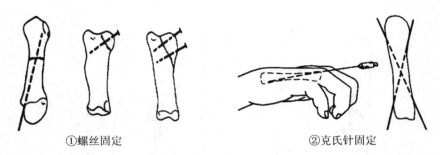

①螺丝固定　　　　　　　　②克氏针固定

图 7-17　骨折复位固定

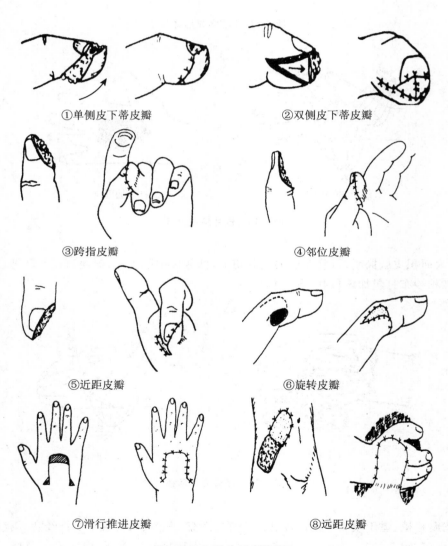

①单侧皮下蒂皮瓣　　　　②双侧皮下蒂皮瓣

③跨指皮瓣　　　　　　　④邻位皮瓣

⑤近距皮瓣　　　　　　　⑥旋转皮瓣

⑦滑行推进皮瓣　　　　　⑧远距皮瓣

图 7-18　各种皮瓣移植修复

【术后处理】

1. 抬高患肢,以利血液回流,减轻水肿或疼痛。

2. 适当应用抗生素,预防感染。

3. 骨折复位或肌腱、神经损伤修复者应给予适当外固定制动。

4. 适当应用镇静镇痛药。

5. 根据伤口渗出引流情况酌情清洁换药,术后 24～48 小时拔除橡皮条引流。

6. 皮肤移植者术后 6～7 天解开敷料观察成活情况。皮瓣移植修复者注意观察皮瓣血供,必要时调整包扎压力或皮瓣局部按摩,保证皮瓣成活。

7. 血管、神经、肌腱、骨折内固定者适当外固定制动。

8. 复杂手外伤破伤风抗毒素 1500U,肌内注射。

9. 远距皮瓣修复时一般术后 2～3 周断蒂,并做局部修整缝合。

【经验与技巧】

1. 手可以完成各种复杂而又精细的动作,手指还具有丰富的神经末梢,触觉敏感,并有实物感。正确进行手外伤清创术,尽量保存手的完整性对于保护手的功能具有重要意义。

2. 术中注重组织解剖修复,加强无创技术操作,爱惜每一块细小组织。

3. 术中既要清除坏死组织、异物,又要避免"清创过度",尽可能多地保护受伤组织,最大限度保留手指长度。

4. 高质量的清创术对于手功能恢复具有重要作用,预防术后感染也是保全手指功能、减轻瘢痕增生的重要环节。

5. 皮肤缺损伴有肌腱裸露者运用皮瓣移植技术设法覆盖裸露的肌腱,是防止肌腱感染、坏死或瘢痕粘连的关键。

6. 术后加强局部换药,及时清除渗出物,争取一期愈合。

7. 创口愈合后加强手部锻炼,预防瘢痕挛缩,最大限度地恢复功能。

8. 皮肤缺损皮肤移植术后需予以必要的制动。

9. 手指或手掌瘢痕挛缩粘连影响功能时,应尽早进行瘢痕松解或植皮手术。儿童外伤后发生瘢痕挛缩时尤应及早手术,以免影响手的骨骼和肌腱发育。

四、头皮外伤清创缝合术

头皮组织共有 5 层,依次为皮肤、皮下组织、帽状腱膜、腱膜下疏松结缔组织和骨膜,其中前三层紧密相连宛如一层,其内有许多纤维间隔牵拉血管不易闭缩,致伤口出血不易自行停止,故头皮损伤时即使裂口很小也可有较多的出血。由于皮下组织血液循环丰富,头皮撕脱时尽管只有较少蒂部相连,原位缝合后仍可使撕脱头皮成活。

【术前准备】

1. 剃除头发,简单清洗局部及周围血迹。

2. 大面积头皮撕脱者,往往失血较多,患者有不同程度的休克,可先给予输液、输血,纠正休克,待情况好转后再行手术治疗。若出血不止,应立即采取相应的紧急止血措施,或一边抢救休克,一边进行清创缝合。

3. 头皮撕脱伤拟行头皮回植者,需将撕脱的头皮剃去头发,用肥皂水及清水刷洗干净,然

门诊手术操作经验与技巧

后用生理盐水冲洗,浸泡于含有抗生素的生理盐水中 10 分钟后取出备用。

4. 一般可选用 0.5% 利多卡因局部浸润麻醉,必要时可用头皮阻滞麻醉。

【操作步骤】

1. 裂口较小者直接进行清创缝合,可用 0.25%～0.5% 利多卡因(含适量肾上腺素)局部浸润麻醉。清创时创口边缘切除一般不应超过 2mm,切除时为减少毛囊损伤和破坏应按毛发方向切入(图 7-19)。皮肤创缘较齐者,可不做皮肤创缘切除。

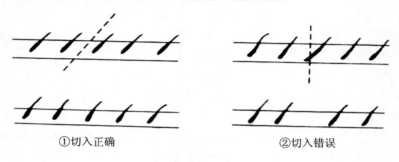

①切入正确　　　　　　②切入错误

图 7-19　头皮切入方向

2. 小面积头皮缺损时可在帽状腱膜下做潜行分离,增加头皮的移动性,再拉拢缝合(图 7-20)。头皮缺损较大时应用局部旋转皮瓣修复(图 7-21)或"L"形皮瓣移植修复(图 7-22)。皮肤缺损过多时也可用皮片移植修复,留线尾打包加压包扎。

3. 较大面积皮肤撕脱尚有一部分与本体相连时,清创后一般进行原位缝合,原位缝合后仍可全部成活或部分成活。

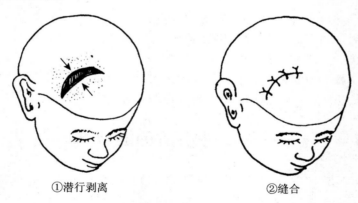

①潜行剥离　　　　　　②缝合

图 7-20　拉拢缝合

【术后处理】

1. 术后取半卧位,抬高头部,以利血液回流。

2. 放置橡皮引流条者术后 24 小时拔除,适时换药,如发现头皮部分坏死应及时清除,待肉芽创面清洁、新鲜后再行游离植皮,以尽早封闭创面。

3. 术后酌情应用抗生素,预防感染。

4. 破伤风抗毒素 1500U,肌内注射。

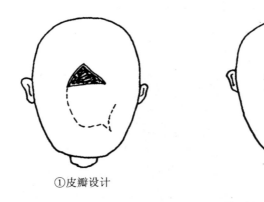

①皮瓣设计　　　　　　　　　　②皮瓣转移

图 7-21　局部皮瓣移植修复

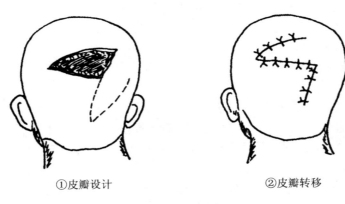

①皮瓣设计　　　　　　　　　　②皮瓣转移

图 7-22　"L"形皮瓣移植修复

【经验与技巧】

1. 由于头皮血供丰富,头皮损伤 24 小时后仍可行清创缝合术,争取达到一期愈合。

2. 术后须观察是否有颅内损伤症状出现,以便及早发现及早处理。

3. 头皮外伤清创时尽量保留头皮,即使较严重头皮撕裂缝合后也能成活。须切除少量创缘皮肤时,注意顺毛根方向切入,以减少毛囊损伤。

4. 大面积头皮完全撕脱时可转有条件的单位进行吻合血管的游离头皮移植术。无条件转院者如创面基底有完整骨膜覆盖可行离体头皮回植。先将撕脱头皮用剪刀修剪成中厚皮片,按原位置覆盖头部,边缘间断缝合固定,保留线尾,打包加压包扎,移植皮片即可成活。

五、头皮血肿切开引流术

【适应证】

1. 头皮血肿较大,需较长时间吸收或有感染可能者。

2. 头皮血肿经穿刺抽吸加压包扎无效或有继续增大趋势者。

【术前准备】

1. 全身、血常规、凝血功能检查应属正常。

2. 剃除局部头发,清洗周围皮肤。

3. 仔细询问病史,了解暴力作用方式、方向,有无昏迷等,进行必要检查,排除颅内损伤。

【操作步骤】

1. 消毒铺巾　患者平卧位,皮肤消毒,铺无菌孔巾。

2. 局部麻醉　一般采用 0.5％利多卡因(含适量肾上腺素)局部浸润麻醉。

3. 切开引流　尖刀切开头皮 0.5～1cm,放出血液或血凝块,如有活动性出血应妥善止血,生理盐水冲洗干净腔隙,置放橡皮条引流,纱布敷料加压包扎。血肿腔隙较大时可放置负压引流管,妥善缝合固定。

【术后处理】

1. 术后抬高头部,适当休息,避免局部挤压再次出血。

2. 保持引流管内负压引流,使腔隙始终处于闭锁状态。

3. 适当应用抗生素,预防感染。

4. 术后 3～5 天拔除引流物。

【经验与技巧】

1. 头皮血肿常发生于头部钝性损伤后,儿童摔伤后多见,血肿多数位于帽状腱膜下。少量稳定性血肿任其自然吸收即可,大量血肿或持续不断增大者需进行切开引流。

2. 头皮血肿较为常见,通常处理方法为局部穿刺抽吸、加压包扎。作者体会穿刺抽吸加压包扎很难取得理想效果。

3. 较大血肿切开引流可以明显缩短疗程。切开引流连接负压装置有助于腔隙闭锁、粘连。要想维持有效负压需将切口严密缝合不漏气。

4. 选用 20ml 或 50ml 注射器抽吸作为负压引流装置可以随时调节负压大小,取材方便,经济实用。

六、颌面部外伤清创缝合术

【适应证】

1. 各种不超过 8 小时的机械性头面部软组织损伤,如面部切割伤、头皮裂伤等均可进行一期清创缝合术。

2. 颌面部血供丰富,抗感染能力强,如无明显感染尽管时间超过 8 小时仍可进行清创缝合术。

【术前准备】

1. 全身一般检查、凝血功能检查基本正常。

2. 局部检查注意有无面部表情异常,有无神经损伤征象,有无下颌关节运动障碍,如有颅内损伤复杂颌面部骨折及眼、耳、口、鼻等器官损伤应请有关专科医师协助处理。

3. 清洗局部皮肤,邻近发际处的外伤剃除部分区域毛发。

【操作步骤】

1. **皮肤清洁消毒** 选择适当体位,无菌纱布覆盖伤口,保持呼吸道通畅。软毛刷或纱布块蘸肥皂水轻轻擦洗伤口周围皮肤,去除污垢、泥沙、血迹,生理盐水冲洗干净。移去覆盖伤口的纱布,生理盐水冲洗伤口,去异除物、血块等。0.5%碘伏局部皮肤消毒,铺无菌巾。

2. **局部麻醉** 一般采用0.5%利多卡因局部浸润麻醉,麻药中可加入适量肾上腺素。

3. **清理伤口** 仔细检查明确组织损伤程度,进一步确定有无眼、耳、口、鼻等损伤,有无重要神经血管损伤,清除血凝块和异物,适当切除不整齐创口边缘,妥善止血。

4. **缝合伤口** 生理盐水冲洗伤口后分层缝合,解剖对位间断缝合,较大面积皮肤缺损可潜行分离伤口皮缘,然后拉拢对位缝合(图7-23)。眉部皮肤裂伤应整齐对合眉上下边缘,间断缝合(图7-24)。眉边缘附近皮肤裂伤适当修整尽量与眉平行顺延缝合(图7-25)。

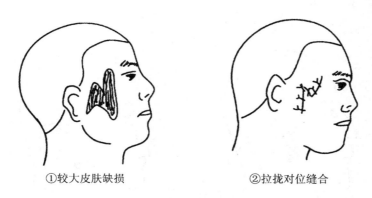

①较大皮肤缺损　　　　②拉拢对位缝合

图 7-23　面颊裂伤对位缝合

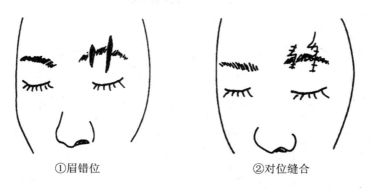

①眉错位　　　　②对位缝合

图 7-24　眉裂伤对位缝合

皮肤缺损较多者需用邻近皮瓣修复,如耳前皮肤缺损可用耳后皮瓣移植修复,供瓣区再用皮片移植修复(图7-26),下颌角皮肤缺损可用颈部皮瓣移植修复(图7-27～图7-31)。伤口较深估计渗液较多时应放置引流物。

上下睑部皮肤缺损者,根据周围皮肤移动性设计皮瓣修复,一般可设上睑、颞侧、颞侧偏上或偏下皮瓣修复(图7-28)。

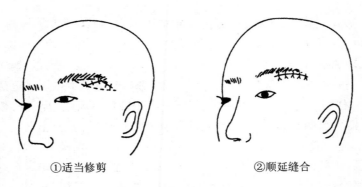

①适当修剪　　　　　　　　②顺延缝合

图 7-25　眉附近裂伤顺延缝合

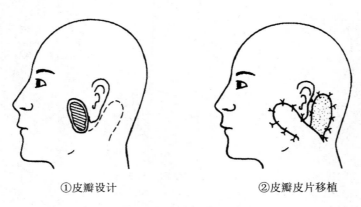

①皮瓣设计　　　　　　　　②皮瓣皮片移植

图 7-26　耳前皮肤缺损修复

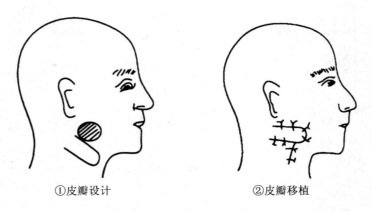

①皮瓣设计　　　　　　　　②皮瓣移植

图 7-27　下颌角皮肤缺损修复

　　耳郭部分缺损者,可适当修剪耳郭,尽量使局部外形美观,直接拉拢缝合。耳轮缘部分缺损者需用设计耳后皮瓣修复(图 7-32,图 7-33)。

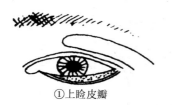
①上睑皮瓣

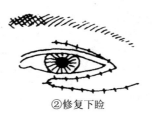
②修复下睑

图 7-28　上睑皮瓣修复

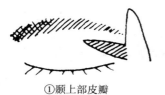
①颞上部皮瓣

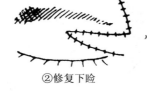
②修复下睑

图 7-29　颞上部皮瓣修复

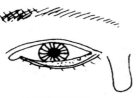
①颞下部皮瓣

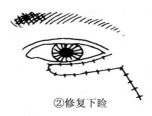
②修复下睑

图 7-30　颞下部皮瓣修复

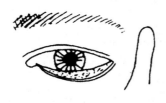
①颞部皮瓣

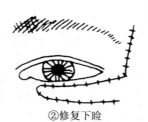
②修复下睑

图 7-31　颞侧皮瓣修复

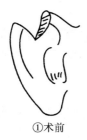
①术前

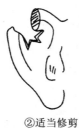
②适当修剪

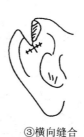
③横向缝合

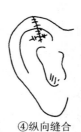
④纵向缝合

图 7-32　耳郭部分缺损直接缝合

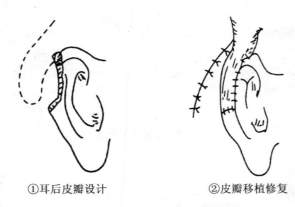

①耳后皮瓣设计　　　　②皮瓣移植修复

图 7-33　耳轮部分缺损皮瓣移植修复

【术后处理】

1. 术后半卧位休息,抬高头部,以利血液回流。
2. 放置橡皮引流条者术后 24 小时拔除,适时换药。
3. 酌情应用抗生素,预防感染。
4. 必要时破伤风抗毒素 1500U,肌内注射。

【经验与技巧】

1. 颌面部外伤直接影响容貌美观,应缜密细致进行清创缝合,最大限度恢复颌面部容貌。
2. 颌面部血供丰富,损伤时间较长者仍可行清创缝合术。
3. 面部神经丰富,术中注意保护每一条细小神经。
4. 术后加强局部护理,保持清洁干燥,防止污染,预防切口感染。
5. 皮瓣移植术后凸凹不平者,半年后可酌情适当修整。

七、小面积烧烫伤清创术

烧伤烫伤清创术,指对烧烫伤局部创面进行初期处理。一般来说,烧烫伤位于体表,通常可分为小面积烧烫伤、大面积烧烫伤,处理方法不完全相同。一般处理方法介绍如下。

【小面积烧烫伤清创处理】

1. 创面冷水冲洗　将受伤部位立即浸入冷水中浸泡或用自来水冲洗,起到局部降温、收缩毛细血管、减轻渗出肿胀和疼痛的作用,还可达到局部清洁的目的;然后再用生理盐水冲洗创面。

2. 清创包扎　小水疱不必刺破或剪破,大水疱可剪一小口放出疱液,将疱皮原位贴附在创面上,已经破溃水疱适当剪除,然后根据情况采取包扎或外用药暴露疗法。包扎时先覆盖一层凡士林纱布,再覆盖 2~3cm 厚度的纱布敷料,适当加压包扎,1~2 天换药 1 次,注意抬高患肢,适当制动。

3. 暴露疗法　可局部外用药暴露,于创面处涂磺胺嘧啶银混悬剂,然后用红外线烤灯照射,促使创面水分蒸发、干燥、成痂,并保持房间适宜温度。

4. 植皮修复创面　如为二度或三度烧烫伤,可酌情进行坏死皮肤组织切除,然后进行皮肤移植。

【术后处理】

1. 适当休息,抬高患肢。

2. 应用抗生素预防感染。

3. 酌情清洁换药。

【经验与技巧】

1. 一般来说,包扎疗法利于创面渗液引流,便于护理,减少污染和感染机会,但费时费力费物。

2. 肢体或手指环周烧烫伤往往影响局部血液循环,进一步加重损伤,一般观察一定时间后不见改善应及时进行局部切开减压术;手指烧伤时可于手指侧面切开减压。

八、动物咬伤清创术

常见动物咬伤为狗咬伤、牲口咬伤、蛇咬伤、蜂类蜇伤等。致伤原因不同,处理也不相同。

【狗咬伤】

狗咬伤伤口形状不规则,深浅不一,易发生感染;若为疯狗咬伤,除有一般狗咬伤后的特点外,还有发生狂犬病的可能。

处理:立即用生理盐水反复冲洗伤口,洗净狗的唾液。若伤口仅为齿痕者局部可涂碘酒,任其干燥,不必包扎;若伤口较深应遵循外科处理原则进行清创处理,敞开引流暂不缝合伤口。若疑为疯狗咬伤清创后不做一期缝合,伤口周围注射狂犬病免疫血清,同时按规定注射狂犬疫苗。

【牲口咬伤】

常为驴咬伤,驴性倔强,俗有"驴咬对口,死咬不放"之说。牲口咬伤后,伤口大而不规则,组织撕裂严重,易发生感染。

处理:按照外科清创缝合原则进行伤口局部处理。皮肤组织缺损时利用周围正常皮肤转移皮瓣修复。血管、神经、肌腱损伤时,给予相应的皮瓣移植修复。

【蛇咬伤】

蛇类分布较广,被毒蛇咬伤后毒素注入人体引起神经、血液中毒,严重者可引起死亡。

处理:①立即绑扎肢体,在咬伤近侧5～10cm 处用止血带或绷带绑扎,达到阻滞静脉和淋巴回流的目的,然后挤压伤口周围,排出毒液。同时服用有效蛇药,半小时后解除绑扎。②局部用冷水或冰袋湿敷降温可减少毒素吸收。③清洗、消毒局部皮肤,以伤口为中心"十"形切开使毒液流出,切口不做缝合(图 7-34),敞开换药即可。

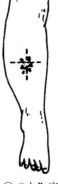
① "十" 字切开

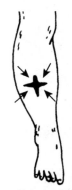
② 向中心挤压

图 7-34　切开挤压引流

【蜇伤】

一般指被黄蜂、蜜蜂、蜈蚣、毛虫、蝎、蛭等咬伤,现将常见的损伤表现及处理介绍如下。

1. 黄蜂蜇伤　黄蜂蜇伤后局部皮肤明显红肿、疼痛,并出现头痛、头晕、恶心等,严重者可出现喉头水肿和过敏性休克。处理:毒刺存留时立即用镊仔细将其取出。因毒液为碱性,可就地取材选用食醋清洗局部皮肤,也可用新鲜马齿苋挤汁涂敷。过敏性休克时按过敏性休克处理,可酌情选用肾上腺素、地塞米松等药物注射。

2. 蜜蜂蜇伤　一般表现为局部皮肤红肿、疼痛,数小时消退。如被群蜂多部位蜇伤,伤后症状、处理原则与黄蜂蜇伤基本相似。但是因蜜蜂的毒液为酸性,局部皮肤可用肥皂水清洗,也可用5％的碳酸氢钠液清洗。

3. 蜈蚣蜇伤　局部皮肤红肿、疼痛、渗血,严重者出现头痛、恶心、呕吐等,偶尔出现过敏性休克。处理:局部皮肤用肥皂水或5％碳酸氢钠液清洗,出现全身症状者可对症处理。

4. 毛虫蜇伤　毛虫体表的毛接触人体或刺入皮肤后引起局部刺痒或灼痛,也可引起皮疹。处理:先用胶布仔细粘去遗留体表的毛,然后局部用肥皂水或5％碳酸氢钠液清洗,如有全身症状则可对症处理。

5. 蝎蜇伤　蝎尾有尖锐的钩和毒腺,蜇人时蝎尾毒液注入人体,毒液含神经毒素和溶血素,蜇伤后局部皮肤疼痛、红肿、水疱、出血、麻木等。剧毒蝎蜇伤后疼痛可漫及整个肢体,头痛、头晕、畏光、流泪、恶心、呕吐,严重者还可出现肺、胃肠出血及抽搐等。处理:迅速拔除毒刺,蜇伤近心端环扎止血带或其他代用品,阻断静脉回流,减少毒液吸收,每隔20分钟放松阻断带1分钟。局部皮肤用清水反复冲洗,然后用生理盐水和0.1％氯己定液冲洗。用小刀以蜇痕为中心"十"字切开皮肤,挤压局部尽量使毒液流出,并用5％碳酸氢钠液清洗伤口。也可用拔罐法吸除毒液。出现其他严重症状时对症处理。

6. 蛭咬伤　蛭的前吸盘有口,叮人吸血时分泌有抗凝作用的蛭素,使伤口出血较多。处理:发现蛭叮咬皮肤后,不能用力拉扯,以免蛭的前吸盘残留体内造成皮肤溃疡,可用食醋或乙醇点滴蛭体,使其自行退出。伤口流血不止者,消毒伤口后敷料加压包扎即可。

第8章

感染、脓肿、痈引流术

一、痤疮感染挑刺引流术

【适应证】

皮肤痤疮合并感染红肿,表面出现脓头或脓点者。

【术前准备】

适当清洗局部皮肤。

【操作步骤】

1. 消毒铺巾　取适当体位,0.5%碘伏局部皮肤消毒,铺无菌孔巾。

2. 局部麻醉　一般不需要麻醉,必要时局部表面麻醉。

3. 挑刺引流　左手于病灶两侧略加固定,右手持11号尖刀片反挑刺破脓点或脓头,也可用9号或12号注射针头进行挑刺,轻轻挤压排出脓液,必要时眼科剪刀适当剪除创口处少量表皮以利创口敞开引流通畅,继之碘伏消毒,干棉球压迫5分钟创口暴露即可,必要时也可覆盖小块纱布敷料包扎。

【术后处理】

酌情术区保护,保持局部清洁或清洁换药。

【经验与技巧】

1. 挑刺口大小适当,尽量引流彻底。挑开后创口处往往有表皮附着阻碍引流,可用眼科剪刀适当剪除少许以利于引流。

2. 位于面部危险三角区的痤疮感染禁止挑刺引流,以免感染扩散引起颅内感染,任其自然破溃脓液排出为宜。

二、毛囊炎挑刺引流术

【适应证】

毛囊炎形成脓头者。

【术前准备】

1. 清洗局部皮肤。

2. 一般不需要麻醉。

【操作步骤】

1. 消毒铺巾　取适当体位,0.5%碘伏局部皮肤消毒,铺无菌孔巾。

2. 挑刺引流　左手于病灶两侧略加固定,无菌针头或 11 号尖刀片反挑,刺破脓头,轻轻挤压随之流出少许脓液,棉球蘸除干净,覆盖小块无菌纱布,包扎保护即可。

【术后处理】

1. 酌情局部保护或清洁消毒。

2. 必要时适当应用抗生素。

【经验与技巧】

1. 毛囊炎好发于头、面、颈、背部、腋窝和会阴部,通常由金黄色葡萄球菌侵入毛囊,引起毛囊本身的急性化脓性感染。初起时围绕毛囊形成一个米粒大小的红色小肿物,触碰时可有疼痛,高出皮肤表面少许,中央有毛发穿过,周围组织充血。

2. 毛囊炎初期可将毛发拔除,然后涂抹 1%碘酒,每日 2～3 次。有脓头形成时则需进行挑刺引流术。

3. 位于面部危险三角区的急性毛囊炎严禁挤压,以免炎症血行扩散引起颅内感染。

三、表浅脓肿切开引流术

【适应证】

1. 体表软组织感染形成脓肿扪及波动者。

2. 有些外科感染虽未形成脓肿,但局部张力较大或疼痛剧烈,也应及早切开排出炎区渗出物,降低局部压力使疼痛减轻,尽早痊愈。

【术前准备】

1. 全身一般检查、凝血功能检查应属正常。

2. 临术前适当清洗局部皮肤。

【操作步骤】

1. 消毒铺巾　患者取适当体位,波动最明显或位置最低处做切口标记。0.5%碘伏局部皮肤消毒,铺无菌孔巾。

2. 局部麻醉　0.5%利多卡因局部区域阻滞麻醉,麻药中可加入适量肾上腺素,注意勿将麻药注入脓腔内,防止炎症扩散。

3. 切开引流　左手置于病灶局部略加固定,切开皮肤、皮下组织直达脓腔,切口长度与脓肿大小相当,轻轻挤压尽量排尽脓液,然后根据脓腔大小放入凡士林纱条引流(图 8-1)。覆盖纱布敷料包扎固定。

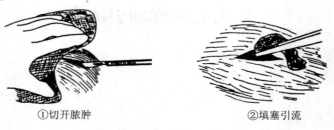

①切开脓肿　　　　　　　　②填塞引流

图 8-1　表浅脓肿切开引流术

【术后处理】

1. 术后适当抬高患处,妥善局部保护,酌情清洁换药。

2. 酌情应用镇痛药。

3. 必要时适当应用抗生素。

【经验与技巧】

1. 引流口应与脓肿等长,以便引流彻底,并及时清洁换药。

2. 术后适当休息,位于下肢的脓肿切开引流术后应卧床休息,适当抬高患肢。

3. 切开引流后,分泌物多时每天换药一次,分泌物少时隔天换药一次。

四、深部脓肿切开引流术

【适应证】

1. 深部软组织化脓性感染,如大腿、腰部、臀部等深部脓肿。

2. 注射或针刺致深部组织感染形成化脓者。

【术前准备】

1. 全身一般检查、凝血功能检查应属正常,必要时局部进行超声波检查。

2. 酌情全身应用抗生素。

【操作步骤】

1. 消毒铺巾 患者取适当体位,0.5%碘伏局部皮肤消毒,铺无菌孔巾。

2. 局部麻醉 0.5%利多卡因局部浸润麻醉或区域阻滞麻醉,麻药中可加入适量肾上腺素。

3. 切开引流 注射器试穿证实脓肿形成后,切开皮肤、皮下组织,手指伸入脓腔探查并分开脓腔内纤维隔,尽量排尽脓液(图8-2),必要时用生理盐水冲洗脓腔,填塞凡士林纱条,覆盖厚层纱布敷料,适当加压包扎。

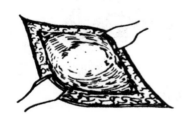
①显露脓肿

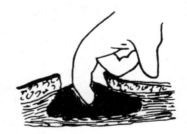
②手指分离

图 8-2 深部脓肿切开引流术

【术后处理】

1. 适当局部保护,及时清洁换药。

2. 酌情应用镇痛药。

3. 适当全身应用抗生素。

【经验与技巧】

1. 填塞引流物保持口大底小的状态。术后早期分泌物渗出较多可每日换药一次,分泌物减少后隔日换药一次。

2. 深部脓肿切开引流前进行穿刺可进一步明确脓肿位置及深度。

3. 多发深部脓肿应考虑有否原发感染性疾病,并做相应处理。

4. 结核性脓肿无混合性感染者,一般不宜进行切开引流。

五、痈切开引流术

【适应证】

位于颈后、背部等处痈,经抗生素治疗无效者。

【术前准备】

1. 全身一般检查、凝血功能检查应属基本正常。

2. 患者往往存在糖尿病,术前应予以适当处理。

【操作步骤】

1. 消毒铺巾　患者取适当体位,一般颈后痈、背部痈取俯卧位。0.5%碘伏局部皮肤消毒,铺无菌孔巾。

2. 局部麻醉　通常0.5%利多卡因局部区域阻滞麻醉,麻药中可加入适量肾上腺素。必要时也可采用静脉全身麻醉。

3. 切开引流　患处"＋""╫"形切口达痈边缘,切至深筋膜浅面,自深筋膜浅面潜行分离皮下炎性组织,形成皮瓣,清除皮下坏死组织,先后1.5%过氧化氢液、生理盐水冲洗,填塞凡士林纱布(图8-3),覆盖厚层纱布敷料,适当加压包扎。

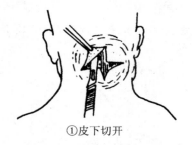
①皮下切开

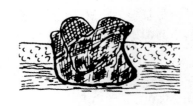
②填塞引流

图8-3　痈切开引流术

【术后处理】

1. 适当局部保护,及时清洁换药。

2. 应用镇痛药。

3. 全身适当应用抗生素。

4. 继续糖尿病治疗。

【经验与技巧】

1. 痈早期进行切开引流,可防止炎症沿皮下组织继续扩散。

2. 痈患者往往患有糖尿病或营养不良,需尽量控制糖尿病或纠正营养不良,切口才能顺利愈合。

3. 术后高蛋白、高维生素饮食增加营养，促进伤口愈合。

4. 病变范围广泛者可考虑将全部病变组织自深筋膜浅面切除，创面湿敷、清洁换药肉芽组织健康后植皮，以便尽早封闭创面。

5. 术后加强局部换药，提高换药质量。分泌物较多时 12～16 层盐水纱布覆盖湿敷，外层再覆盖厚层纱布敷料，妥善包扎固定，每 6～8 小时换药 1 次，分泌物减少后改为常规换药。

六、甲沟炎切开引流术

【适应证】
1. 甲沟软组织感染形成脓肿者。
2. 甲沟软组织感染虽未形成脓肿，但局部肿胀明显者。

【术前准备】
1. 全身一般检查、有关辅助检查应属正常。
2. 临术前适当清洗局部皮肤。

【操作步骤】
1. 消毒铺巾　患者取适当体位，一般可取坐位，精神紧张者可取平卧位，患侧肢体外展。0.5% 碘伏局部皮肤消毒，铺无菌孔巾。

2. 局部麻醉　一般可用 1% 利多卡因进行趾(指)根神经阻滞麻醉。

3. 切开引流　趾(指)根部绑扎橡皮条暂时阻断血流，病侧甲沟软组织弧形、水平切开，潜行分离皮肤形成皮瓣，有甲下积脓者则需剪除部分指甲，填入凡士林纱条(图 8-4)；若为双侧甲沟炎两侧均需切开、分离形成皮瓣，填入凡士林纱条(图 8-5)，解除橡皮条无菌纱布敷料加压止血数分钟，无出血后妥善加压包扎。

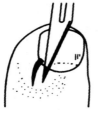 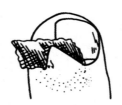

①一侧甲沟切开　　　　　②填入引流物

图 8-4　单侧甲沟炎切开引流术

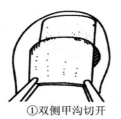 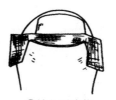

①双侧甲沟切开　　　　　②填入引流物

图 8-5　双侧甲沟炎切开引流术

【术后处理】

1. 足趾甲沟炎术后卧床休息,抬高患肢,以减轻水肿和疼痛。

2. 适当局部保护,及时清洁换药。

3. 酌情给予镇痛药。

4. 适当应用抗生素。

【经验与技巧】

1. 趾(指)根部绑扎橡皮条,暂时阻断局部血流可使术野清晰。

2. 甲下广泛积脓者应进行拔甲术。

3. 足趾甲沟炎多由嵌甲引起,可行嵌甲根治术(参阅有关章节)。

4. 术后首次换药纱布敷料会有较多血痂,可先解除外层敷料,然后生理盐水慢慢湿润解除内层敷料,以尽量减轻患者换药时的痛苦。

七、脓性指头炎切开引流术

【适应证】

1. 手指末节指腹皮下软组织感染,已形成脓肿者。

2. 虽未形成脓肿但局部软组织肿胀明显,剧痛影响睡眠者也应及早切开减压,缓解疼痛,并且可预防骨髓炎发生。

【术前准备】

1. 全身一般检查、凝血功能检查应属正常。

2. 清洗局部皮肤。

【操作步骤】

1. 消毒铺巾 患者取适当体位,0.5%碘伏局部皮肤消毒,铺无菌孔巾。

2. 局部麻醉 一般可用1%利多卡因患指指根神经阻滞麻醉。

3. 切开引流 患指末节侧面纵向切开至脓腔,切口近端不超过指间关节,血管钳分离腔内所有纤维索,放出脓液或炎性组织液,切开时勿太靠近指骨,以免损伤指骨基底部的屈指深肌腱(图8-6)。生理盐水冲洗脓腔,填入凡士林纱条引流。

注意:禁止末节鱼口状或指腹掌侧切口(图8-7),以免愈合后组织退缩指腹外形不雅或遗留瘢痕影响指腹感觉功能。

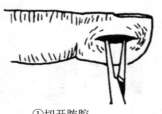
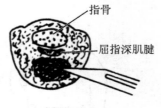

①切开脓腔　　　　　　　　　　②切入方向

图 8-6　化脓性指头炎切开引流

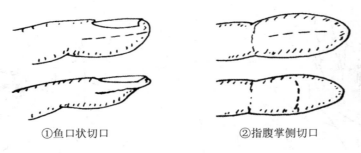

①鱼口状切口　　　　②指腹掌侧切口

图 8-7　切口错误

【术后处理】

1. 适当休息,抬高患肢以减轻疼痛和水肿。

2. 适当局部保护,及时清洁换药。

3. 酌情给予镇痛药。

4. 适当口服抗生素。

【经验与技巧】

1. 手指末端相对密闭,急性化脓性感染时疼痛剧烈,未必到化脓阶段再切开引流。正确的做法是一旦出现局部疼痛难忍即应进行切开减压,防止病情进一步发展。

2. 术后将患侧肢体抬高,有利于静脉回流,减轻疼痛。

3. 勿做指头尖端的鱼口状切口,以免愈合后影响指端的感觉功能。

4. 引流条勿填塞过紧,以免阻碍引流。

5. 术后首次换药纱布敷料会有较多血痂,可先解除外层敷料,生理盐水湿润后解除内层敷料,以尽量减轻患者换药时的痛苦。

八、化脓性腱鞘炎切开引流术

【适应证】

1. 手指腱鞘急性化脓性感染。

2. 手指腱鞘急性感染早期虽无脓液形成,如明显肿痛也应尽早切开减压,减轻疼痛。

【术前准备】

1. 全身一般检查、凝血功能检查基本正常。

2. 适当清洗局部皮肤。

【操作步骤】

1. 消毒铺巾　患者取适当体位,0.5%碘伏局部皮肤消毒,铺无菌孔巾。

2. 局部麻醉　一般可用1%利多卡因进行指神经根部阻滞麻醉。

3. 切开引流　第2、3、4指腱鞘炎于指侧方行纵切口;拇指、小指化脓性腱鞘炎分别于拇指桡侧或小指尺侧切口(图8-8)。肿胀明显处切开皮肤、皮下组织,分离并切开腱鞘,注意保护血管、神经、肌腱,排出脓液或炎性渗出物,生理盐水冲洗,于腱鞘外、皮下组织层放置橡皮条引流,必要时可于切口皮下放置两条细硅胶管冲洗引流(图8-9)。

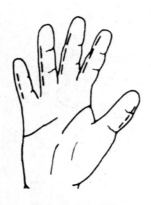

图 8-8 切口标记

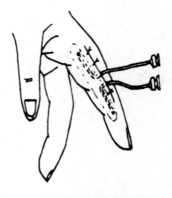

图 8-9 引流管冲洗

【术后处理】

1. 适当休息,抬高患肢以减轻疼痛和水肿。

2. 酌情给予镇痛药。

3. 及时清洁换药。

4. 适当口服抗生素。

【经验与技巧】

1. 皮下组织层放置橡皮条引流,注意不要放在腱鞘内,术后 24 小时拔除。引流条勿填塞过紧,以免阻碍引流。

2. 感染严重者可于切口皮下放置两条细硅胶管,术后每 4～8 小时用抗生素生理盐水冲洗 1 次,冲洗 24～36 小时后即应拔除。

3. 术后局部酌情清洁换药,并全身应用抗生素。

4. 急性炎症控制后应尽早练习手指伸屈活动,以防肌腱粘连。

九、掌间隙感染切开引流术

【适应证】

手掌中间隙或鱼际间隙化脓性感染,一经发现,即应及早切开引流。

【术前准备】

1. 全身一般检查、凝血功能检查基本正常。

2. 适当清洗局部皮肤。

【操作步骤】

1. 消毒铺巾 患者取适当体位,0.5％碘伏局部皮肤消毒,铺无菌孔巾。

2. 局部麻醉 一般可用 1％利多卡因进行腕部神经阻滞麻醉,或局部浸润麻醉,麻药中可加入适量肾上腺素。

3. 切开引流 掌中间隙感染掌远侧横纹处第 3、4 掌骨间行横或纵切口;鱼际间隙感染大鱼际肿胀最明显处行斜切口,也可拇、示指间指蹼行背侧缘切口(图 8-10)。切开皮肤、皮下组织至脓腔,排出脓液,注意勿损伤血管、神经、肌腱。生理盐水冲洗脓腔,填塞凡士林纱条或等渗盐水纱条引流,覆盖无菌纱布敷料包扎。将手固定在功能位置,即腕部稍背屈、尺屈,指关节呈半屈状,拇指屈向中线与中指相对(图 8-11)。

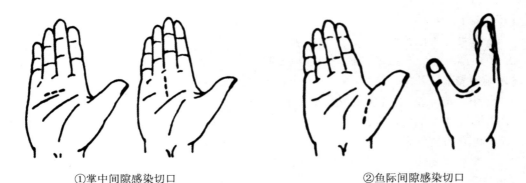

①掌中间隙感染切口　　　　　　　　　②鱼际间隙感染切口

图 8-10　切开引流切口标记

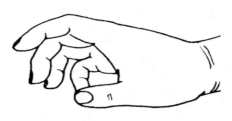

图 8-11　手功能位置

【术后处理】

1. 适当休息,抬高患肢,以减轻疼痛和水肿。

2. 酌情给予镇痛药。

3. 及时清洁换药。

4. 适当口服抗生素。

【经验与技巧】

1. 由于掌面组织坚韧致密而手背组织相对疏松,故术前手背组织肿胀往往更为明显,切不可误认为手背感染而于背侧切开。

2. 手掌中间隙或鱼际间隙化脓性感染位于皮下组织层,切开引流时不必切开深筋膜,引流物放于皮下层即可。引流物勿填塞过紧,以免阻碍引流。

3. 正确选择切口,防止瘢痕挛缩导致手功能障碍。

4. 术后抬高患肢,手固定于功能位,有利于功能恢复。

5. 局部及时清洁换药。

6. 酌情全身应用抗生素。

7. 尽早练习手指伸屈活动,促进功能恢复。

十、颌面部蜂窝织炎切开引流术

【适应证】

1. 诊断明确的化脓性颌面部蜂窝织炎。

2. 颌面部蜂窝织炎虽未化脓但局部高度肿胀,影响进食、呼吸者也应尽早切开减压。

【术前准备】

1. 全身一般检查、凝血功能检查应属正常。

2. 影响进食者术前适当输液。

3. 酌情应用抗生素,控制感染。

4. 清洗局部皮肤,有外用药膏残渍者溶剂清洗干净。

【操作步骤】

1. 眶下蜂窝织炎切开引流　患者平卧位,0.1%氯己定面部皮肤及口内消毒,铺无菌孔巾。拉钩拉开患侧上唇,0.5%利多卡因(含适量肾上腺素)局部浸润麻醉,单尖牙唇侧前庭沟行横切口1～2cm(图8-12)。切开黏膜,弯血管钳分离达骨面进入脓腔,排出脓液,生理盐水冲洗脓腔,填塞凡士林纱布条引流。

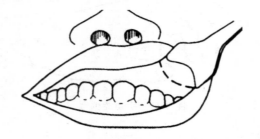

图8-12　眶下蜂窝织炎引流切口

2. 颌下蜂窝织炎切开引流　患者平卧位,患侧朝上,0.5%碘伏皮肤消毒,铺无菌孔巾。0.5%利多卡因(含适量肾上腺素)局部浸润麻醉。下颌缘偏内侧肿胀明显处行2cm皮肤切口,分离皮下组织、颈阔肌,触及颌骨下缘,偏向内侧分离达脓腔(图8-13),排出脓液,生理盐水冲洗脓腔,填塞凡士林纱布条引流。

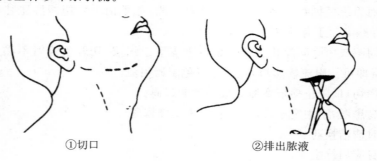

①切口　　　　　②排出脓液

图8-13　颌下蜂窝织炎切开引流

3. 口底蜂窝织炎切开引流　患者平卧位,肩背下垫枕,头部后仰,0.5％碘伏皮肤消毒,铺无菌孔巾。0.5％利多卡因(含适量肾上腺素)局部浸润麻醉。先穿刺抽出脓液确定脓肿位置,颌下行横切口 5cm(图 8-14),分离口底肌肉至脓腔,排出脓液,生理盐水冲洗脓腔,填塞凡士林纱布引流。

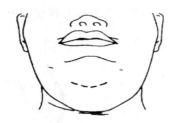

图 8-14　口底蜂窝织炎切开引流

【术后处理】

1. 适当休息,保持局部清洁干燥。

2. 继续应用抗生素控制感染。

3. 根据脓液渗出多少酌情换药,术后早期渗出较多应及时更换外层敷料,一般每天 1 次。

【经验与技巧】

1. 颌面部蜂窝织炎是皮下组织、筋膜、疏松结缔组织的急性化脓性感染。根据感染部位分为眶下蜂窝织炎、颌下蜂窝织炎和口底蜂窝织炎。一旦发生颌面部蜂窝织炎即应进行切开引流术。

2. 颌下蜂窝织炎切开引流切口不宜过长,以尽量减轻对容貌的影响;口底蜂窝织炎切口不宜过短,否则引流不畅。

3. 颌下蜂窝织炎切开引流时切口位于下颌缘偏内侧,勿太高,以免损伤面神经下颌缘支。

4. 注意勿切入过深,造成表面深部血管损伤。

5. 伤口换药技术得法,填塞引流物时须保持创口略紧,脓腔内略松,防止创口缩小过快致引流不畅。

十一、乳房脓肿切开引流术

【适应证】

1. 急性乳腺炎经穿刺或超声波检查证实已确定形成脓肿者。

2. 乳房闭合性外伤继发感染,局部明显红、肿、热、痛者。

【术前准备】

1. 全身一般检查、凝血功能检查基本正常。

2. 酌情全身应用抗生素。

3. 适当清洗局部皮肤。

【操作步骤】

1. 消毒铺巾　患者取侧卧位或半侧半仰卧位,0.5％碘伏局部皮肤消毒,铺无菌孔巾。

2. 局部麻醉　一般采用 0.5％利多卡因局部浸润麻醉,也可局部区域阻滞麻醉,麻药中可加入适量肾上腺素。注意勿将药液注入脓肿内。

3. 切开引流　通常红肿压痛明显处以乳头为中心行放射状切口,若为乳房基底或乳房后部脓肿可沿乳房下缘行弧形切口,切至脓腔,排出脓液。脓肿较大时,手指伸入脓腔内分离使之充分引流(图 8-15),生理盐水冲洗脓腔,填塞凡士林纱布引流,覆盖纱布敷料包扎。

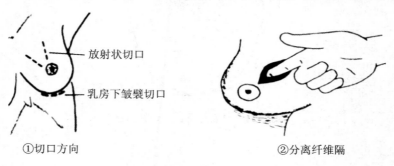

①切口方向　　　　②分离纤维隔

图 8-15　乳房脓肿切开引流术

【术后处理】

1. 适当休息,及时清洁换药。

2. 酌情予以镇痛药。

3. 全身适当应用抗生素。

【经验与技巧】

1. 避免与乳管方向垂直切口,防止乳腺导管损伤。切口应足够大,防止切口过早愈合。

2. 脓腔过大时,手指伸入脓腔内应逐一分开脓腔内纤维隔,使之充分引流。

3. 不应进行双切口(对口)引流,以免形成慢性窦道。

4. 术后酌情清洁换药,注意换药技巧,保持引流通畅,填塞引流物时注意口大底小,即外口部填塞略紧,深处填塞要松。最初几天渗出物较多,一旦外层包扎敷料湿透即应及时更换外层纱布敷料,渗出物减少后可每日或间日换药 1 次。

5. 调节饮食,加强营养,促进伤口愈合。

6. 术后伤口内大量流出乳汁长期不愈易形成乳瘘,应停止哺乳,可给予己烯雌酚每次3mg,每日 3 次,口服;也可口服中药停止哺乳。

十二、睑腺炎切开引流术

【适应证】

1. 外睑腺炎炎症已局限化,皮肤表面出现黄白色脓点。

2. 内睑腺炎翻转眼睑,在睑板内面有黄白色脓点可见者。

【术前准备】

1. 局部点抗生素眼药水。

2. 感染严重者适当应用抗生素。

【操作步骤】

1. 消毒铺巾　患者仰卧位,0.1％氯己定局部皮肤、结膜囊消毒,铺无菌孔巾。

2. 局部麻醉　外睑腺炎一般不必麻醉,必要时也可用 0.5％利多卡因局部浸润麻醉;内睑腺炎可滴 0.5％地卡因结膜表面麻醉。

3. 切开引流　外睑腺炎切开引流时尖刀片或眼科线状刀,刀背朝向皮肤平睑缘挑开脓点,轻轻挤压,拭净脓血即可,脓液多时放置小块橡皮条引流。内睑腺炎时翻转眼睑,在睑结膜面用尖刀片或眼科线状刀,刀背朝向眼球脓点处做与睑缘垂直的切口,轻轻挤压,拭净脓血。结膜囊内涂抗生素眼药膏,单眼包扎。

【术后处理】

1. 术后 1 天去除眼部包扎。

2. 抗生素眼药水滴眼 3 天。

3. 感染严重者全身应用抗生素。

【经验与技巧】

1. 睑腺炎是眼睑急性化脓性炎症,有外睑腺炎和内睑腺炎之分。外睑腺炎是睫毛囊急性化脓性炎症,表现为睑缘处疼痛、红肿、硬结,数日后呈黄色脓点;内睑腺炎是睑板腺急性化脓性炎症,疼痛较剧,睑结膜充血,逐渐出现黄白色脓点,数日后由结膜面破溃。

2. 睑腺炎红肿明显阶段不宜进行手术治疗,应首先进行抗感染治疗,待炎症局限后再进行切开引流术。

3. 切开引流前切忌挤压排脓,以免炎症扩散。

4. 外睑腺炎切口应与睑缘平行并避免在睫毛根部切开,尽量保护睫毛,防止术后发生倒睫。

5. 内睑腺炎切口应与睑缘垂直,以免损伤过多睑板腺。

6. 操作时刀刃均向外,由内向外切开(反挑),以免伤及眼球。

7. 切口要足够大,便于脓液自行排出达到引流通畅。

十三、睑板腺囊肿刮除术

【适应证】

1. 睑板腺囊肿较大、睑皮肤明显隆起者。

2. 睑板腺囊肿破溃后结膜面形成肉芽组织经久不愈者。

【术前准备】

1. 局部点抗生素眼药水。

2. 感染严重者适当应用抗生素。

【操作步骤】

1. 消毒铺巾　患者平卧位,0.1％氯己定局部皮肤、结膜囊消毒,铺无菌孔巾。

2. 局部麻醉　可用 0.25％～0.5％利多卡因(含适量肾上腺素)囊肿周围皮下及穹部结膜下浸润麻醉。

3. 肿物刮除　翻转眼睑,睑板夹固定囊肿,于囊肿处结膜面垂直眼缘切开结膜进入囊肿腔(图 8-16),伸入小刮匙,彻底刮净囊腔内容物。囊肿壁较厚时,眼科剪将其与周围组织适当分离并切除,不必缝合。取下睑板夹眼睑复位,压迫止血数分钟,涂抗生素眼膏,单眼包扎。

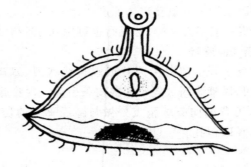

图 8-16　睑板腺囊肿刮除

【术后处理】

1. 术后 1 天去除眼部包扎,结膜囊内涂抗生素眼药膏。

2. 适当应用抗生素。

【经验与技巧】

1. 睑板腺囊肿又叫霰粒肿,为睑板腺开口阻塞分泌物潴留引起的慢性炎症性肉芽组织肿物。可单个发生,也可新旧几个交替发生。表现为眼睑部肿物,大小不一,与睑皮肤无粘连,结膜面稍充血,有时可破溃,病程进展缓慢。

2. 睑板腺囊肿较大时也可与眼睑皮肤轻度粘连,术中勿伤及皮肤。

3. 睑结膜面有肉芽组织形成时应先剪除肉芽组织,再行囊肿内容物刮除术。

4. 在泪点附近的睑板腺囊肿应在泪小管内留置泪道探针作为标志,以免伤及泪道,对于经验不足的医师尤应如此。

5. 术中注意无创技术操作,放入睑板夹时防止角膜损伤。

6. 老年睑板腺囊肿患者术后复发应考虑睑板腺癌的可能,需将刮出组织病理检查,以免误诊延误治疗。

第**9**章

颌面部手术

一、面部皮脂腺囊肿切除术

【适应证】

1. 面部皮脂腺囊肿。

2. 皮脂腺囊肿感染破溃或切开引流愈合后长期遗留结节肿块者。

【术前准备】

1. 全身一般检查、凝血功能检查基本正常。

2. 清洗局部皮肤,邻近发际剃除部分区域毛发。

【操作步骤】

1. 消毒铺巾　患者平卧位,0.5%碘伏局部皮肤消毒,注意妥善保护眼,铺无菌孔巾。

2. 局部麻醉　一般采用0.5%利多卡因局部浸润麻醉或区域阻滞麻醉,麻药中可加入适量肾上腺素,勿将麻药注入囊肿内。

3. 切除囊肿　以囊肿顶部黑点或小凹处为中心,顺皮纹行适当大小梭形切口,切开皮肤显露肿物囊壁,弯蚊钳或剪刀于囊壁外逐渐分离,全部切除肿块,妥善压迫止血,间断缝合皮肤切口(图9-1)。必要时放置橡皮条引流。

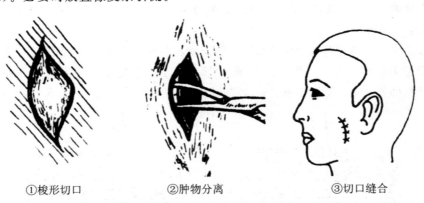

①梭形切口　　　　②肿物分离　　　　③切口缝合

图9-1　面部皮脂腺囊肿切除术

【术后处理】

1. 适当休息,保持局部清洁、干燥。

2. 酌情应用抗生素预防感染。

3. 放置引流条者术后 24～48 小时拔除。

4. 术后 5～6 天酌情拆线。

【经验与技巧】

1. 皮脂腺囊肿为开口阻塞所致,囊内充满脱落细胞及皮脂,为豆腐渣或白色半流体,常伴有臭味,易继发感染。肿物表浅隆起,界限清楚,大部分埋在皮肤和皮下组织内,顶部可见针眼状小凹或黑点与皮肤粘连,基底可移动;先天性皮样囊肿较深在,表面无小凹或黑点,基底不易移动,二者术前需进行仔细鉴别。

2. 选择皮肤切口注意切开方向,遵循顺皮纹、顺皱纹、顺轮廓的原则,尽量缩短切口长度。

3. 皮脂腺囊肿并非真正的肿瘤,将囊壁残留可能术后复发,故应将囊壁全部切除干净。

4. 术中用力不要过大,遇到灰白略发亮的囊壁改用弯蚊钳或剪刀顺囊壁轻轻分离,避免伤及囊壁。万一囊壁破损可轻轻挤压适当排出囊内容物,再用血管钳夹住破口,继续完成手术。

5. 皮脂腺囊肿感染破溃或切开引流后长期遗留结节肿块者多为囊壁残留,周围结缔组织粘连,手术时用血管钳夹住肿块,剪刀于肿块周围锐性解剖分离,完整切除。

二、小切口皮脂腺囊肿切除术

【适应证】

1. 面、颈部直径 1cm 左右皮脂腺囊肿,容貌美容要求较高者。

2. 皮脂腺囊肿位置表浅、无感染、周围无粘连。

【术前准备】

清洗干净术区皮肤。

【操作步骤】

1. 消毒铺巾　患者取适当体位,0.5％碘伏皮肤消毒,铺无菌孔巾。

2. 局部麻醉　0.5％利多卡因(可加入适量肾上腺素)局部浸润麻醉或区域阻滞麻醉,注意勿将麻药注入囊肿内。

3. 切除囊肿　于肿物顶部小凹处切开皮肤及囊肿前壁 3～4mm,适当挤压使囊内容物基本排出,小血管钳尖端伸入囊内夹住底部囊壁,缓慢向外牵拉使囊壁包膜翻转直到包膜全部牵出(图 9-2)。若腔隙较大可放置橡皮条引流,必要时予 6-0 美容针线缝合 1 针。覆盖纱布敷料包扎。

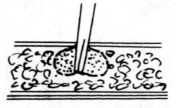
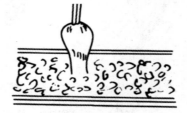

①夹住囊壁底部　　　　　　　②反转牵出囊壁

图 9-2　小切口皮脂腺囊肿切除术

【术后处理】

1. 保持局部清洁、干燥,酌情清洁换药。

2. 放置橡皮条引流者术后 24 小时拔除。

3. 切口缝合者术后 3～4 天拆线。

【经验与技巧】

1. 近年人们对于容貌美观要求越来越高,面颈部直径 1cm 左右皮脂腺囊肿可采取小切口进行处理,先于囊肿壁小切口挤压排出囊内容物,然后血管钳将囊肿壁底部夹住向外缓慢牵出。

2. 此方法适于皮脂腺囊肿位置表浅、确无感染、无周围无粘连患者,反之不宜采取。

3. 切口选择注意遵循顺皮纹、顺皱纹、顺轮廓原则。

4. 囊壁残留有术后复发可能,故应将囊壁全部切除干净。

5. 囊壁钳夹牵出过程中用力不宜过大,轻轻缓慢往外牵拉即可。

6. 术中如发现囊壁周围组织粘连可适当扩大切口,予眼科剪刀于囊壁外锐性解剖完整切除。

三、先天性皮样囊肿切除术

【适应证】

1. 明确诊断的先天性皮样囊肿。

2. 排除骨实质性肿瘤。

【术前准备】

1. 全身一般检查、凝血功能检查正常。

2. 适当清洗局部皮肤。

【操作步骤】

1. 消毒铺巾　患者取适当体位,0.5％碘伏皮肤消毒,铺无菌孔巾。

2. 局部麻醉　0.5％利多卡因(含适量肾上腺素)局部浸润麻醉。

3. 切除囊肿　肿物表面行 1～2cm 切口,走向尽量与眉毛走向一致,切开皮肤、皮下组织,拉钩牵开暴露肿物,小弯血管钳钝性分离直至肿物全部显露、切除。间断缝合皮肤切口,切口内放置橡皮条引流。覆盖纱布敷料,适当加压包扎。

【术后处理】

1. 酌情应用抗生素,预防感染。

2. 术后 24～48 小时拔除橡皮条引流物,清洁换药,继续加压包扎,5～6 天拆线。

【经验与技巧】

1. 先天性皮样囊肿是胚胎时期遗留在周围组织中的外胚叶成分形成的一种先天性囊肿,并非真正肿瘤。出生时即存在,多为眉外侧皮下深在 1～3cm 囊性肿物,与皮肤无粘连,基底粘连宽阔不能推移,因肿物长期压迫颅骨 X 线检查可见骨质不同程度凹陷。

2. 先天性皮样囊肿应与皮脂腺囊肿鉴别,后者位于皮肤层或皮下浅层,肿物顶部有小凹或黑点,与皮肤粘连紧密,基底可推移。

3. 先天性皮样囊肿切除复发率较高,作者遇到多例复发者。主要原因为囊壁基底与骨质粘连,切除不彻底遗留所致。故手术时应良好暴露,直视下彻底切除囊肿壁是预防复发的关键。

4. 术中注意勿撕裂囊壁基底,可用眼科剪刀自骨质缓慢分离直至将肿物全部切除。

5. 由于骨质长期受压凹陷,术前需向患者或亲属讲明皮样囊肿切除后局部可能遗留凹陷。

6. 先天性皮样囊肿位于肌肉深面故应妥善止血,术后切口内放置橡皮引流条,必要时也可放置负压引流管吸引,防止血肿形成。

7. 处理术后复发患者需仔细解剖,充分显露,必要时适当扩大切除。

四、口唇黏液囊肿切除术

【适应证】

口唇黏液囊肿或囊肿多次破溃复发者。

【术前准备】

清洁口腔,可用漱口液漱口。

【操作步骤】

1. 消毒铺巾　患者端坐位,予 0.1％氯己定行面部及口腔消毒,铺无菌巾。

2. 局部麻醉　0.5％利多卡因局部浸润麻醉。

3. 切除囊肿　术者手指牵开并固定口唇,沿囊肿表面纵向切开唇黏膜,显露囊肿,剪刀锐性分离,注意勿伤及囊肿壁,将囊肿完整切除。局部粘连形成瘢痕者可做梭形切口,剥离至黏膜下层,全部切除囊肿及黏膜瘢痕。间断缝合切口。

【术后处理】

1. 保持口腔清洁,酌情漱口液漱口。

2. 术后 5～7 天拆线,也可任其自行脱落。

【经验与技巧】

1. 口唇黏液囊肿系小涎腺分泌液潴留而成,豆粒至指尖大小,呈光亮的半球状隆起,触之柔软,破溃后流出黏液囊肿暂时消失。多发生于儿童和青少年,下唇多见,上唇少见。

2. 囊肿切除缝合时注意组织对合整齐,避免组织对合错位影响口唇外观。

3. 囊肿取出后注意观察,与囊肿壁粘连的组织应予以切除。

4. 手术操作时如无助手协助,术者左手示指和拇指压在肿物两侧,中指抵住肿物并使之膨出,右手执器械操作有利于囊肿剥离,并可减少出血。

五、舌系带延长术

【适应证】

1. 由于舌尖运动受限,影响语言功能者。

2. 影响义齿安装者。

【术前准备】

1. 术前漱口液漱口,保持口腔卫生。

2. 口周准备,男性剃须。

【操作步骤】

1. 消毒铺巾 患者半坐位或仰卧位予 0.1%氯己定面部行皮肤及口腔消毒,铺无菌巾。

2. 局部麻醉 可用 0.25%～0.5%利多卡因(含适量肾上腺素)局部浸润麻醉。

3. 切开矫正 距舌尖 0.5cm 处缝线穿过舌尖中部以牵引上提绷紧舌系带,眼科剪刀自舌系带中部横向剪开达口底舌肌平面,使呈菱形创面,妥善止血,纵向间断缝合(图 9-3)。

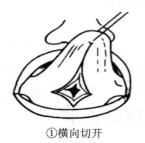
①横向切开

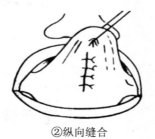
②纵向缝合

图 9-3 舌系带延长术

【术后处理】

1. 漱口液漱口,保持口腔清洁。

2. 酌情应用抗生素。

3. 术后 5～7 天拆线。

【经验与技巧】

1. 舌系带过短,主要表现为舌尖不能正常前伸,强行前伸时舌尖呈"W"形改变。

2. 选择切口位置得当,切口两侧均等适当分离,并保持切口缘组织有一定厚度,方便切口缝合。

3. 术中注意无创技术操作,分离黏膜下组织时动作轻柔,防止黏膜撕裂损伤。

4. 小儿舌系带短缩者一般认为应在幼儿学语之前 1-2 岁时矫正为好,应收入院全麻下手术。

第10章

头颈部手术

一、先天性肌性斜颈矫正术

【适应证】

先天性肌性斜颈。

【术前准备】

1. 全身检查、血常规、凝血功能检查应属正常。

2. 清洗颈部皮肤。

3. 面部照相，入档保存。

【操作步骤】

1. 消毒铺巾　患者仰卧位，面部偏向健侧，局部皮肤消毒，铺无菌巾。

2. 局部麻醉　年长儿及成年人一般采用0.5%利多卡因（含适量肾上腺素）局部浸润麻醉。

3. 切断胸锁乳突肌　患侧锁骨上缘行横切口2～3cm，切开皮肤、皮下组织，显露胸锁乳突肌胸骨端及锁骨端附着处，距骨端附着处1cm切断肌肉（图10-1），仔细解剖分离周围纤维性粘连，使头部可以自如活动。此时注意切勿损伤胸锁乳突肌深面的颈动脉鞘及膈神经。妥善止血，间断缝合皮肤切口。切口内置放橡皮引流条，必要时安放负压引流管。

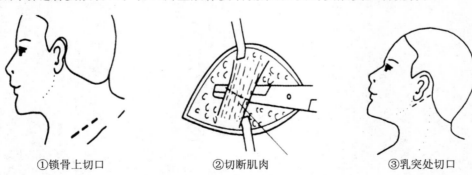

①锁骨上切口　　　　　　②切断肌肉　　　　　　③乳突处切口

图 10-1　先天性肌性斜颈矫正术

【术后处理】

1. 适当平卧位休息。

2. 应用抗生素,预防感染。

3. 根据敷料渗透情况酌情换药,术后 24～48 小时去除引流物。

4. 术后 6～7 天拆线。

【经验与技巧】

1. 先天性肌性斜颈简称"斜颈"。其原因可能是一侧胸锁乳突肌发育不良引起。有人认为,系分娩时一侧乳突肌受伤出血、机化导致。表现为患侧胸锁乳突肌条索状牵拉头部偏向患侧,颜面逐渐出现双侧不对称。

2. 术中切断肌纤维时注意防止损伤胸锁乳突肌深面的颈动脉鞘及膈神经,最稳妥的方法为:直视下剪刀一点一点剪断肌纤维直至全部切断,如发现血管先予以结扎然后切断。

3. 充分分离胸锁乳突肌周围粘连对于保证手术效果相当重要,因其周围粘连限制了颈部活动,如不予以处理术后效果不佳。

4. 术中粘连分离广泛者,术后切口内最好安放负压引流管,可保持引流彻底,防止血肿形成。

5. 轻度先天性肌性斜颈,经过长期局部按摩也可取得理想效果。

二、颈部淋巴结切取术

【适应证】

诊断不明的长时间颈部或锁骨上淋巴结增大。

【术前准备】

1. 全身一般检查、凝血功能检查正常。

2. 清洗颈部皮肤。

3. 选择适当淋巴结,甲紫标记,2％碘酒涂搽固定。

【操作步骤】

1. 消毒铺巾　患者一般采取仰卧位,面部转向健侧,患侧肩部适当垫高,0.5％碘伏皮肤消毒,铺无菌孔巾。

2. 局部麻醉　一般采用 0.5％利多卡因(含适量肾上腺素)局部浸润麻醉。

3. 切取淋巴结　于标记处切开皮肤、皮下组织,解剖切开颈阔肌,注意避开血管神经,小血管钳进一步仔细解剖分离拟切除增大的淋巴结,逐渐将淋巴结切除。妥善止血,缝合皮肤切口。

【术后处理】

1. 切取淋巴结尽快送病理检查。

2. 适当休息,保持颈部放松体位。

3. 酌情清洁换药,预防切口感染。

4. 术后 5～7 天拆除切口缝线。

【经验与技巧】

1. 长时间颈部淋巴结增大是疾病的重要体征,可见于慢性或亚急性炎症、结核、转移癌等,一般应及早进行相应检查,明确诊断。

2. 原则上术中应将整个增大淋巴结完整切除,淋巴结融合成块、周围粘连紧密者例外。

3. 术中忌用血管钳夹持挤压增大淋巴结,以免影响病理诊断。

4. 切取胸锁乳突肌中部外侧淋巴结时,注意保护该区皮下副神经,以免损伤引起斜方肌萎缩和提肩障碍。切取颌下淋巴结时注意防止下颌缘神经损伤。

5. 位于锁骨上窝增大淋巴结,术中注意勿伤及颈内静脉,以免引发大出血。

6. 颈部任何部位淋巴结切取时均应谨慎操作,解剖清晰,切不可粗暴,以免发生大出血危险。

三、头皮良性肿物切除术

【适应证】

头皮皮脂腺囊肿,各种头皮良性肿瘤(如头皮疣状痣、皮脂痣、纤维瘤、血管瘤)等。

【术前准备】

1. 全身检查、凝血功能检查应属正常。

2. 适当剃除病变区头发,肥皂水、温水清洗头皮。

【操作步骤】

以头皮皮脂腺囊肿切除为例。

1. 消毒铺巾　取适当体位,0.5%碘伏皮肤消毒,铺无菌巾、单。

2. 局部麻醉　一般可用0.25%～0.5%利多卡因(含适量肾上腺素)局部浸润麻醉。

3. 切除肿瘤　根据头皮毛发的生长方向围绕肿物画出梭形切口线,顺毛囊生长方向切开皮肤,沿肿物周围剥离直至将肿块完全游离、切除(图10-2),妥善止血。如有小面积头皮缺损,可在帽状腱膜下适当潜行分离,增加头皮移动性拉拢缝合。

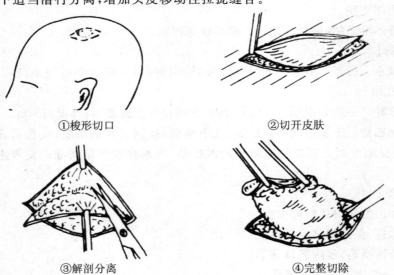

①梭形切口　②切开皮肤

③解剖分离　④完整切除

图 10-2　头皮皮脂腺囊肿切除术

【术后处理】

1. 酌情应用抗生素,预防感染。

2. 术后 5～7 天拆线。

【经验与技巧】

1. 头皮自外向内由皮肤、皮下组织、帽状腱膜、腱膜下疏松结缔组织和骨膜组成,前三层紧密相连。头皮组织含有大量纤维间隔,纤维间隔牵拉血管切口缘断面血管不易闭锁,故出血较多;加之帽状腱膜下血管丰富,也易导致术中出血较多,因此应妥善止血。

2. 麻药内加入肾上腺素使毛细血管收缩,可明显减少术中出血。

3. 切开皮肤时注意顺毛根方向切入,以减少毛囊损伤。尽量保留肿块周围头皮,减少术后秃发。

4. 肿块切除后头皮缺损较多闭合困难者,需利用皮瓣移植技术或皮片移植技术修复。

5. 术前剪除一定范围头发,仔细清洗干净头皮,减少感染机会。

四、头皮瘢痕秃发切除修复术

【适应证】

外伤、烧伤等各种原因所致的小面积头皮瘢痕秃发,均可进行瘢痕切除修复。

【术前准备】

1. 全身一般检查、血常规检查、凝血功能检查应属正常。

2. 适当剃除病变区头发,肥皂水、温水清洗干净头皮。

3. 头部照相,入档保存。

【操作步骤】

1. 消毒铺巾　患者采取适当体位,0.5%碘伏皮肤消毒,铺无菌孔巾。

2. 局部麻醉　一般采用 0.5%利多卡因(含肾上腺素 1:20 万)局部浸润麻醉。

3. 切除缝合　围绕瘢痕秃发区画出椭圆形或梭形切口线,顺毛囊生长方向切开头皮,切除瘢痕组织,帽状腱膜下适当潜行分离增加头皮移动性,拉拢缝合皮肤切口(图 10-3)。头皮缺损较多闭合困难者可进行邻位皮瓣移植修复(图 10-4)。

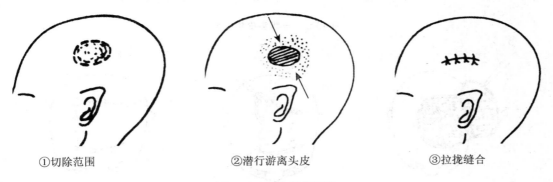

①切除范围　　　　②潜行游离头皮　　　　③拉拢缝合

图 10-3　头皮瘢痕切除

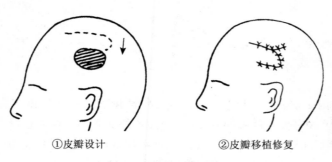

①皮瓣设计　　　　　　　　②皮瓣移植修复

图 10-4　皮瓣移植修复

　　如头皮瘢痕广泛单纯皮瓣移植修复有一定难度者,可分期手术,一期进行头皮扩张术,经阀门多次注水扩张 2～3 个月形成"多余"头皮;二期进行瘢痕切除＋皮瓣移植修复(图 10-5,图 10-6)。

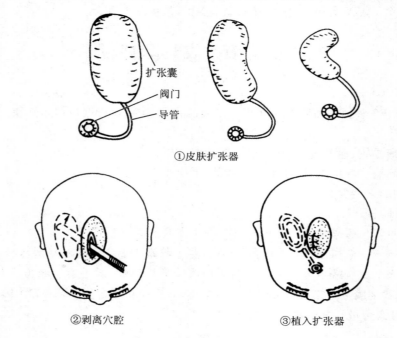

扩张囊
阀门
导管

①皮肤扩张器

②剥离穴腔　　　　　　　　　③植入扩张器

图 10-5　一期头皮扩张术

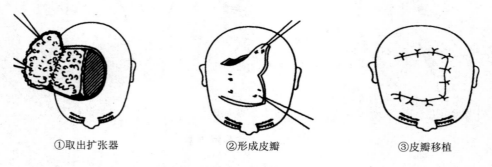

①取出扩张器　　　　　②形成皮瓣　　　　　③皮瓣移植

图 10-6　二期瘢痕切除＋皮瓣移植术

【术后处理】

1. 头部垫高,适当休息。

2. 术后 5～7 天拆线。

【经验与技巧】

1. 各种原因造成头皮瘢痕性秃发影响美观,给患者造成较重心理负担。通过手术切除瘢痕缝合、游离周围皮肤或皮瓣移植,可达到较美观效果。

2. 术前充分评估瘢痕切除后皮肤缺损程度,决定采取何种方法修复创面。

3. 如头皮缺损广泛,单纯皮瓣移植修复有一定难度患者,可进行皮肤扩张＋皮瓣移植技术修复。

4. 术中切口缝合后两端可有多余皮肤形成"猫耳",不必介意,愈合后随时间延长可逐渐平复。

5. 头皮切开时注意顺毛根方向切入,尽量减少毛囊损伤。

6. 术前剪除足够范围的头发,以便潜行游离皮肤或皮瓣移植,清洗干净头皮减少污染机会。

第11章

胸腹壁手术

一、乳腺纤维腺瘤切除术

【适应证】

诊断明确的乳腺纤维腺瘤。

【术前准备】

1. 全身一般检查、血常规检查、凝血功能检查应属正常。

2. 清洗局部皮肤,必要时剃除同侧腋毛。

3. 肿物较小时平卧位甲紫标出肿块位置及放射状切口线,以便术中寻找肿瘤。

【操作步骤】

1. 消毒铺巾　患者取仰卧位,0.5%碘伏皮肤消毒,铺无菌巾、单。

2. 局部麻醉　一般可用0.5%利多卡因(含适量肾上腺素)局部浸润麻醉或区域阻滞麻醉,注意勿将麻药注入肿块内部。

3. 切除肿瘤　依切口标记线切开皮肤、皮下组织,钝性分离至乳腺组织浅面,切开分离乳腺组织显露肿瘤包膜,组织钳提起瘤体包膜,血管钳于肿物包膜外逐渐钝性分离直至将肿瘤完全分离摘除(图11-1)。妥善止血,间断缝合腺体组织、皮下组织及皮肤。必要时切口内放置橡皮条引流。

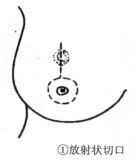

①放射状切口

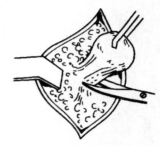

②分离切除肿瘤

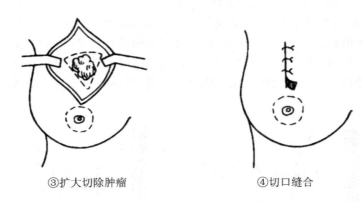

③扩大切除肿瘤　　　　　④切口缝合

图 11-1　乳腺纤维腺瘤切除术

【术后处理】

1. 适当休息。

2. 放置引流者可于术后 24～48 小时拔除。

3. 切下的肿瘤常规进行病理检查。

4. 术后 6～8 天拆线。

【经验与技巧】

1. 乳腺纤维腺瘤好发于青春期女性,单发者多见,也可多发。主要表现为乳房内无痛性肿块,生长缓慢,质地韧有弹性,表面光滑,与周围组织无粘连。手术切除是唯一有效治疗方法。虽属良性,但有恶变可能,故一旦发现应及早进行切除。

2. 手术操作切口不宜过小,小切口看似损伤小,实际操作困难,解剖分离不便,组织挫伤反而较重。

3. 较小乳腺纤维腺瘤注射麻药后组织水肿,切开后不易寻及,较好的办法是患者平卧于手术台,术者左手扪肿块并持续绷紧皮肤固定肿块,于其表面注射麻药,以注射针眼为切口中心,垂直切开分离即可寻及肿块。

4. 术中切勿用血管钳直接钳夹肿块,以免影响病理检查结果。

5. 操作中注意严密止血,一旦血管结扎不牢或渗血可造成术后大量血肿。

二、乳腺导管瘤切除术

【适应证】

乳腺导管瘤诊断明确,或乳头溢液细胞学多次检查未查到恶变细胞者。

【术前准备】

1. 全身一般检查、血常规检查、凝血功能检查应属正常。

2. 仔细扪摸乳晕及周围组织,若能扪到肿块,甲紫做标记,以便术中参考。

【操作步骤】

1. 消毒铺巾　患者取平卧位。予 0.5% 碘伏局部皮肤消毒,铺无菌巾、单。

2. 局部麻醉　一般可用 0.5％利多卡因(含适量肾上腺素)围绕乳头乳晕区域阻滞麻醉。

3. 切除肿瘤　沿乳晕仔细轻压,在乳头溢出少许血性液体的导管开口处插入一缝合针尾端,徐徐探索推进至稍有阻力,固定不移,然后围绕插入的缝合针作为引导,放射状切开乳头,适当分离周围组织,勿切开导管,连同周围正常组织做适当扩大切除(图 11-2)。拉拢劈裂的乳头组织,丝线间断缝合。包扎时先环绕乳头放一纱布卷,以维持乳头直立状态,覆盖纱布敷料包扎。

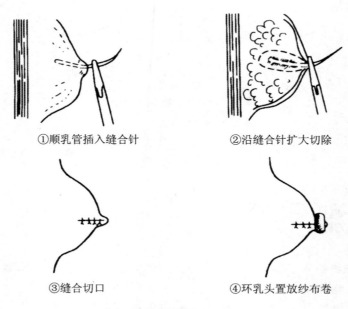

①顺乳管插入缝合针　　　　②沿缝合针扩大切除

③缝合切口　　　　④环乳头置放纱布卷

图 11-2　乳腺导管瘤切除术

【术后处理】

1. 适当休息。

2. 酌情应用抗生素,预防感染。

3. 术后 6～8 天拆除切口缝线。

4. 将切除标本整块送病理检查。

【经验与技巧】

1. 乳腺导管瘤可见于任何成年女性,以 40－50 岁年龄发病者常见。瘤体一般较小,呈乳头状,带蒂、有绒毛,具有薄壁血管,故主要表现为乳头溢血性水样物。乳腺导管瘤虽属良性,6％～8％患者有恶变可能,故应及早手术。

2. 乳腺导管瘤临床特点为乳头经常见血性溢液,但未必扪到肿块,因此遇到乳头溢液患者应给予高度重视。

3. 术前对乳头溢液患者应对溢出物反复进行细胞学检查,寻找有无恶变细胞,酌情制订合理方案。

4. 在保证手术效果的同时,要力求保持乳头的形态,以维持乳头的美感。

三、乳房单纯切除术

【适应证】

1. 病变广泛且经长期治疗不愈的乳房结核。
2. 某些早期乳腺癌。
3. 晚期乳腺癌局部破溃或年迈不能承受其他手术者。
4. 经活检证实增生活跃的多发性乳腺纤维瘤。
5. 巨大乳腺良性肿瘤。

【术前准备】

1. 全身一般检查、血常规检查、凝血功能检查应属正常。
2. 清洗局部皮肤。
3. 剃净同侧腋毛。
4. 酌情应用抗生素,预防感染,乳房结核者术前适当应用抗结核药物。

【操作步骤】

1. 消毒铺巾　患者取仰卧位,患侧上肢外展 90°,固定于托板上,同侧肩背部垫高 10cm。局部皮肤消毒,铺无菌巾、单。

2. 画切口标记线　以乳头为中心根据肿块位置画梭形切口线,用手捏起乳房及肿块,观察乳房切除后皮肤对合情况,以此估计皮肤切除多少。

3. 局部麻醉　乳房区域阻滞麻醉,麻醉时注意选用低浓度麻醉药,加入适量肾上腺素,防止麻药中毒。

4. 切除乳房　按切口标记线切开皮肤,恶性病变时,切口两侧皮下浅层分离皮瓣,保留 3～5mm 的皮下脂肪组织,为减少出血,一侧皮瓣分离完后,用湿纱布垫填塞压迫,再分离另一侧皮瓣。若为良性病变,切开脂肪组织,于乳腺腺体表面分离,尽量保留皮下脂肪组织。再于乳腺深面和胸大肌筋膜之间解剖分离,边解剖边止血,至全部乳房整块切除。如病变侵及胸大肌,应连同被侵犯的胸大肌一并切除(图 11-3,图 11-4)。

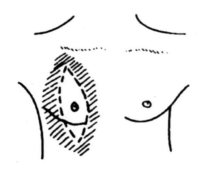

图 11-3　切口标记

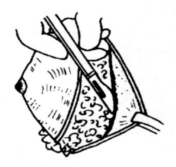

图 11-4　切除乳房

5. **缝合切口** 间断缝合皮肤、皮下组织,于皮下放橡皮条引流,必要时放置引流管外接负压引流瓶(图 11-5,图 11-6)。

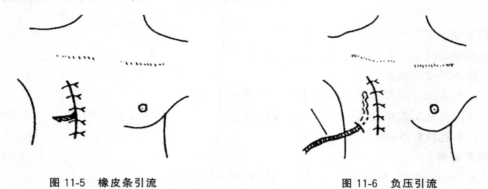

图 11-5　橡皮条引流　　　　　　　　　图 11-6　负压引流

【术后处理】

1. 切除标本送病理检查。

2. 酌情应用抗生素。

3. 24～48 小时去除引流管,继续加压包扎。

4. 如为乳房结核病,继续抗结核治疗,若为乳癌酌情应用放疗或化疗。

5. 术后 7～9 天拆除缝线。

【经验与技巧】

1. 女性乳房系易发病器官,可根据疾病类型、发展阶段、年龄大小选择不同的治疗方法,乳房单纯切除术是较常见的手术方式。

2. 单纯乳房切除术有一定量的出血,因此术中需开放静脉通道,补充必要的液体。

3. 术中妥善电凝止血,术后保持引流通畅,防止血肿形成,预防积液感染。

4. 随着医学知识的普及,乳腺癌多被及早发现,单纯乳房切除术的适应证越来越广,术后需配合行之有效的放射治疗或化学药物治疗,并定期追踪随访,注意局部变化。

5. 明确为癌肿的患者术中注意无瘤操作技术,避免挤压瘤体,坚持整块切除原则,预防癌细胞局部种植。

6. 乳腺癌单纯乳房切除术后局部复发未发现其他部位转移者,可再次进行扩大切除或乳腺癌根治术。

四、腹股沟斜疝修补术

【适应证】

1. 腹股沟斜疝。

2. 嵌顿性腹股沟斜疝手法复位失败需立即手术者。

【术前准备】

1. 全身一般检查、血常规检查、凝血功能检查正常。

2. 去除腹压增高的因素,如慢性咳嗽、排尿困难等。

3. 清洗局部皮肤,剃净阴毛。

4. 术前 6 小时禁饮食。

5. 术前排尿。

6. 嵌顿性疝术前应补液、放置胃管等。

【操作步骤】

1. 消毒铺巾　患者平卧于手术台,0.5％碘伏术区皮肤消毒,外生殖器会阴部 0.1％氯己定皮肤消毒,铺无菌巾、单。

2. 局部麻醉　一般可用 0.25％～0.5％利多卡因(含适量肾上腺素)局部浸润麻醉或腹股沟区域阻滞麻醉。

3. 显露疝囊　腹股沟韧带中点上方 2cm 与腹股沟韧带平行至耻骨结节为切口位置(图11-7),切开皮肤、皮下组织,显露腹外斜肌腱膜,沿腹外斜肌腱膜纤维方向切开至外环口(图11-8)。此时注意勿损伤深面的髂腹股沟神经和髂腹下神经,组织钳分别夹住腹外斜肌腱膜两侧缘,在其深面钝性分离外侧至腹股沟韧带,内侧达联合肌腱(图 11-9)。

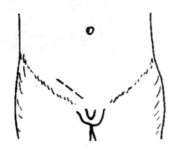

图 11-7　皮肤切口

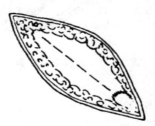

图 11-8　切开腹外斜肌腱膜

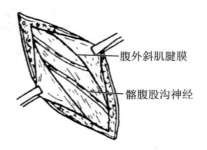

图 11-9　保护神经

4. 结扎疝囊　腹内斜肌下方切开分离睾提肌可见白色疝囊,一般位于精索前内方,令患者咳嗽可见疝囊处隆起(图 11-10)。如疝囊内有腹腔内容物先还纳入腹腔,2 把血管钳夹住疝囊前壁切一小口,一示指经此处伸入疝囊内顶起疝囊,另一示指裹盐水纱布将疝囊与周围组织钝性分离至疝囊颈(图 11-11);然后于疝囊颈高位贯穿结扎(图 11-12),注意勿扎住腹腔内容物及精索。距结扎线 0.5cm 处剪除多余疝囊(图 11-13),任由疝囊残端自动向上缩至腹内斜肌后方。

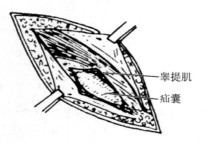

图 11-10　寻及疝囊

（标注：睾提肌、疝囊）

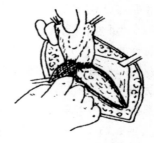

图 11-11　分离疝囊

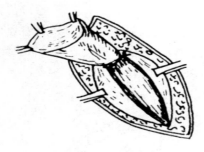

图 11-12　高位结扎疝囊

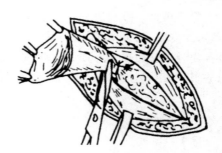

图 11-13　剪除疝囊

5. **腹股沟管前壁修补**　将联合腱与腹股沟韧带间断缝合 3～4 针（图 11-14），间断、重叠缝合腹外斜肌腱膜（图 11-15），再缝合腹外斜肌腱膜游离缘。此时下端留有容小指尖的间隙为新建腹股沟管外口（图 11-16），间断缝合皮肤切口（图 11-17），覆盖纱布敷料妥善包扎。

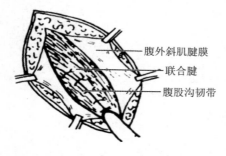

（标注：腹外斜肌腱膜、联合腱、腹股沟韧带）

图 11-14　缝合联合腱腹股沟韧带

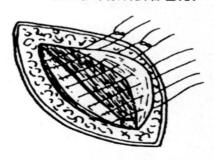

图 11-15　缝合腹外斜肌腱膜

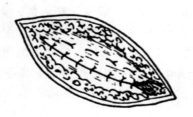

图 11-16　重建外环口

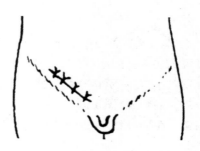

图 11-17　切口缝合

【术后处理】

1. 术后垫高阴囊,减少水肿与疼痛。

2. 刀口敷料处压沙袋 12 小时,可减少刀口渗血,冰袋压迫效果更佳。

3. 酌情应用抗生素,预防感染。

4. 术后腹胀不能进饮食者适量补液。

5. 鼓励患者术后早期离床活动,下床时注意按压刀口局部保护。

6. 尽量减少咳嗽,防止排尿、排便困难。

7. 术后休息 20 天,3 个月内禁止重体力劳动。

【经验与技巧】

1. 腹股沟斜疝较为常见,多见于小儿及年老体弱者,一般需进行手术治疗。婴幼儿及不能耐受手术者可试用疝带加压治疗。

2. 腹股沟解剖较为复杂,术中操作应解剖层次清楚,组织缝合对位严密,结扎力度适当。

3. 术中妥善止血,术后及时进行局部加压,防止血肿形成,预防切口感染。

4. 分离疝囊时勿过度牵拉,避免损伤精索静脉,结扎疝囊时注意勿损伤输精管。

5. 联合腱与腹股沟韧带缝合时不要缝扎过深,以免损伤深面的股静脉血管。

6. 预防复发,避免增加腹压动作,如咳嗽、便秘、排尿困难等。

五、腹壁窦道扩大切开引流术

【适应证】

1. 腹部术后感染所致切口长期不愈、流脓或经常排出异物线结者。

2. 腹部外伤后伤口感染、局部引流不畅长期不愈者。

【术前准备】

1. 全身一般检查、血常规检查、凝血功能检查应属正常。

2. 清洗局部皮肤。

3. 酌情应用抗生素。

【操作步骤】

1. 消毒铺巾　患者仰卧于手术台,术区皮肤消毒,铺无菌巾、单。

2. 局部麻醉　一般可用 0.25%～0.5% 利多卡因(含适量肾上腺素)行窦道周围区域阻滞麻醉或局部浸润麻醉。

3. 扩大切开引流　探针探明窦道走向及深度,以探针为引导扩大切开窦道,切口宜大不宜小,刮匙刮除窦道基底肉芽组织,彻底清除窦道内异物、线结及瘢痕结缔组织,直视下切口内不遗留任何非健康组织。注意使伤口呈口大底小的漏斗状,填塞凡士林纱布条引流,填塞时注意创腔底部松些,口部紧些;也可于创腔底部填塞凡士林纱布条,创腔口部填塞干纱布引流(图11-18)。厚层敷料覆盖包扎。

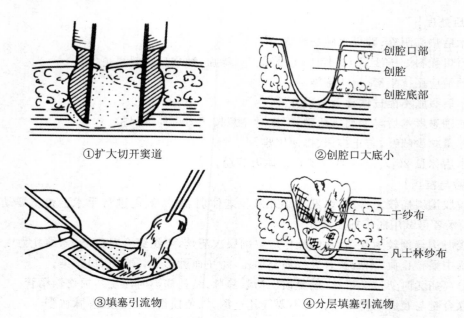

①扩大切开窦道　　　　　　　　②创腔口大底小

③填塞引流物　　　　　　　　④分层填塞引流物

图 11-18　窦道扩大切开引流

【术后处理】

1. 酌情应用抗生素。

2. 根据伤口分泌物多少决定换药间隔时间。注意换药方法正确。

【经验与技巧】

1. 腹部术后切口感染、异物存留、脂肪液化等往往造成慢性腹壁窦道，切口长期流脓流水，持续数月或数年不愈。

2. 腹壁窦道一旦形成，较为有效的方法较为扩大切开引流术，结合正确的换药方法可很快愈合。

3. 有些腹壁窦道较深，周围瘢痕粘连广泛，解剖紊乱，扩大切开引流时应注意解剖清晰，防止损伤肠管或膀胱。

4. 术后换药方法得当，始终保持创口底小口大，创腔口填塞干纱布可防止外口过快收缩，避免引流不畅。

第**12**章

四肢手术

一、拔甲术

【适应证】

1. 长期慢性甲沟炎局部肉芽肿或甲下积脓。

2. 外伤致甲下出血或与甲床分离。

3. 甲癣经药物及局部治疗无效者。

【术前准备】

1. 全身一般检查、血常规检查、凝血功能检查正常。

2. 局部感染者,清洁换药。

3. 清洗干净局部皮肤。

【操作步骤】

1. 消毒铺巾 患者取平卧位或坐位,患手或患足置于适当位置,0.5%碘伏皮肤消毒,铺无菌孔巾。

2. 局部麻醉 1%利多卡因指(趾)神经阻滞麻醉。

3. 拔除甲组织 术者左手固定患指,尖刀片在指甲根部将甲根与其上的皮肤分离,然后平行插入甲与甲床之间将全部分离,止血钳夹住甲前部平行拔出(图12-1)。此时注意应紧贴甲下插入,勿损伤甲床,如有肉芽肿则同时切除。甲床覆盖凡士林纱条,纱布敷料适当加压包扎。

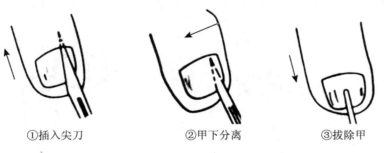

①插入尖刀　　　　②甲下分离　　　　③拔除甲

图 12-1　拔甲术

【术后处理】

1. 卧床休息,抬高患肢。

2. 术后第二天清洁换药,换药前生理盐水浸泡 10～15 分钟,缓慢取下凡士林纱布条,清洗干净,重新覆盖凡士林纱布条。以后换药间隔时间酌情而定。

【经验与技巧】

1. 慢性足趾甲沟炎、手指甲沟炎、甲下感染积脓、外伤后甲下较多积血或感染一般需进行拔甲术,甲癣经药物及局部治疗无效者进行拔甲也可获得一定效果。

2. 拔甲术前需进行良好神经阻滞麻醉,麻药注射完毕后耐心等待 7～10 分钟才能发挥最佳麻醉效果。

3. 分离甲与甲床时注意尖刀进入方向应为平行插入,勿破坏甲床,否则新生甲发生畸形,影响美观。

4. 拔甲 2 周左右创面虽已干燥,但新甲尚未长出,局部组织较嫩,为避免损伤,仍应少量敷料包扎,保护至新甲大部长出。

二、嵌甲症根治术

【适应证】

1. 趾甲嵌入性生长经常引起疼痛者。

2. 嵌甲症引起长期反复发作的急、慢性甲沟炎。

【术前准备】

1. 全身一般检查、血常规检查、凝血功能检查正常。

2. 局部感染者,清洁换药。

3. 清洗干净局部皮肤。

【操作步骤】

1. 消毒铺巾　患者取平卧位或坐位,患足置于适当位置,0.5％碘伏皮肤消毒,铺无菌孔巾。

2. 局部麻醉　1％利多卡因趾神经阻滞麻醉。

3. 切除甲根　术者左手固定患趾,尖刀片将趾甲内侧 1/4～1/3 处甲根与其上皮肤分离,平行插入甲与甲床之间分离,纵向剪开趾甲,血管钳夹住平行拔除,再切除甲根处少许皮肤及皮下组织显露甲根,将甲根组织刮除(图 12-2)。覆盖凡士林纱布,纱布敷料妥善加压包扎。

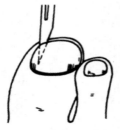
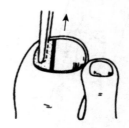

　　①分离甲床　　　　　　　　　　②拔除部分趾甲

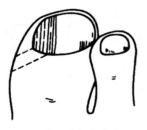

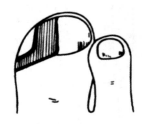

③切除部分皮肤　　　　　　　　④刮除甲根组织

图 12-2　嵌甲根治术

【术后处理】

1. 卧床休息,抬高患肢。

2. 术后第二天换药,换药前生理盐水浸泡 10～15 分钟,取下凡士林纱布条,清洗干净,重新覆盖凡士林纱布条。此后换药间隔时间酌情而定。

【经验与技巧】

1. 嵌甲症为踇趾较常见发育畸形,病理改变是趾甲过度拱形生长,甲缘嵌入长期刺激甲旁软组织,导致机械性损伤引起疼痛和慢性甲沟炎。

2. 临床上许多踇趾甲沟炎长期不愈,根本原因是嵌甲没有得到及时有效治疗。

3. 嵌甲症根治术的关键是将部分甲根组织彻底刮除,否则术后甲组织仍按术前形状长出,导致顽固性甲沟炎。

三、腱鞘囊肿切除术

【适应证】

1. 疼痛影响功能的经非手术疗法无效的腱鞘囊肿。

2. 其他治疗后复发的腱鞘囊肿。

【术前准备】

1. 全身一般检查、血常规检查、凝血功能检查正常。

2. 术前 10 天停止一切非手术疗法。

3. 清洗干净局部皮肤。

【操作步骤】

1. 消毒铺巾　以腕背部腱鞘囊肿切除为例,患者取适当体位,0.5％碘伏术区皮肤消毒,铺无菌巾。

2. 局部麻醉　0.5％利多卡因(含适量肾上腺素)局部浸润麻醉。

3. 切除囊肿　在囊肿中心部做横切口,切口长度略长于囊肿横径,也可做"S"形切口,切开皮肤、皮下组织及筋膜,显露囊肿,用小拉钩牵开切口皮肤,于囊肿周围用小血管钳钝性分离,逐渐显露囊肿基底部,完整切除囊肿(图 12-3)。注意保护血管、神经和肌腱。妥善止血,间断缝合皮下组织及皮肤,必要时置放橡皮条引流,适当加压包扎。

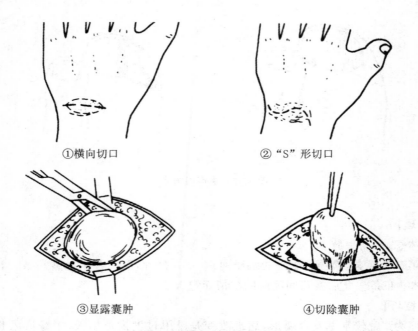

①横向切口　　　　　　　②"S"形切口

③显露囊肿　　　　　　　④切除囊肿

图 12-3　腕部腱鞘囊肿切除术

【术后处理】

1. 适当休息,抬高患肢。

2. 酌情清洁换药,术后 24～48 小时去除引流物。

3. 术后 7～9 天拆除切口缝线。

【经验与技巧】

1. 腱鞘囊肿为局部滑液增多发生的囊性疝出,与肌腱关节长期过度劳损有关。多见于青壮年人,腕背、足背、手指等处好发。表现为局部皮下结节、肿物,随时间延长逐渐增大,局部疼痛、沉重、疲劳感,肿块囊性感,与皮肤无粘连,基底固定,一般为 1～3cm,随关节活动囊内压力可改变。需与植入性表皮囊肿进行鉴别,植入性表皮囊肿往往有明显外伤史,肿物囊性感,肿物圆形,基底可移动。

2. 少数腱鞘囊肿可自行消失,因此初期较小者不必急于处理,如持续存在、症状明显或继续增大者即可考虑手术。

3. 有人习惯挤压方法治疗腱鞘囊肿,使囊壁破裂肿物消失;也有用注射器抽吸囊内容物,然后注入药物。实践证明,此类方法复发率高,反复应用局部组织粘连给将来手术造成困难。

4. 腱鞘囊肿切除后 10%～20% 复发,究其原因为囊壁切除不彻底。术中操作时应根据囊肿形态及周围关系仔细解剖,力求将囊肿壁完整切除。分离过程中如囊肿壁破裂应将囊壁仔细彻底剪除,否则术后复发。囊肿壁与肌腱紧密相连时可切除部分腱鞘。囊肿与关节腔相通者切除囊肿后应敞开关节囊,勿将关节囊缝闭。

5. 手术切口稍大有利于囊肿充分显露,注意保护囊肿周围重要血管、神经和肌腱。

6. 术后及早进行关节功能锻炼,防止肌腱粘连。

四、手指狭窄性腱鞘炎切开松解术

【适应证】

手指狭窄性腱鞘炎经非手术治疗（如局部休息、热敷、封闭注射）无效，伴手指伸屈功能障碍者。

【术前准备】

1. 全身一般检查、血常规检查、凝血功能检查正常。
2. 近期内停止其他治疗，如局部封闭注射等。
3. 清洗局部皮肤，剪短指甲。

【操作步骤】

1. 消毒铺巾　患者取坐位或平卧位，0.5%碘伏皮肤消毒，铺无菌孔巾。
2. 局部麻醉　于掌指关节掌面 0.5%利多卡因局部浸润麻醉。
3. 松解腱鞘　屈拇长肌腱狭窄性腱鞘炎时行掌横纹近侧 0.5cm 处切口，2～4 指屈肌腱狭窄性腱鞘炎时行相应掌指关节横纹处切口，切口长 0.5～1cm，切开皮肤、皮下组织，充分显露白色增厚的腱鞘，纵向切开腱鞘狭窄部分（图 12-4）。此时手指即可自由屈伸活动，间断缝合切口，纱布敷料加压包扎。

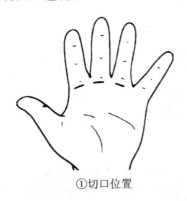
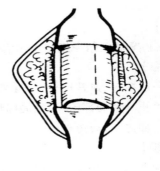

①切口位置　　　　　　　　　　②切开松解腱鞘

图 12-4　狭窄性腱鞘炎切开松解术

也可采用狭窄腱鞘挑割术：眼科线状刀刀刃向上于掌指关节硬结处 45°刺入，沿肌腱走向将硬结潜行充分挑割切断，直至患指伸屈自如（图 12-5）。或切口 0.3～0.5cm，眼科剪刀插入切口内潜行剪开狭窄的腱鞘，使手指充分自由活动。因切口较小，一般不必缝合，纱布敷料加压包扎。

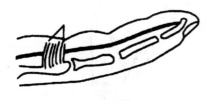
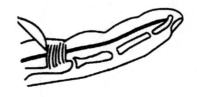

①腱鞘狭窄结节　　　　　　　　②线状刀刺入挑割

图 12-5　狭窄性腱鞘炎挑割术

【术后处理】

1. 抬高患肢,减轻疼痛。

2. 术后第二天开始小幅度练习手指伸屈活动,以后逐渐增加活动次数及幅度,防止肌腱粘连,影响肌腱滑动。

3. 切口缝合者术后 6～7 天拆线。

【经验与技巧】

1. 手指狭窄性腱鞘炎多发生于屈拇长肌腱鞘及 2～4 指屈肌腱鞘,表现为患指疼痛、伸屈指困难,晨起后更为明显,掌指关节处可扪及皮下硬结。本病多由于长期劳损导致腱鞘水肿、增厚和粘连,腱鞘变狭窄阻碍肌腱的滑动,故称为狭窄性腱鞘炎。由于腱鞘压迫肌腱水肿和增生形成葫芦形肿大,肿大肌腱通过狭窄的腱鞘时可发生弹性动作和声响,称"弹响指"。

2. 狭窄性腱鞘炎较为常见,正确及时手术治疗可立即解除患者痛苦。

3. 切口定位要准确,有的患者疼痛并不在掌指关节处而是在手指末节或手指远端,切勿在此错误切开。

4. 腱鞘狭窄处切开松解要充分、彻底,避免遗留部分狭窄段未切开,影响术后效果。

五、桡骨茎突狭窄性腱鞘炎切开松解术

【适应证】

桡骨茎突狭窄性腱鞘炎经非手术治疗(如局部休息、热敷、封闭注射)无效者。

【术前准备】

1. 全身一般检查、血常规检查、凝血功能检查正常。

2. 近期停止其他局部治疗,如局部热敷、封闭注射等。

3. 清洗局部皮肤,剪短指甲。

【操作步骤】

1. 消毒铺巾　患者平卧位,患侧上肢外展,常规术区皮肤消毒,铺无菌巾、单。

2. 局部麻醉　一般可用 0.5％利多卡因(含适量肾上腺素)局部浸润麻醉。

3. 松解切除狭窄腱鞘　通常采用局部横切口 1～2cm,切开皮肤、皮下组织,拉钩拉开皮肤切缘。此时注意避免损伤桡神经浅支,显露白色增厚的腱鞘,上下牵拉移动切口缘可见到拇长展肌和拇短伸肌(图 12-6),背侧纵向切开松解狭窄腱鞘。此时拇指即可自由屈伸活动,再适当切除背侧腱鞘,仅保留掌侧腱鞘,妥善止血,间断缝合皮肤切口。

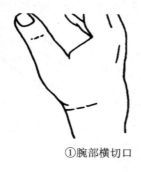
①腕部横切口

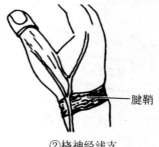
②桡神经浅支

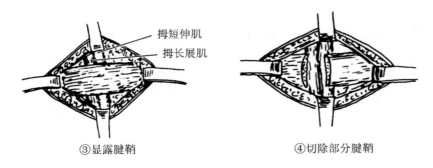

③显露腱鞘　　　　　　　　　　④切除部分腱鞘

图 12-6　桡骨茎突狭窄性腱鞘炎切开松解术

【术后处理】

1. 抬高患肢,减轻疼痛。

2. 术后第二天开始小幅度练习伸屈拇指,以后逐渐增加活动次数及活动幅度,防止肌腱粘连。

3. 术后 7～8 天切口拆线。

【经验与技巧】

1. 桡骨茎突狭窄性腱鞘炎多见于手工操作者、中年家庭主妇,患者常感桡骨茎突处疼痛,向前臂或拇指放射,手握力减退,拇指活动乏力,不能提重物,桡骨处隆起、压痛。发病原理为长期劳损导致腱鞘水肿、增厚,出现腱鞘狭窄,使肌腱滑动受限。

2. 拇短伸肌多数为多腱性,切开腱鞘时不要误认为是拇长展肌而不再分离拇长展肌,拇长展肌常固有纤维鞘间隔,必须予以切开松解方可获得理想效果。

3. 皮肤切开也可选择纵切口,解剖显露较好,不易伤及桡神经浅支,但术后瘢痕较横切口明显,术前需充分征求患者意见。

六、鸡眼切除术

【适应证】

1. 经非手术治疗无效的顽固性足底鸡眼,疼痛明显,影响行走者。

2. 排除足底跖疣。

【术前准备】

1. 全身一般检查、血常规检查、凝血功能检查应属正常。

2. 术前 10 天局部停止外用药物。

3. 温水浸泡足部,使局部皮肤软化。

【操作步骤】

1. 消毒铺巾　患者取俯卧位,0.5％碘伏皮肤消毒,铺无菌孔巾。

2. 局部麻醉　一般可用 0.5％利多卡因(含适量肾上腺素)局部浸润麻醉或区域阻滞麻醉。

3. 切除缝合　以鸡眼为中心梭形切口,切口边缘距鸡眼最近 2mm,切开皮肤、皮下组织,组织钳夹住鸡眼,切除一楔状组织块达深筋膜,间断缝合皮肤切口。顽固性鸡眼其基底常有骨性隆起,可适当凿除部分骨质(图12-7)。间断缝合皮肤切口,勿留无效腔,也勿结扎张力过大。纱布敷料包扎。

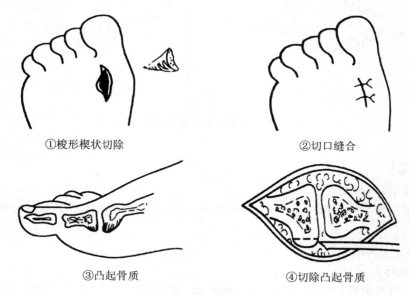

①梭形楔状切除　　　　　　　　　　　②切口缝合

③凸起骨质　　　　　　　　　　　④切除凸起骨质

图 12-7　鸡眼切除术

【术后处理】

1. 术后卧床休息,抬高患肢。

2. 适当应用镇痛药。

3. 酌情清洁换药,8～10天拆线。

【经验与技巧】

1. 鸡眼为足底皮肤角质增厚向内形成尖端指向深面的圆锥体,削去表面角质层可见围绕中心核的黄色透明环,外形酷似"鸡眼"而得名。表现为局部疼痛,影响行走。

2. 鸡眼初期可采用非手术疗法,如穿软底鞋、外贴鸡眼膏等。顽固性鸡眼影响行走者则可采取手术切除。

3. 鸡眼切除力求彻底,否则易复发。足底多处鸡眼切除时,一次不宜超过3个。

4. 术后避免过早负重,以免切口裂开。

5. 鸡眼与局部挤压刺激有关,术后告知患者宜穿宽松软底鞋,防止鸡眼复发。

6. 鸡眼需与足底跖疣鉴别,后者多为散在多发、颗粒状物,激光、电灼治疗有效,不需手术切除。

七、胼胝切除修复术

【适应证】

经非手术治疗无效,影响行走,疼痛明显者。

【术前准备】

1. 全身一般检查、血常规检查、凝血功能检查应属正常。

2. 术前 10 天停止局部用药,每天用温水浸泡足部 10～20 分钟,使病变皮肤软化。

3. 术前清洗局部皮肤。

【操作步骤】

1. 消毒铺巾 患者俯卧于手术台,0.5％碘伏皮肤消毒,75％乙醇供皮区消毒,铺无菌巾、单。

2. 局部麻醉 可用 0.5％利多卡因(含适量肾上腺素)局部浸润麻醉。

3. 切除修复 依病变范围大小环周切除病变皮肤,显露正常皮下组织基底,邻近设计单蒂皮瓣,切开、解剖、形成皮瓣,旋转至皮肤缺损区,间断缝合固定。供瓣区皮肤缺损较多时再从他处切取中厚皮片移植修复,周边缝合保留线尾(图 12-8),堆积纱布敷料打包,适当加压包扎。

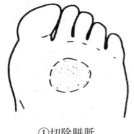 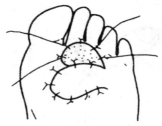

①切除胼胝　　　　　　②皮瓣移植修复

图 12-8　胼胝切除修复术

【术后处理】

1. 绝对卧床休息,抬高患肢,酌情应用镇痛药。

2. 术后 6～8 天拆除植皮区敷料,观察移植皮瓣及皮片成活情况,10～14 天拆除缝线。

3. 术后早期限制运动量,避免过早负重,防止移植皮瓣、皮片裂开或出血。

【经验与技巧】

1. 胼胝俗称"脚垫",形成原因为足底皮肤长期遭受挤压使角质层增厚。表现为足底皮肤片状过度角化,但没有角质中心核。胼胝是难治性病症,常给生活工作带来不便。

2. 胼胝治疗原则为首先去除病因,如减少局部刺激,穿海绵垫宽拖鞋,经常泡洗足部促使皮肤软化等。如长期患病、痛苦大、影响生活工作、非手术治疗无效者,可考虑手术治疗。

3. 术后应绝对卧床休息,抬高患肢,以利于移植皮瓣、皮片成活,否则易引起局部出血或移植组织坏死。

八、多指(趾)切除术

【适应证】

先天性多指(趾)畸形。

【术前准备】

1. 全身一般检查、血常规检查、凝血功能检查正常。

2. 多指(趾)根部关节分明可直接手术,解剖关系不清或树枝状分叉无关节者应进行 X 线摄片。

3. 清洗局部皮肤。

【操作步骤】

1. 消毒铺巾　患者平卧位,常规局部皮肤消毒,铺无菌巾单。

2. 局部麻醉　年长儿童及成人一般可用 0.25%～0.5% 利多卡因(含适量肾上腺素)局部浸润麻醉,年幼儿童酌情选择适当麻醉方法。

3. 切除多指(趾)　以多指切除为例。于多指根部纵向皮肤梭形切口,切开皮肤、皮下组织,钝性分离多指根部,有关节相连者于关节处离断,如无关节相连则于其分叉处截断骨质,修平骨断面,妥善止血,一次性全层缝合皮下组织及皮肤切口(图 12-9)。

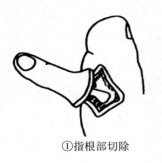　　　　　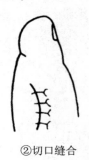

①指根部切除　　　　　　　　　　　　　②切口缝合

图 12-9　多指切除术

【术后处理】

1. 抬高患肢,以减轻水肿及疼痛。

2. 酌情应用抗生素,预防感染。

3. 适当应用镇痛药。

【经验与技巧】

1. 多指(趾)畸形可单侧发病,也可双侧发病,发生于手指者多为拇指,发生于足趾者多为小趾。多指(趾)切除术为唯一治疗方法。

2. 多指(趾)根部骨质无关节呈分叉状者截骨时需慎重,截除过多造成正常骨质生长发育障碍,截除不足残留部分随年龄继续生长将出现继发畸形。

3. 多指(趾)畸形宜在 1 岁后进行手术,有利于儿童正常心理发育。

九、并指(趾)分离术

【适应证】

1. 先天性并指畸形,年龄 3 岁以上。

2. 轻度并趾畸形,一般可不予以手术治疗。

【术前准备】

1. 全身一般检查、血常规检查、凝血功能检查正常。

2. 清洗局部皮肤,剪短指(趾)甲,如需进行皮肤移植供皮区亦需进行皮肤准备。

3. 儿童患者或需进行皮肤移植者,一般应住院手术。

【操作步骤】

1. 消毒铺巾　患者平卧位,患手置于托手架上,前臂上段或上臂中段束止血带以减少出血,保持术野清晰。0.5%碘伏皮肤消毒,铺无菌巾、单。

2. 局部麻醉　年长儿童及成人一般可用 0.25%~0.5% 利多卡因(含适量肾上腺素)局部浸润麻醉。年幼儿童需酌情选择麻醉方法。

3. 分离并指　并指指背与指掌侧甲紫标记锯齿状切口线,分别设计两个三角形皮瓣。依切口标记线于掌面、背面分别切开皮肤、皮下组织,指蹼掌面和背面各形成一个三角形皮瓣。

4. 缝合修复　分离开手指皮肤足够时可将指背、掌面皮肤锯齿状切缘互相交叉缝合,并使指蹼处两个三角瓣互相嵌插重建指蹼(图 12-10)。皮肤紧张或缺损较多时进行皮肤移植术,切取中厚皮片或全厚皮片进行一侧缝合一侧皮片或双侧皮片植皮(图 12-11)。两指分开加压包扎,固定于轻度屈曲姿势。

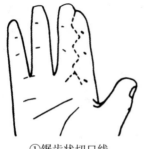
①锯齿状切口线

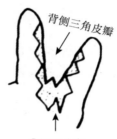
②切开分离

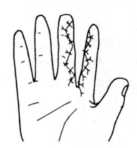
③皮瓣交叉缝合

图 12-10　并指切开缝合

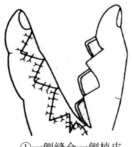
①一侧缝合一侧植皮

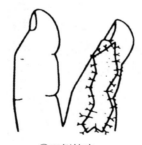
②双侧植皮

图 12-11　并指切开植皮

【术后处理】

1. 抬高患肢,利于静脉回流,减轻肿胀。

2. 适当应用抗生素,预防感染。

3. 酌情应用镇痛药。

4. 未植皮者术后 7~10 天拆线,植皮者 9~12 天拆线,拆线后继续加压包扎,防止瘢痕挛缩及指蹼粘连。

【经验与技巧】

1.并指(趾)是较常见手(足)部先天性畸形,指间有皮肤及软组织相连,根据指并联长短分为完全性并指(趾)或部分性并指(趾)。

2.年幼儿童不宜进行并指矫正,因手指纤细不便操作。

3.手指包扎时尽量指端外露,以便观察手指末端血液循环。

4.是否需要植皮术前应有充分心理准备。植皮者要求技术水平较高,需具有一定临床经验方可为之,最好由专科整形医师处理。

十、腘窝囊肿切除术

【适应证】

1.腘窝囊肿疼痛,影响患肢功能。

2.经抽吸封闭注射无效或复发者。

【术前准备】

1.全身一般检查、血常规检查、凝血功能检查应属正常。

2.适当剃除病变区头发,肥皂、温水清洗干净头皮。

3.头部照相,入档保存。

4.术前10天停止抽吸封闭等非手术治疗。

5.清洗干净局部皮肤。

【操作步骤】

1.消毒铺巾 患者取俯卧位,常规术区皮肤消毒,铺无菌巾、单。

2.局部麻醉 一般可用0.25%~0.5%利多卡因(含适量肾上腺素)局部浸润麻醉。

3.切除囊肿 肿块较小者,可做横切口,肿块较大者需做"S"形切口。切开皮肤、皮下组织及深筋膜,弯血管钳沿囊肿壁与周围组织钝性分离,注意妥善保护重要血管、神经,直至将囊肿全部游离切除(图12-12)。若囊肿与关节腔相通,应将相连的少量关节囊一并剪除,关节囊破口任其敞开,不要缝合。妥善止血,间断缝合皮下组织及皮肤。切口内置放橡皮条引流。

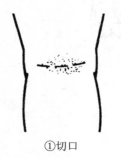 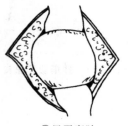 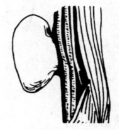

①切口　　　　　　　②显露囊肿　　　　　　　③分离囊肿基底

图 12-12　腘窝囊肿切除术

【术后处理】

1. 卧床休息,抬高患肢。

2. 酌情应用抗生素。

3. 术后 24~48 小时去除引流条。

4. 8~10 天拆除缝线,尽早下床活动,防止肌腱粘连。

【经验与技巧】

1. 腘窝囊肿多来自腓肠内侧滑囊或半膜肌滑囊。表现为腘窝肿块,有时轻度疼痛,伸直膝关节肿块增大较硬,屈曲膝关节时肿块变小变软。部分患者感患肢沉重,易疲劳。

2. 腘窝解剖较复杂,组织坚韧、交错,囊肿显露有一定困难,因此切口不要太小。囊肿往往与膝关节腔相通,若手术残留囊壁较多,易致囊肿复发。关节囊破口应任其敞开,不可缝合。

3. 分离囊肿基底时不可粗暴,防止损伤重要血管、神经。若腘窝囊肿位于外侧,应先在股二头肌腱之内后方找到腓总神经,将其分离牵开,以免损伤。

4. 术后绝对卧床休息,避免下床活动影响切口愈合。拆线后又应及早下床活动,防止局部肌腱粘连。

十一、坐骨结节囊肿切除术

【适应证】

1. 坐骨结节囊肿较大,影响坐位和工作。

2. 经穿刺抽液注射药物无效。

【术前准备】

1. 全身一般检查、血常规检查、凝血功能检查应属正常。患者多为老年人,应进行心、肺、肾功能及血糖等检查,排除重要器官疾病。

2. 清洁干净局部皮肤。

【操作步骤】

1. 消毒铺巾 患者取健侧卧位,健侧下肢伸直,患侧下肢屈髋屈膝。也可采用截石位,臀部略垫高,并稍露出手术台外。0.5%碘伏术区皮肤消毒,铺无菌巾、单。

2. 局部麻醉 0.25%~0.5%利多卡因局部浸润麻醉(麻药内酌情加入肾上腺素,老年人、高血压、心脏疾患者忌用)。

3. 切除囊肿 肿块处横切口长 6~8cm,切开皮肤、皮下组织,血管钳钝性分离筋膜肌肉组织显露囊肿,沿囊肿壁钝性和锐性相结合分离囊肿至坐骨结节处,将囊肿连同坐骨结节部分骨膜一并切除。妥善止血,生理盐水冲洗创口。逐层间断缝合切口,切口内放置橡皮条或硅胶管引流。妥善加压包扎。

【术后处理】

1. 取适当体位卧床休息,注意保持肛门部清洁。

2. 酌情应用抗生素,预防感染。

3. 术后 24~48 小时取出切口内引流物。

4. 10~12 天拆除切口缝线。

【经验与技巧】

1. 坐骨结节囊肿又称坐骨结节滑囊炎。坐骨结节滑囊位于坐骨结节与臀大肌之间,慢性刺激可致慢炎症、积液,形成囊肿。多见于瘦弱、常坐硬凳的老年人,表现为坐骨结节处圆形肿物,囊性感,表面光滑,边界清楚,基底与坐骨结节紧密相连,穿刺可抽出棕褐色液体。

2. 手术时选择合适体位,年迈、体弱者体位不妥易影响心肺功能,有发生术中意外的可能。

3. 分离囊肿外侧壁时注意辨认坐骨神经,切勿损伤,坐骨神经为较粗大灰白色绳索状物。

4. 应将囊肿壁彻底切除以免术后复发。若囊肿较大时可切小口吸除囊内液体,再切除大部分囊壁,残余囊壁切成 4 块翻开缝于臀大肌上,以便此后分泌的液体被局部组织吸收。

十二、植入性囊肿切除术

【适应证】

诊断明确的植入性囊肿。

【术前准备】

1. 全身一般检查、血常规检查、凝血功能检查正常。

2. 清洗干净局部皮肤,剪短指甲。

【操作步骤】

1. 消毒铺巾　患者取适当体位,0.5％碘伏皮肤消毒,铺无菌孔巾。

2. 局部麻醉　0.5％利多卡因(含适量肾上腺素),局部浸润麻醉。

3. 切除囊肿　以肿块为中心,顺皮纹或关节横纹皮肤切口,皮肤瘢痕粘连者也可梭形切除适量皮肤,切开皮肤、皮下组织,显露肿物,沿肿物周围解剖分离直至将肿物完全切除。间断缝合皮肤切口。纱布敷料加压包扎。

【术后处理】

1. 适当休息,抬高患肢。

2. 术后 6～7 天拆除切口缝线。

【经验与技巧】

1. 外伤将小块表皮组织植入皮下,逐渐增殖、角化形成包裹性囊肿。多见于体力劳动者,好发部位为手指、手掌、足部。表现为皮下肿块,大小不等,多为 0.5～3.0cm 大小,圆形或椭圆形,光滑易活动、基底无粘连,表面可寻及大小不等的瘢痕,瘢痕处皮肤与肿物粘连。

2. 植入性囊肿往往易被诊断为皮脂腺囊肿,应仔细询问局部有无外伤史。二者鉴别要点为皮脂腺囊肿表面为一圆形小点,与皮肤局限粘连;而植入性囊肿表面可寻及瘢痕,与皮肤粘连较广,往往有局部外伤史。

3. 植入性囊肿有时没有完整的包膜,切除不彻底术后易复发,因此手术时仔细解剖分离,必要时可于肿物周围适当扩大切除。

4. 位于皮下深层的植入性囊肿,有时可与肌腱粘连,手术切除时应防止损伤深部肌腱组织。

十三、静脉切开置管术

【适应证】

1. 病情危重急需输液、输血而常规静脉穿刺困难或失败。

2. 虽常规静脉穿刺成功但不能满足治疗需要。

【术前准备】

1. 全身一般检查、血常规检查、凝血功能检查基本正常。

2. 选择拟切开静脉,一般为内踝大隐静脉、上臂头静脉,清洗局部皮肤。

3. 备好静脉植入管,一般可选用输液用头皮针塑料管。

【操作步骤】

1. 消毒铺巾 患者取适当体位,0.5%碘伏皮肤消毒,铺无菌孔巾。

2. 局部麻醉 0.5%利多卡因(含适量肾上腺素),局部浸润麻醉。

3. 切开静脉置管 以内踝大隐静脉切开置管为例。内踝前上方大隐静脉走行处做纵或横切口 1~2cm,切开皮肤、皮下组织,弯血管钳钝性分离寻找大隐静脉,游离 1~1.5cm,静脉下绕过两根结扎线,先结扎远心端,近心端暂不结扎,提起远心端结扎线使静脉略紧张,两线之间用眼科剪刀于静脉前壁剪一小口,向近心方向插入充满生理盐水的塑料管 3~4cm,结扎近心端结扎线,妥善固定塑料管。间断缝合切口皮肤,将塑料管结扎固定(图 12-13)。

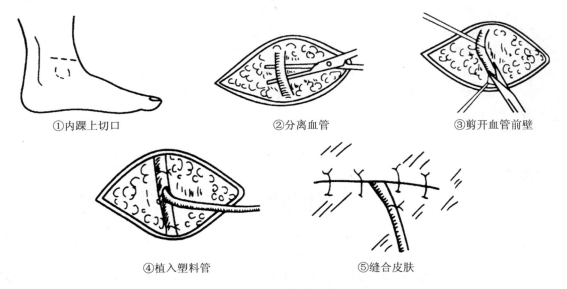

①内踝上切口　②分离血管　③剪开血管前壁

④植入塑料管　⑤缝合皮肤

图 12-13　大隐静脉切开置管术

【术后处理】

1. 适当抬高患肢,保持输液管通畅,中途不得停止输液,必要时可减慢输液速度维持连续输液。

2. 术后静脉置管维持 3~5 天即应拔除,防止长时间留置引起静脉炎。

3. 切口处酌情更换敷料,保持局部清洁干燥。

4. 输液过程中滴注不畅可用注射器加压注射适量生理盐水冲洗,以驱散塑料管处的粘堵。

5. 术后 6～8 天拆除皮肤缝线。

【经验与技巧】

1. 很多疾病治疗需要通过静脉途径给药,危重患者或特殊情况静脉穿刺困难时可静脉切开置管,以尽快达到开通静脉的目的。

2. 静脉切开置管术常用于救治急、危重患者,静脉开通后可以快速滴入液体、输血和用药。

3. 植入塑料管结扎固定时注意松紧适当,太松容易滑脱,太紧又容易阻断塑料管的畅通。

4. 滴入高渗液体时应适当减慢速度,防止引起疼痛或静脉炎。

5. 适当抬高静脉置管侧肢体有利于液体快速滴入。

十四、下肢大隐静脉曲张手术

【适应证】

1. 下肢大隐静脉瓣功能不全致下肢浅静脉曲张影响下肢功能,但深静脉回流畅通。

2. 下肢大隐静脉曲张局部血供不良,经常感染或形成下肢溃疡者。

【术前准备】

1. 全身一般检查、血常规检查、凝血功能检查基本正常。

2. 深浅静脉交通支通畅试验,证实深静脉回流良好。

3. 下肢大隐静脉曲张合并感染时应先抗感染治疗,待炎症消退后再进行手术。

4. 合并小腿皮肤溃疡时先行局部湿热敷、换药等,待溃疡周围皮肤颜色接近正常后手术。

5. 术前 1 天清洗下肢,剃除阴毛。术前半小时令患者站立位,甲紫描绘曲张静脉走向,便于手术时切口选择和寻找切除曲张静脉。

【操作步骤】

1. 消毒铺巾　患者取仰卧位,患肢略抬高,并稍外展外旋。患肢及同侧下腹部 0.5％碘伏皮肤消毒,铺无菌巾、单。

2. 局部麻醉　0.25％～0.5％利多卡因(含适量肾上腺素),可依手术进展情况随时局部浸润麻醉。

3. 高位结扎、抽脱大隐静脉　腹股沟韧带下方 3cm 股动脉搏动处与腹股沟韧带平行斜切口 4～6cm,切开皮肤、皮下组织,分离出大隐静脉主干,解剖、分离、结扎各汇合支。距股静脉 0.5cm 处结扎切断大隐静脉,近端贯穿缝扎。静脉剥离器插入大隐静脉远端缓缓向下推进,至有阻力不能插入时于该处皮肤切一小口,解剖游离出大隐静脉并切断,远端结扎,近端绑扎于剥离器头上,缓慢向后拔出剥离器,大隐静脉便随之抽脱出来,边抽脱助手随之用手压紧抽脱静脉后的隧道 2～3 分钟,缝合切口。沿隧道衬以纱布垫自下而上缠绕绷带,适当加压包扎。

4. 分段切除曲张静脉　沿小腿各静脉曲张标记线分别切口,切开皮肤、皮下组织,血管钳钝性分离、解剖曲张静脉,并分段结扎切除(图 12-14)。缝合皮肤切口,术区衬以纱布垫由踝部向上绷带缠绕,适当加压包扎。

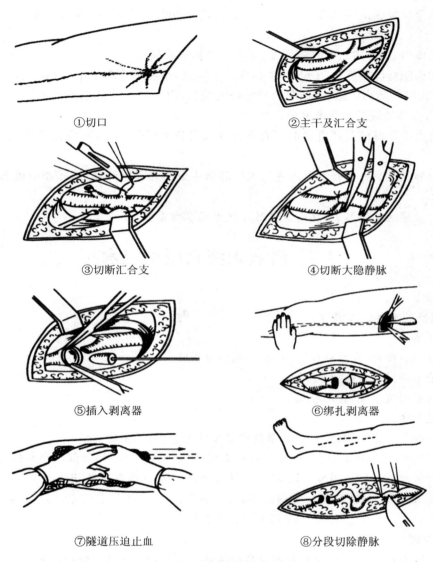

①切口

②主干及汇合支

③切断汇合支

④切断大隐静脉

⑤插入剥离器

⑥绑扎剥离器

⑦隧道压迫止血

⑧分段切除静脉

图 12-14　大隐静脉曲张手术

【术后处理】

1. 卧床休息,抬高患肢,以利于静脉回流,减轻水肿。

2. 全身应用抗生素,预防感染。

3. 术后 3 天开始活动患肢,促进血液回流,预防深静脉血栓形成。

4. 术后 10～12 天拆线,拆线后继续弹力绷带加压包扎 2 周。

【经验与技巧】

1. 下肢大隐静脉曲张原因包括先天性静脉壁薄弱、静脉瓣膜缺陷、长久站立、长期受冷水浸泡、妊娠子宫压迫等。多见于成年人,表现为小腿乏力、沉重、易疲劳,站立过久下肢肿胀,局部静脉曲张增粗形似蚯蚓。

2. 术前须反复测试证明深浅静脉交通支回流良好方可手术,否则术后效果不佳或症状加重。

3. 年老体弱、局部皮肤营养不良者,适当延长拆线时间。

4. 长期大隐静脉瓣膜关闭不全,腔静脉血液倒流,小腿部皮肤水肿、紫暗、感染或形成溃疡者可先行大隐静脉高位结扎,截断腔静脉血液倒流,以改善小腿皮肤营养状况,促进溃疡愈合,择期再行静脉抽脱及曲张静脉分段切除术。

5. 下肢大隐静脉曲张严重者汇入股静脉处血管高度扩张,手术时应仔细辨认,以免误伤股静脉。

6. 大腿静脉无明显曲张者可不进行大隐静脉主干抽脱,仅行高位结扎和小腿部曲张静脉分段切除术。

7. 术后及早活动患肢,对预防深静脉血栓形成非常重要。

十五、滑囊积液负压引流术

【适应证】

诊断明确的滑囊积液囊肿。

【术前准备】

1. 全身一般检查、血常规检查、凝血功能检查正常。

2. 清洗干净局部皮肤。

3. 适当应用抗生素,预防感染。

【操作步骤】

1. 消毒铺巾　患者取适当体位,常规局部皮肤消毒,铺无菌巾。

2. 局部麻醉　可用 0.25%～0.5%利多卡因(含适量肾上腺素)局部浸润麻醉。

3. 切开引流　以髌上滑囊积液切开引流为例。用尖刀垂直皮肤切口 0.5～0.8cm,一次切入囊肿内,即有液体流出,排尽囊内液体,安放输液管,并接负压引流瓶,切口处适当缝合,并结扎固定引流管。妥善包扎,肢体予以伸直位平板固定。

【术后处理】

1. 位于膝部滑囊积液引流术后者应卧床休息,抬高患肢,保持负压引流通畅。

2. 继续适当应用抗生素,预防感染。

3. 术后 5～7 天解除包扎,去除负压引流管,7～8 天拆线,拆线后继续包扎固定 1 周,以后逐渐恢复肢体活动。

【经验与技巧】

1. 滑囊多数位于关节附近,滑囊积液多见于膝关节附近,多数系外伤引起,也可因过度劳损造成。表现为局部皮下囊性肿块,疼痛不明显或轻度压痛,上下推移不活动,左右推移可活动,穿刺抽出暗红色或暗褐色液体。

2. 滑囊积液切开负压引流是最行之有效的方法,穿刺抽吸积液加压很难奏效。

3. 术后卧床休息,保持局部安静,给囊肿壁提供粘连愈合的机会。

十六、踝关节扭伤胶布固定

【适应证】

踝关节扭伤,伴严重韧带损伤者。

【术前准备】

1. 清洗干净局部皮肤。

2. 准备 4cm 宽、适当长度的普通胶布若干条。

【操作步骤】

将胶布按一定方式敷贴于踝部,小腿内侧下 1/3 起绕过足底,使足轻度外翻,胶布互相重叠宽度 1/2,再横向粘贴胶布,胶布前侧敞开(图 12-15),勿粘贴过紧以免阻碍血液循环。最后可绷带适当缠绕包扎。

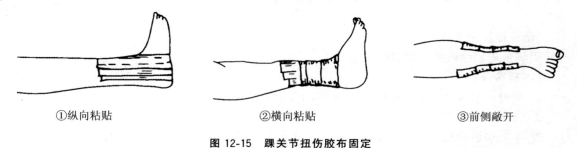

①纵向粘贴　　　　　　②横向粘贴　　　　　　③前侧敞开

图 12-15　踝关节扭伤胶布固定

【术后处理】

1. 卧床休息 2 周,抬高患肢,固定 2～3 周。

2. 适当应用抗生素,预防感染。

3. 扭伤后 24 小时内,患处可适当应用冷敷。

【经验与技巧】

1. 踝关节扭伤病理改变为关节周围韧带撕裂、出血。早期进行胶布固定可减少渗、疼痛,加快恢复过程。

2. 清洗干净皮肤,以便胶布粘贴牢固。

3. 踝部胶布固定后应卧床休息,以免固定的胶布松脱。

4. 注意局部皮肤有无起水疱、糜烂等过敏现象,如有应及时酌情处理。

5. 皮肤胶布过敏者不可应用此方法。

第*13*章

男性生殖器手术

一、包皮嵌顿手法复位术

【适应证】

阴茎包皮紧缩嵌顿早期者。

【术前准备】

1. 全身一般检查、血常规检查、凝血功能检查应属正常。

2. 清洗局部皮肤。

3. 小儿患者可适当应用镇静药。

【操作步骤】

1. 消毒铺巾　患者取仰卧位,0.1%氯己定液局部皮肤消毒,铺无菌孔巾。

2. 包皮复位　一般不用麻醉。阴茎龟头及包皮处涂少许红霉素眼膏,握住龟头部适当挤压持续数分钟使龟头肿胀减轻。将双手示指、中指分别置于包皮紧缩环以上阴茎腹侧和背侧,双手拇指指尖置于龟头顶端,按图中所示方向逐渐用力(图 13-1),使上翻包皮复位。

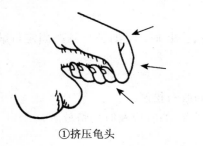
①挤压龟头

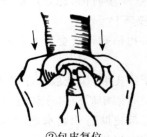
②包皮复位

图 13-1　包皮嵌顿手法复位术

【术后处理】

1. 适当休息,保持局部清洁。

2. 1:5000 高锰酸钾溶液清洗局部,每日 1 次。

【经验与技巧】

1. 包皮嵌顿由于包皮过长包皮口狭窄所致,常见于小儿玩弄阴茎引起,也可见于成年人。

长时间嵌顿影响龟头血液循环导致龟头水肿,如不及时治疗可出现龟头坏死。

2. 阴茎包皮嵌顿早期如手法复位运用得当均可成功,操作时缓慢进行,勿操之过急,否则造成龟头包皮损伤。

3. 一旦手法复位失败或龟头水肿明显估计手法复位困难者,可进行包皮背侧切开复位术。

4. 手法复位炎症消退后应进行包皮环切术,防止再次发生包皮嵌顿。

二、包皮嵌顿背侧切开复位术

【适应证】

包皮嵌顿手法复位失败或龟头水肿明显不宜进行手法复位者。

【术前准备】

1. 全身一般检查、血常规检查、凝血功能检查应属正常。

2. 清洗局部皮肤。

3. 小儿适当用镇静药。

【操作步骤】

1. 消毒铺巾　患者平卧位,0.1%氯己定液局部皮肤消毒,铺无菌孔巾。

2. 局部麻醉　0.25%～0.5%利多卡因局部浸润麻醉。

3. 切开复位　在阴茎背侧正中纵向切开上翻的包皮紧缩环,使其失去张力,徐徐下拉复位。将背侧切口横向拉开,横向间断缝合(图 13-2),小块纱布敷料妥善包扎。

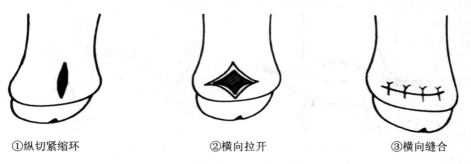

①纵切紧缩环　　　②横向拉开　　　③横向缝合

图 13-2　包皮嵌顿背侧切开复位术

【术后处理】

1. 保持局部敷料清洁干燥,酌情换药。

2. 酌情应用抗生素,预防感染。

3. 5～7 天拆除缝线。

【经验与技巧】

1. 阴茎包皮嵌顿手法复位失败或龟头水肿明显复位困难者,可进行包皮背侧切开复位术,操作简单,迅速解除卡压。

2. 包皮嵌顿时间过长已感染坏死不宜缝合切口,仅将包皮紧缩环切开减压即可,酌情局部清洁换药,直至切口愈合。

3. 术后 6 个月择期进行包皮环切术。

三、包皮环切术

【适应证】

包茎或包皮过长、反复发生包皮龟头炎。

【术前准备】

1. 全身一般检查、血常规检查、凝血功能检查应属正常。

2. 急性炎症期应适当控制感染。

3. 剃除阴毛,1:5000 高锰酸钾溶液局部清洗。

【操作步骤】

1. **消毒铺巾** 患者取仰卧位,双下肢稍向外分开。0.1%氯己定局部皮肤消毒,铺无菌孔巾。

2. **局部麻醉** 一般可用 0.25%～0.5%利多卡因局部浸润麻醉。小儿患者可酌情配合应用镇静药。

3. **包皮切除** 血管钳分别夹住包皮口 11 点、1 点、5 点和 7 点处,距冠状沟 0.5～1.0cm 剪开背侧包皮,向两侧环形切除包皮,腹侧包皮系带处至少保留 1cm。妥善止血,内外板对齐,细丝线间断缝合切口,结扎线暂不剪除,取一条细小凡士林纱布卷环周贴附创缘,结扎保护创缘,剪除多余的结扎线(图 13-3)。纱布敷料包扎,并使龟头外露。

包皮过长者为了术后包皮口外形美观,也采取阴茎中段部分外板切除(图 13-4)。

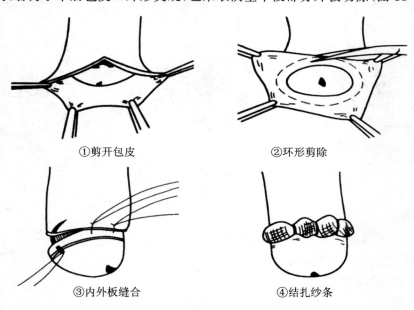

①剪开包皮　　　　　　②环形剪除

③内外板缝合　　　　　　④结扎纱条

图 13-3 包皮环切术

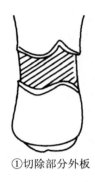　　　　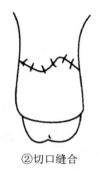

①切除部分外板　　　　　②切口缝合

图 13-4　阴茎中段部分外板切除

【术后处理】

1. 术后卧床休息对减轻局部水肿有重要作用,托起抬高阴茎也可减轻水肿。避免摩擦龟头,减轻局部疼痛。

2. 适当应用镇静药,以防阴茎勃起引起疼痛或继发出血。

3. 保持局部干燥清洁,防止尿液浸湿,如被浸湿及时更换。

4. 一般术后都有明显局部水肿,3~5 天后开始消退,切口红肿明显者可用 1:5000 高锰酸钾溶液局部清洗,每日 2 次。

5. 术后 6~8 天拆线,水肿明显切口愈合缓慢者可延至 8~9 天拆线。

【经验与技巧】

1. 包皮过长或包茎较为常见,影响阴茎发育,因冠状沟分泌物积聚易导致包皮龟头炎,故应尽早进行包皮环切术。

2. 包皮环切对预防阴茎癌起到积极作用。

3. 术中勿将包皮切除过多,系带处应保留至少 1cm,防止术后阴茎勃起包皮紧张不适。注意剪除包皮对称、适当,注意术后外形。

4. 阴茎中段部分外板切除注意设计精确,切口曲线切开,避免术后直线瘢痕。

5. 术中仔细结扎止血,防止术后出血。术后一旦渗血过多或血肿形成应立即拆除缝线,进行创面结扎止血。

四、包皮龟头粘连分离术

【适应证】

包皮龟头粘连明显或影响排尿者。

【术前准备】

1. 排尽尿液。

2. 清洗局部皮肤。

【操作步骤】

1. 消毒铺巾　患者平卧位,双下肢伸直略外展,0.1% 氯己定液局部皮肤消毒,铺无菌孔巾。

2. 局部麻醉　一般不需麻醉,必要时阴茎神经阻滞麻醉。

3. 粘连分离　术者左手适当固定龟头,缓慢向上翻起包皮至包皮龟头粘连处,血管钳夹小纱布球沿龟头表面继续向上分离至冠状沟(图 13-5),边分离边将包皮垢清理,涂少许红霉素眼膏,包皮下拉重新覆盖龟头。

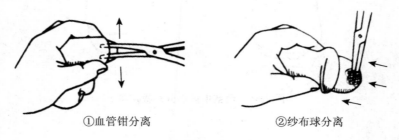

①血管钳分离　　　　　②纱布球分离

图 13-5　包皮龟头粘连分离术

【术后处理】

1. 1:5000 高锰酸钾清洗阴茎,每日 1 次,清洗时上翻包皮,清洗完毕擦拭干净,涂少许红霉素眼药膏以防粘连。

2. 愈合后注意保持局部清洁卫生,定时清洗包皮龟头,防止包皮垢存留。

【经验与技巧】

1. 包皮龟头粘连多见于 2—10 岁儿童,包皮垢积聚使包皮龟头粘连,容易并发感染,严重者影响排尿。

2. 分离粘连时手法轻柔,分离要彻底,适当涂抹红霉素眼药膏以防包皮龟头再次粘连,直至创面愈合。

3. 术后最初 1~2 天局部肿胀明显,不便上翻包皮,直接清洗即可,数天后肿胀部分消退再上翻包皮适当清洗,然后涂抹红霉素眼膏。

五、尿道外口狭窄切开术

【适应证】

尿道外口狭窄影响排尿者。

【术前准备】

1. 全身一般检查、血常规检查、凝血功能检查应属正常。

2. 排尽尿液。

3. 局部皮肤清洗。

【操作步骤】

1. 消毒铺巾　患者平卧位,0.1% 氯己定液皮肤消毒,铺无菌孔巾。

2. 局部麻醉　0.5% 利多卡因尿道外口局部浸润麻醉。

3. 切开尿道外口　阴茎腹侧纵向切开尿道外口 0.3~0.5cm,6-0 细丝线将切口两侧缘与尿道黏膜拉拢缝合,使呈"V"形(图 13-6)。

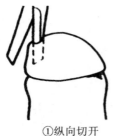
① 纵向切开

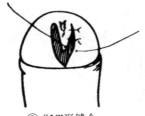
② "V" 形缝合

图 13-6　尿道外口狭窄切开术

【术后处理】

1. 适当休息。

2. 1∶5000 高锰酸钾溶液局部清洗,每日 1～2 次。

3. 术后 6～7 天切口拆线。

【经验与技巧】

1. 尿道外口狭窄为包皮龟头炎反复发作导致,尿道外口狭小排尿不畅,尿线变细。

2. 尿道外口切开不宜太小,切口愈合后尿道外口会有不同程度缩小。

3. 尿道外口切开时创面出血较多,但并无明显较大血管,切口严密缝合即可止血。

4. 局部不必包扎,保持局部清洁干燥,及时清理分泌物,预防切口感染。

六、睾丸鞘膜积液切除术

【适应证】

1. 成人睾丸鞘膜积液局部不适、活动不便。

2. 2 岁以上小儿不断增大的睾丸鞘膜积液。

【术前准备】

1. 全身一般检查、血常规检查、凝血功能检查应属正常。

2. 成人剃除阴毛。

3. 清洗术区皮肤。

【操作步骤】

1. 消毒铺巾　患者平卧位,双下肢稍分开。0.1% 氯己定液皮肤消毒,阴囊下置一球状无菌手术巾,铺无菌巾、单。

2. 局部麻醉　成人或年龄较大儿童可用 0.25%～0.5% 利多卡因(含适量肾上腺素)局部浸润麻醉,助手将阴囊皮肤绷紧、固定,将麻醉药注射于阴囊皮肤前面和两侧。小儿可用基础麻醉加局部浸润麻醉。

3. 切除睾丸鞘膜　助手继续将阴囊皮肤绷紧、固定,阴囊前面纵向 2～5cm 切口,依次切开阴囊各层,显露睾丸鞘膜壁层,沿鞘膜壁层用血管钳或手指钝性分离使与周围组织分离,切开鞘膜前壁,放出积液,移出皮肤切口外,剪除大部分鞘膜壁层,将两侧剩余鞘膜边缘向后翻转、对合,细丝线间断缝合。妥善止血,将睾丸放回阴囊,细丝线全层间断缝合阴囊皮肤切口。切口内放橡皮引流条引流(图 13-7)。

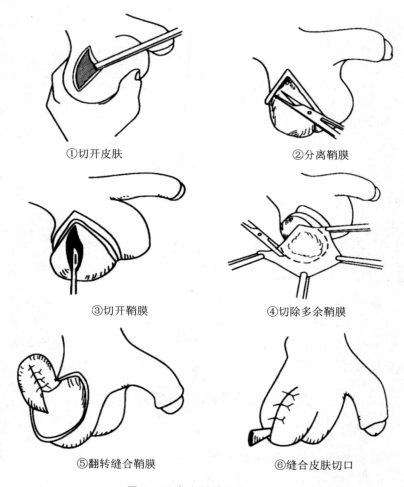

①切开皮肤　　　　　　　　②分离鞘膜

③切开鞘膜　　　　　　　　④切除多余鞘膜

⑤翻转缝合鞘膜　　　　　　⑥缝合皮肤切口

图 13-7　睾丸鞘膜积液切除术

【术后处理】

1. 平卧位,阴囊用团状布类适当垫高。

2. 酌情换药,纱布敷料渗湿及时更换,保持局部清洁干燥。

3. 酌情应用抗生素,预防感染。

4. 36～48 小时拔除引流条。

5. 术后 5～7 天拆除皮肤缝线。

6. 小儿手术后注意局部护理,避免尿液浸湿纱布敷料。

【经验与技巧】

1. 睾丸鞘膜积液可发生于任何年龄,婴幼儿多见。积液较多时阴囊增大,局部坠胀感。成人患者可门诊手术,婴幼儿患者应收住院手术。

2. 巨大睾丸鞘膜积液局部浸润麻醉时配制低浓度麻药多量注射,既可使麻醉范围广泛,分离鞘膜时无疼痛,又可增加剥离区张力,减少出血。

3. 阴囊区组织松软,术中注意严密止血,防止术后渗血形成血肿。术后如渗血较多,橡皮引流条可迟至 48 小时后拔除。

4. 阴囊皮肤具有良好的收缩性,皮肤切口缝合时不必过密,填塞橡皮引流条处松紧适当以利于引流。

七、精索静脉曲张高位结扎术

【适应证】

诊断明确的精索静脉曲张。

【术前准备】

1. 全身一般检查、血常规检查、凝血功能检查应属正常。

2. 剃除阴毛,清洗局部皮肤。

3. 适当应用抗生素,预防感染。

【操作步骤】

1. 消毒铺巾　患者平卧位,0.1%氯己定液皮肤消毒,铺无菌巾、单。

2. 局部麻醉　0.5%利多卡因(含适量肾上腺素)腹股沟局部浸润麻醉。

3. 高位结扎精索静脉　腹股沟韧带中点上方 2cm 平行腹股沟韧带切口 4～5cm,切开皮肤、皮下组织,顺纤维方向剪开腹外斜肌腱膜,不必切开皮下环,切开睾提肌,向上牵开腹内斜肌,显露精索,剪开精索鞘膜,即可见粗大的精索静脉,游离 4～5cm 并切除,上、下端结扎,并将两断端结扎在一起(图 13-8)。

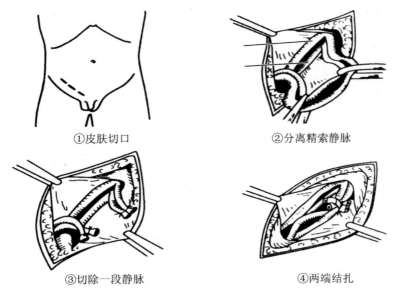

①皮肤切口　　　　　　②分离精索静脉

③切除一段静脉　　　　④两端结扎

图 13-8　精索静脉曲张高位结扎术

【术后处理】

1. 酌情应用抗生素,预防感染。

2. 术后 7 天拆线。

【经验与技巧】

1. 精索静脉曲张多发生于左侧,表现为阴囊下坠,或局部轻度疼痛,阴囊内扪及蚯蚓状肿块,平卧位时肿块可缩小。

2. 术中操作注意解剖清晰,防止输尿管损伤。

3. 阴囊内精索静脉曲张团块较大者,可将曲张静脉适当剥离切除,以减少局部血液淤积。

八、前列腺按摩术

【适应证】

1. 获取前列腺液,明确前列腺疾病诊断。

2. 慢性前列腺炎,定期按摩促使前列腺内分泌物排出,改善前列腺血液循环。

【术前准备】

1. 清洗局部。

2. 排净尿液。

【操作步骤】

1. **按摩体位** 一般取膝胸位或直立前伏位,体质虚弱者可取侧卧位。

2. **操作方法** 操作者戴手套,立于患者左侧,肛门处适当涂抹液状石蜡,右手示指指腹轻揉肛门周围,嘱患者张口呼吸放松肛门括约肌,示指缓慢伸入直肠内,摸到前列腺分别从左右两叶外侧由上而下向中线按压,再沿中线向尿道方向推挤。如此反复多次,即可有前列腺液由尿道外口滴出(图 13-9)。用于慢性前列腺炎按摩时,每次 3～5 分钟,每周 1 次,6～8 次为 1 个疗程。

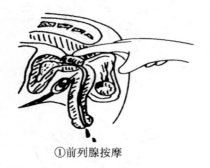 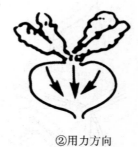

①前列腺按摩　　②用力方向

图 13-9　前列腺按摩术

【术后处理】

1. 适当休息。

2. 多饮水,加强排尿。

【经验与技巧】

1. 前列腺按摩既可用于疾病诊断,又可用于治疗,为外科医师应该掌握的一项基本操作。

2. 操作时手法轻柔、均匀,尽量减少患者不适。

3. 急性前列腺炎禁忌按摩，防止炎症扩散。

4. 怀疑结核、肿瘤患者也应禁忌按摩。

5. 按摩时应顺一定方向进行，不应往返按摩，不适当的按摩手法往往导致按摩失败。

第**14**章

肛门直肠手术

一、肛门直肠周围脓肿切开引流术

【适应证】

各种肛门直肠周围脓肿。

【术前准备】

1. 全身一般检查、血常规检查、凝血功能检查应属正常。

2. 术前 1 天流质饮食。

3. 术前 1:5000 高锰酸钾液肛门坐浴。

【操作步骤】

根据脓肿所处位置不同(图 14-1),切口及步骤也不相同。现将几种常用切开引流方法介绍如下。

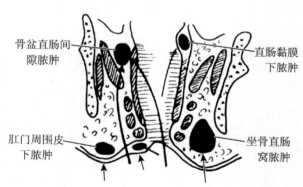

图 14-1 各种肛周脓肿(箭示引流口入路)

1. 肛周皮下脓肿切开引流   患者取截石位,0.1%氯己定液皮肤消毒,铺无菌孔巾。0.5%利多卡因局麻(含适量肾上腺素)局部麻醉,波动明显处放射状切口,长度与脓肿大小相当,切开皮肤、皮下组织至脓腔,排出部分脓液,脓腔较深时手指伸入脓腔内分离纤维隔,排尽脓液,填入凡士林纱条(图 14-2),覆盖纱布垫妥善包扎。术后适当应用镇痛药,酌情清洁换药。

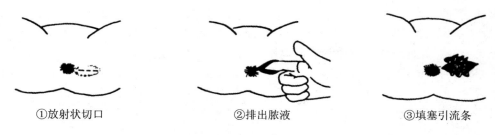

①放射状切口   ②排出脓液   ③填塞引流条

图 14-2　肛周皮下脓肿切开引流

2. 直肠黏膜下脓肿切开引流　患者取膝胸卧位或截石位,0.1%氯己定液肛门会阴部消毒,铺无菌孔巾。一般不必麻醉,必要时可用 0.5%利多卡因局部浸润麻醉。两只拉钩或肛门镜扩开肛门,显露脓肿,脓肿隆起处纵向切口,血管钳钝性分离扩大切口放出脓液,剪除周围边缘部分黏膜以利于引流,如无渗血不必填塞引流物(图 14-3)。

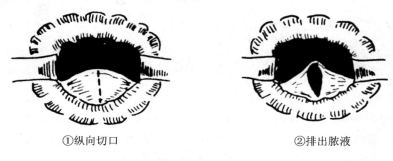

①纵向切口   ②排出脓液

图 14-3　直肠黏膜下脓肿切开引流

3. 坐骨直肠窝脓肿切开引流　患者取截石位,0.1%氯己定液肛门周围皮肤消毒,铺无菌孔巾。0.5%利多卡因(含适量肾上腺素)局部浸润麻醉。肛门旁波动或肿胀明显处弧形切口,切开皮肤、皮下组织,血管钳钝性分离或手指伸入脓腔朝向肛门直肠方向分离(图 14-4),排尽脓液,放入凡士林纱条引流。

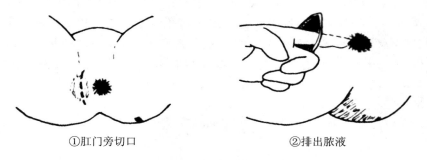

①肛门旁切口   ②排出脓液

图 14-4　坐骨直肠窝脓肿切开引流

4. 骨盆直肠间隙脓肿切开引流　患者取截石位或膝胸卧位,0.1%氯己定液消毒肛门周围皮肤,铺无菌孔巾。0.5%利多卡因(含适量肾上腺素)肛门周围注射麻醉,麻药中加入适量肾上腺素。以下两种方法供选择。

(1)肛门外引流:距肛门 3cm 后外侧弧形平行切口(图 14-5),切口足够大,切开皮肤、皮下组织,血管钳与肛管直肠纵轴平行分离进入脓腔,排出脓液。位于肛提肌以上脓肿顺纤维方向将肛提肌分开。其他步骤参阅坐骨直肠窝脓肿切开引流术。

(2)直肠内引流:高位肛提肌以上的脓肿,经肛诊证实脓肿突向肠腔者。操作步骤与直肠黏膜下脓肿引流术基本相同,脓腔内可填凡士林纱条并通过肛门外露(图 14-6)。直肠内引流者术后 1～2 天扩开肛门观察直肠内引流情况,必要时再重新放入凡士林纱条。

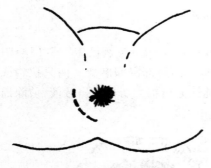

图 14-5　肛门外切口

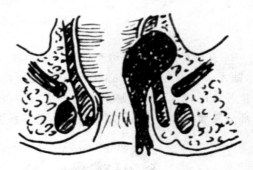

图 14-6　直肠内引流

【经验与技巧】

1. 肛门直肠周围脓肿,简称肛周脓肿。多源于肛窦炎纵深发展,继而形成肛门直肠周围脓肿。脓肿破溃或切开引流后一般不会痊愈,最终形成肛瘘,因此肛窦炎-肛管直肠周围脓肿-肛瘘三者之间具有密切关系,某种意义上可以看作一种疾病发展的不同阶段。

2. 术后 2 天开始换药,以后根据情况酌情决定换药间隔时间。

3. 保持大便通畅,必要时可适当口服缓泻药。

4. 直肠内引流者术中注意妥善止血,防止发生直肠内出血。

5. 术后 1∶5000 高锰酸钾液坐浴,每次 5～10 分钟,每日 2 次,排便前后分别增加一次。

6. 肛管直肠周围脓肿切开引流是最有效的方法,任何抗生素应用不能代替手术切开引流。

7. 切开引流切口勿太小,换药时填塞引流物要得法,防止创口过早闭合引流不畅。

8. 肛门直肠周围脓肿多数由肛窦炎引起,位置较低的肛门周围脓肿切开引流时如能寻及肠腔内的内口,可将脓肿腔及内口一次性贯通切开,彻底敞开引流,以达到一期愈合。

9. 肛门直肠脓肿切开引流术后往往形成慢性肛瘘,2～3 个月后可进行肛瘘切开或切除术。

二、肛瘘手术

【适应证】

1. 诊断明确的肛瘘。

2. 排除结核性瘘管。

【术前准备】

1. 全身一般检查、血常规检查、凝血功能检查应属正常。

2. 术前 1 天流质饮食,保持大便通畅,临术前排便。

3. 清洗干净局部皮肤。

4. 术前肛门直肠指诊,排除直肠肿瘤。

【肛瘘位置】

肛瘘是肛门周围皮肤与肛管或直肠相通的病理性管道,为肛门直肠周围脓肿破溃或手术切开引流后遗留。主要表现肛门周围皮肤潜在外口,脓性分泌物流出,有时外口暂时闭合隔一定时间后再次破溃,如此反复发作。

按瘘管位置分为低位瘘、高位瘘。瘘管位于外括约肌深部以下为低位瘘,深部以上为高位瘘(图 14-7)。

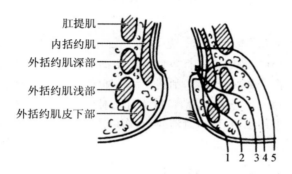

图 14-7　肛瘘位置(1、2、3 为低位瘘、4、5 为高位瘘)

【操作步骤】

1. **肛瘘挂线术**　适于距肛门 3~5cm 内的低位瘘。患者侧卧位,瘘管周围注射 0.5% 利多卡因(含适量肾上腺素)局部浸润麻醉。探针插入瘘管外口,至内口处穿入直肠内,示指伸入肛门内触摸探针头端从肛门口拉出。将橡皮条系于探针头端,从外口处拔出探针使橡皮条随之穿过瘘管,提起橡皮条两端,切开瘘管内、外口之间皮肤,适当收紧橡皮条,丝线双重结扎(图 14-8),切口处覆盖凡士林纱条,臀间沟放置纱布敷料隔开包扎。术后 1:5000 高锰酸钾液肛门坐浴,每日 1~2 次,尽量保持局部清洁、干燥。随时间延长橡皮条逐渐将组织切割,瘘管随之愈合。

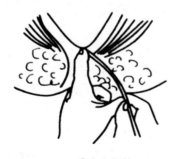

①穿出探针

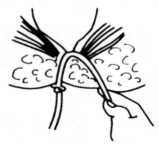

②系橡皮条

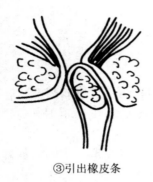

③引出橡皮条

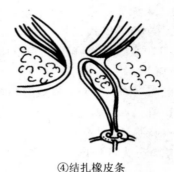

④结扎橡皮条

图 14-8　肛瘘挂线术

2. 肛瘘切开术　适于大多数低位瘘。患者适当卧位,0.5%利多卡因(含适量肾上腺素)局部浸润麻醉。有槽探针自外口顺管道走行方向插入至内口再设法穿出肛门,插入探针时示指伸入肛门内引导,沿探针走向全部切开瘘管,刮匙搔刮干净肉芽组织,剪除适量创口边缘皮肤,创口呈底小口大"V"字形(图 14-9)。伤口不缝合,放入凡士林纱布,适当压迫止血即可。术后每日清洁换药 1 次,换药前先行肛门坐浴,然后清洁换药,伤口内充填凡士林纱条,直至伤口愈合。

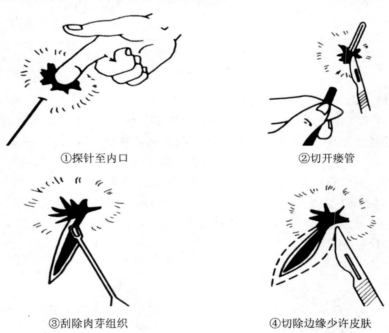

①探针至内口　　　　　　　　②切开瘘管

③刮除肉芽组织　　　　　　　④切除边缘少许皮肤

图 14-9　肛瘘切开术

3. 肛瘘切除术　适用于管道纤维化较严重的低位肛瘘。患者取适当体位,0.5%利多卡因(含适量肾上腺素)局部浸润麻醉。插入探针寻找内口,先做瘘管切开,沿切开的瘘管周围切开皮肤、皮下组织,组织钳夹住瘘口及管道,逐渐向肛门方向解剖分离,将瘘管及其周围瘢痕组织全部切除(图 14-10),伤口敞开,放入凡士林纱条。

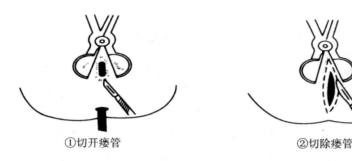

①切开瘘管　　　　　　　　　　②切除瘘管

图 14-10　肛瘘切除术

4. 肛瘘部分切除挂线术　适用于高位肛瘘。手术切除瘘管外端部分,再用挂线方法操作穿过肛管直肠环瘘管部分。手术分期进行。

(1)第一期手术:插入探针,寻及内口,判断探针位置与肛管直肠环的关系,围绕外口处做梭形切开皮肤、皮下组织,组织钳夹住外口处,向直肠方向解剖分离至肛管直肠环处,切除已分离的瘘管外部,切断肛门外括约肌皮下部和浅部,然后粗丝线穿入瘘管未切除部分,由内口穿出,环绕肛管直肠环挂线结扎,但不扎紧。

(2)第二期手术:待外部伤口愈合后,进行第二期手术,沿原结扎粗丝线于直肠内切开剩余瘘管和肛门直肠环,因此时外括约肌浅部已经愈合维持肛门括约功能,一般不会造成肛门失禁。

【术后处理】

1. 卧床休息,进食稀软食物。

2. 酌情口服果导片或其他缓泻剂,保持大便通畅。

3. 1:5000 高锰酸钾液肛门坐浴,每日 2 次。

4. 必要时酌情应用抗生素,预防感染。

5. 适当应用镇痛药。

【经验与技巧】

1. 仔细检查明确肛瘘类型,根据瘘管类型采取适当手术方法。高位肛瘘应分次手术,不可将肛门括约肌一次性全部切断,以免引起肛门失禁。

2. 复杂肛瘘正确找到内口,务必全部切开所有瘘管,彻底敞开引流,是手术成功的关键。

3. 肛瘘术后注意换药方法正确,始终保持创口底小口大,防止创口过早闭合再次形成瘘管。

4. 低位肛瘘挂线术由于橡皮条的持续束勒作用,可出现不同程度疼痛,加之疗程较长,因此目前治疗低位肛瘘已较少应用,取而代之的是肛瘘切开术或肛瘘切除术。

三、内痔手术

【适应证】

1. 诊断明确的各期内痔,经非手术疗法无效者。

2. 术前肛门直肠指诊,务必排除直肠肿瘤。

【术前准备】

1. 全身一般检查、血常规检查、凝血功能检查应属正常。

2. 术前 1 天流质饮食。

3. 番泻叶 20g,代茶饮,以使肠道清洁。

4. 术前 1 天口服庆大霉素 8 万 U,每日 2 次。

【痔的分类】

内痔是直肠上静脉丛曲张扩大形成痔块。主要表现为无痛性排便出血。一般将痔分为三类(图 14-11),单纯排便出血为 Ⅰ 期内痔;排便出血伴痔块突出便后痔块自行还纳为 Ⅱ 期内痔;排便出血伴痔块突出便后不能自行还纳为 Ⅲ 期内痔。

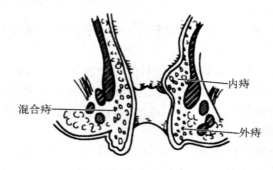

图 14-11 痔的分类

【操作步骤】

1. 单纯结扎法 适于Ⅰ、Ⅱ期内痔。患者取适当体位,0.1％氯己定皮肤消毒。肛缘处 0.5％利多卡因(含适量肾上腺素)局部浸润麻醉,也可肛门周围区域阻滞麻醉。肛门镜扩开肛门,显露直肠下段及痔块,0.1％氯己定液消毒肛管直肠下段,弯血管钳夹住痔块根部,圆针丝线贯穿缝扎痔块根部上方黏膜下血管,妥善结扎,剪除结扎线远侧痔块(图 14-12)。缝扎痔块根部上方时务必缝挂住痔块上方黏膜下血管,注意结扎线松紧适度,防止结扎不牢或脱落引起出血。

2. 切除结扎法 适用于Ⅱ、Ⅲ期内痔。患者取适当体位,局部皮肤消毒。0.5％利多卡因(含适量肾上腺素)肛门周围区域阻滞麻醉。术者双手示指伸入肛门内扩肛使肛管松弛,肛门镜显露直肠下段及痔块,0.1％氯己定液消毒,血管钳夹住痔块根部,梭形切开黏膜,解剖剥离曲张的静脉团,于根部圆针丝线贯穿缝扎,再切除静脉团,切口上端缝合 1～3 针,下端不缝合

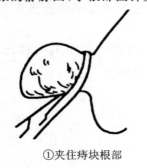
①夹住痔块根部

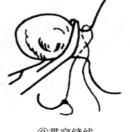
②贯穿缝线

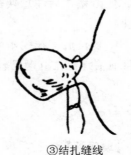
③结扎缝线

图 14-12 内痔单纯结扎法

（图 14-13）。为了防止术中出血，也可先于痔块根部上方圆针丝线缝扎通向痔块的血管，然后再于痔块根部梭形切口，剥离切除曲张的静脉团块。

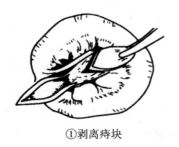 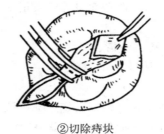 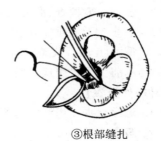

①剥离痔块　　　　　　　　②切除痔块　　　　　　　　③根部缝扎

图 14-13　内痔切除结扎法

【术后处理】

1. 卧床休息，进食稀软食物。

2. 酌情口服酚酞片或其他缓泻药，保持大便通畅。

3. 1:5000 高锰酸钾溶液肛门坐浴，每日 2 次。

4. 必要时酌情应用抗生素预防感染。

5. 适当应用镇痛药。

【经验与技巧】

1. 良好麻醉是做好手术的保证，只有麻醉效果好，术野才能充分暴露，便于手术操作。

2. 术中妥善结扎止血，缝扎痔块根部上方时一定缝挂住痔块上方黏膜下血管，结扎松紧适度，防止结扎线滑脱，也应避免结扎线过紧组织切割致继发性出血。

3. 由于肛门括约肌收缩作用术后出血一般反流肠腔内，储存于壶腹，往往出血达到一定程度出现便意才排出大量血便，为了及早发现这种"隐性"出血，手术结束时肠腔内放置一硅胶管，术后一旦出血尽早处理。一般说来，门诊患者术后应留院观察 1～2 天，一旦发生出血或其他并发症可及早发现、及时处理。

4. 由于手术刺激麻醉作用或原有前列腺肥大，部分患者术后可出现尿潴留，应及早唤起患者尿意。发生尿潴留可导尿，必要时留置尿管，适当应用泌尿系统抗菌药，预防泌尿系感染。

5. 术后肛门功能锻炼可改善局部血液循环，减少痔静脉淤血，增加肛门括约肌的收缩和舒张能力，避免和减少痔复发。肛门功能锻炼主要包括肛门收缩运动和肛门提升运动。

6. 痔是最常见肛管直肠疾病，主要症状为排便出血，不少医师遇到排便出血就诊者首先想到本病可能。有些直肠癌早期患者也是以排便出血就诊，如果忽视了肛门指诊极易造成漏诊误诊，故临床对排便出血患者应常规进行直肠指诊检查（肛裂者可以除外）。80% 的直肠癌可在直肠指诊中发现，"一指值千金"就是这个道理。

四、混合痔手术

【适应证】

1. 诊断明确的混合痔，经非手术疗法无效。

2. 术前肛门直肠指诊,务必排除直肠肿瘤。

【术前准备】

1. 全身一般检查、血常规检查、凝血功能检查应属正常。

2. 术前 1 天流质饮食。

3. 番泻叶 20g,代茶饮,以使肠道清洁。

4. 术前 1 天口服庆大霉素 8 万 U,每日 2 次。

【操作步骤】

1. 消毒铺巾　患者取适当体位,0.1%氯己定局部皮肤消毒,铺无菌孔巾。

2. 局部麻醉　0.5%利多卡因(含适量肾上腺素)痔块部周围浸润麻醉。

3. 外切内扎　混合痔一般采取外切内扎手术方法。肛缘外痔块处"V"形切口,解剖剥离直至痔块基底,逐渐延伸至齿状线以上,血管钳夹住痔块根部,痔块上方贯穿缝扎痔上动脉区,注意确实缝扎痔块上方黏膜下血管,结扎松紧适当,然后将已剥离的痔块切除,妥善缝扎止血,切口外端不须缝合(图 14-14)。

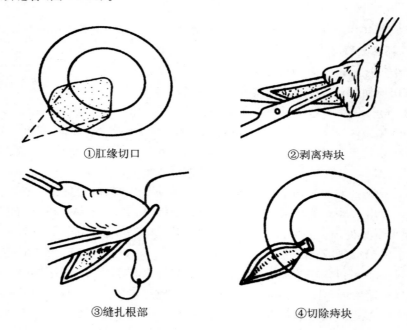

①肛缘切口　　②剥离痔块
③缝扎根部　　④切除痔块

图 14-14　混合痔切除术

【术后处理】

1. 卧床休息,进食稀软食物。

2. 酌情口服酚酞片或其他缓泻药,保持大便通畅。

3. 1:5000 高锰酸钾肛门溶液坐浴,每日 2 次。

4. 酌情应用抗生素,预防感染。

5. 适当应用镇痛药。

【经验与技巧】

1. 混合痔,又称中间痔,是直肠上下静脉丛共同曲张扩大形成的痔块,位于齿线上下,其表面上部为直肠黏膜,下部为肛管皮肤。早期症状为排便出血,中晚期则为排便出血和痔块出现。

2. 痔块上方贯穿缝扎痔上动脉区 2 针,务必缝扎痔块上方黏膜下血管,可明显减少术中出血,保持术野清晰,但结扎应松紧适度,防止过松达不到止血作用,过紧切割组织坏死脱落引起继发性出血。

3. 严重混合痔环周状翻出,手术时不可一次全部环状切除,防止切除范围过大愈合后环周瘢痕形成肛门狭窄。

4. 术后保持大便通畅,否则粪便硬结大便困难影响肛门切口愈合,预防医源性肛裂。

五、外痔手术

【适应证】

1. 血栓性外痔。

2. 结缔组织性外痔。

【术前准备】

1. 全身一般检查、血常规检查、凝血功能检查正常。

2. 术前 1 天流质饮食,保持大便通畅。

3. 肛门坐浴,清洗干净局部皮肤。

【操作步骤】

1. 消毒铺巾　患者取适当体位,0.1%氯己定液局部皮肤消毒,铺无菌孔巾。

2. 局部麻醉　0.5%利多卡因痔块周围浸润麻醉。

3. 切除痔块　血栓性外痔时于痔块处切开皮肤,取出血块,切口一般不必缝合,放入油纱条填塞止血即可。结缔组织性外痔手术时围绕肿物根部梭形切开皮肤、皮下组织,连同肿物一并切除,创面可开放,也可缝合。对小的结缔组织外痔(如皮赘),也可用剪刀于基底部直接、快速剪除,纱布敷料压迫止血即可。

【术后处理】

1. 适当卧床休息,进食稀软食物。

2. 继续保持大便通畅。

3. 1∶5000 高锰酸钾溶液坐浴,每日 2 次。

【经验与技巧】

1. 外痔为直肠下静脉丛曲张扩大形成的痔块,位于齿线以下,表面为肛管皮肤。单纯曲张性外痔表现为肛门部软性肿块,具有压缩性,一般不需要手术治疗。炎症性外痔时肛门部疼痛不适、肿胀、下坠等,通常也不进行手术治疗。

2. 血栓性外痔起病较急,为用力排便时肛门缘出现小血肿,紫红色、疼痛明显,为了尽快减轻患者痛苦,一般尽快手术切开取出血栓。手术时仅于痔块表面皮肤注射适量麻药即可。

3. 结缔组织性外痔为肛缘不同形状的皮赘样肿物,一般不需手术治疗,如反复并发感染,则须手术切除。

六、肛裂切除术

【适应证】

诊断明确的慢性肛裂。

【术前准备】

1. 全身一般检查、血常规检查、凝血功能检查应属正常。

2. 术前 1 天流质饮食。

3. 番泻叶 20g,代茶饮,以使肠道清洁。

【操作步骤】

1. 消毒铺巾 患者取适当体位,充分显露肛门,0.1％氯己定液局部皮肤消毒,铺无菌孔巾。

2. 局部麻醉 0.5％利多卡因裂口处局部浸润麻醉。

3. 肛裂切除 肛门镜扩开肛门显露肛裂,0.1％氯己定液消毒肠腔内,以裂口为中心行梭形切口,全部切除裂口(包括肥大的肛乳头及其基底部瘢痕组织),直至显露内括约肌最下部分纤维,垂直切断环行纤维约 1.5cm(图 14-15),必要时将内括约肌最下部纤维及外括约肌皮下组纤维同时垂直切断,注意不要斜行。

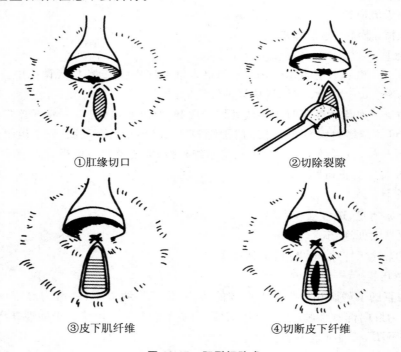

①肛缘切口　②切除裂隙

③皮下肌纤维　④切断皮下纤维

图 14-15　肛裂切除术

【术后处理】

1. 适当卧床休息,进食稀软食物。

2. 保持大便通畅。

3. 酌情应用镇痛药。

4. 1:5000 高锰酸钾溶液肛门坐浴,每日 2 次。

【经验与技巧】

1. 肛裂为常见肛门部疾病之一,病理改变为齿线以下肛管皮肤破裂形成圆形或梭形裂口,表现为肛门疼痛、排便后出血。急性新鲜肛裂如得不到治疗可形成慢性肛裂。

2. 术中适当切断肛门部肌纤维是解除肛门痉挛性疼痛的关键,为了保证手术效果,必要时可切除部分肌纤维。

3. 术后保持大便通畅是保证创口及时愈合的关键,否则影响切口愈合,形成医源性肛裂。

七、低位直肠息肉切除术

【适应证】

诊断明确的低位直肠息肉。

【术前准备】

1. 全身一般检查、血常规检查、凝血功能检查正常。

2. 术前 1 天流质饮食,临术前排便。

【操作步骤】

1. 消毒铺巾　患者取适当体位,充分显露肛门,0.1%氯己定液局部皮肤消毒,铺无菌孔巾。

2. 局部麻醉　一般不用麻醉,肛门括约肌过度紧张者,也可肛门周围阻滞麻醉下进行手术。

3. 切除息肉　肛门镜缓慢插入显露直肠下端,0.1%氯己定液消毒肛门部及直肠腔内,充分显露息肉,卵圆钳夹住息肉,轻轻向外牵拉,于息肉蒂根部贯穿缝扎 2 次,然后切除息肉(图14-16)。如息肉的根部较广,可于基底部扩大切除,间断缝合黏膜切口。

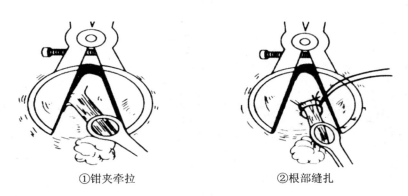

①钳夹牵拉　　　　②根部缝扎

图 14-16　低位直肠息肉切除术

【经验与技巧】

1. 直肠息肉为直肠黏膜组织炎性突起,可发生于任何年龄和性别,多见于儿童。表现为便血,血迹附于粪便表面,不与粪便相混,排便时可见红色肿物自肛门脱出,排便完毕后自行缩回,严重者必须用手托起纳入肛门。

2. 低位直肠息肉需与内痔鉴别,只有明确诊断才能选择恰当的手术方法。

3. 肛门括约肌过度紧张者,也可肛门周围阻滞麻醉下进行手术,以便息肉显露清晰。

4. 处理息肉蒂部时要注意妥善贯穿结扎,防止结扎线滑脱引起继发性出血。

5. 切下的息肉组织必须做病理检查。

第**15**章

皮肤及其他手术

一、腋臭切除术

【适应证】

1. 年龄超过 18 岁,异臭味较大的腋臭症,影响交际,思想负担较重者。

2. 腋臭症经药物、激光、冷冻、注射或其他治疗效果不佳。

【术前准备】

1. 全身一般检查、血常规检查、凝血功能检查应属正常。

2. 术前 15 天局部不用任何药物。

3. 腋窝皮肤无湿疹,无慢性炎症。

4. 剪短腋毛,根据不同手术方法标记出切口及皮下剥离范围。

【操作步骤】

腋臭症手术治疗方法多种,现介绍两种,方法如下。

1. **传统梭形皮肤切除法** 患者平卧于手术台,术侧肩部垫高 30°,上肢外展,前臂上举置于头顶部,腋窝自然变浅,腋毛区边缘画梭形切口线,0.5% 碘伏皮肤消毒,铺无菌孔巾。0.5% 利多卡因(含适量肾上腺素)局部浸润麻醉。沿切口线切除梭形皮肤及皮下组织,两侧皮下适当潜行剥离以便切口缝合时减轻张力,妥善止血,拉拢切口缘间断缝合(图 15-1)。切口内放置橡皮条引流。同法完成对侧操作。双腋窝覆盖厚层棉垫,肩后"8"字弹力绷带妥善加压包扎。

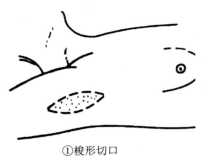

①梭形切口

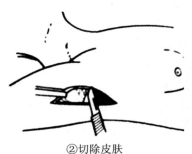

②切除皮肤

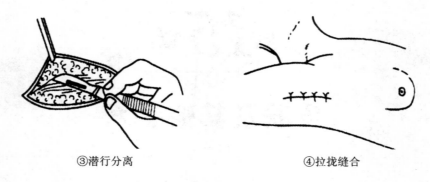

③潜行分离 ④拉拢缝合

图 15-1 腋臭传统梭形皮肤切除术

2. 皮肤切除＋真皮下剥离法　患者平卧于手术台,肩部垫高 30°,上肢外展,前臂上举置于头顶部,腋窝自然变浅,腋窝顶部顺皮纹画梭形实线切除区,再沿腋毛边缘画虚线真皮下剥离区(图 15-2)。0.5％碘伏皮肤消毒,铺无菌孔巾。0.5％利多卡因(含适量肾上腺素)局部浸润麻醉。沿实线梭形切除皮肤、皮下组织,虚线区皮下浅层剥离皮瓣,手指翻转皮瓣并用剪刀剪除全部脂肪及部分真皮深层,目的是去除汗腺及毛囊,妥善止血,间断缝合皮肤切口(图 15-2)。同法完成对侧操作。双腋窝覆盖厚层棉垫,利用肩后横"8"字妥善加压包扎固定。

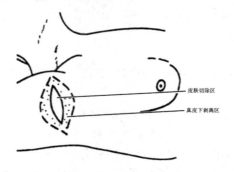

皮肤切除区

真皮下剥离区

图 15-2 切除腋顶皮肤＋周围真皮下剥离

【术后处理】

1. 术后适当休息,限制双上肢活动至关重要,生活起居需有陪人协助。

2. 适当应用镇痛药。

3. 酌情应用抗生素。

4. 术后 36～48 小时首次换药,去除引流条,观察局部血供。

5. 根据不同的手术方法,确定拆线时间。一般说来,传统梭形皮肤切除法术后 8～9 天拆线;皮肤部分切除真皮下剥离法术后 9～12 天拆线。

6. 保持局部干燥,防止腋窝部出汗,防止切口皮肤浸渍引起感染。

【经验与技巧】

1. 腋臭为腋窝大汗腺分泌物经细菌酵解后产生异臭的结果。大汗腺主要分布在腋毛区真皮层内,可深达皮下脂肪。

2. 治疗腋臭的原理是破坏或去除大汗腺。药物、激光、局部注射、局部脂肪抽吸等方法均不能有效破坏或去除腋窝大汗腺。目前为止,手术方法治疗腋臭是最彻底的方法。

3. 传统梭形皮肤切除法沿用已久,可以彻底切除腋毛区皮肤,效果可靠。但皮肤切除后切口缝合张力较大,切口容易感染,腋窝遗留瘢痕明显,影响上肢抬举和美观,目前已经较少采用。

4. 皮肤切除＋真皮下剥离法,切除腋窝大汗腺分布最集中的部分,周围真皮层剥离剪除大汗腺组织,效果可靠,切口顺应腋横纹,术后瘢痕不明显,局部外形美观。

5. 皮肤切除＋真皮下剥离法,切口两侧剥离区域实际为全厚皮片,术后血液供应来自两方面,一是赖于真皮内毛细血管网;二是术后皮片紧密贴敷于创面基底,依靠吸取创面营养垂直供血维持皮片成活。该手术方法技术要求较高,应确保切口两侧剥离皮片区成活,剥离范围不宜过大,防止皮片坏死。

6. 术后适当休息,限制局部活动,对于防止切口出血,促进剥离区皮片粘连愈合,预防感染非常重要。同时应防止局部出汗,预防切口感染。

二、皮肤色痣切除术

【适应证】

1. 单纯皮肤黑痣。

2. 色痣突然增大,颜色加深、感染破溃者应尽快扩大切除。

【术前准备】

1. 全身一般检查、血常规检查、凝血功能检查应属正常。

2. 清洁局部皮肤。

3. 怀疑恶变者必要时做快速病理检查准备。

【操作步骤】

1. 消毒铺巾　患者取适当体位,0.5%碘伏皮肤消毒,铺无菌孔巾。

2. 局部麻醉　0.5%利多卡因(含适量肾上腺素)局部浸润麻醉或色痣周围阻滞麻醉。

3. 切除黑痣　距痣缘 1～2mm 顺皮纹方向梭形切口,怀疑恶变者最近应距痣缘 5mm 以上梭形切口,切开皮肤、皮下组织,将黑痣连同皮下组织一并切除,妥善止血,间断缝合切口(图 15-3)。

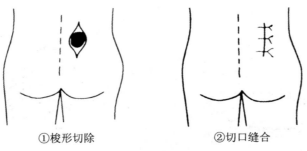

①梭形切除　　　　　　②切口缝合

图 15-3　皮肤色痣切除术

面部皮肤色痣较影响容貌,面积较小者切除后直接缝合,面积较大者切除直接缝合往往出现较明显瘢痕或凹陷,可酌情选用皮下蒂皮瓣移植修复,参阅有关皮瓣移植章节。

【经验与技巧】

1. 皮肤色痣,又称色素痣。由含色素的痣细胞构成的最常见皮肤良性肿瘤,全身各处均可发生,多见于面、颈、背部。小者直径1～2mm,大者直径可数厘米或更大。有的长毛,称为毛痣或黑毛痣。少数黑痣可恶变为恶性黑素瘤。

2. 切除范围大小适当,注意无创技术操作,裸露部位尤应注意术后外形美观。

3. 注意无瘤操作技术,防止伤及或切入痣组织,避免痣细胞种植复发。

4. 位于皮肤浅层面积较小的色痣可用高频电灼或冷冻祛除,皮肤深层面积较大者忌用高频电灼或冷冻疗法,以免组织坏死脱落留下明显瘢痕。

5. 高度怀疑黑痣恶变或快速病理检查证实为恶性黑素瘤者,应立即改变治疗方案,进行扩大切除或其他相应手术。

6. 术前怀疑恶变者勿部分切除活检术,不要分次切除缝合术,以免病变发生扩散。

7. 面部、手足、外阴等易摩擦部位色痣应尽早切除。

三、皮脂腺囊肿切除术

【适应证】

1. 皮脂腺囊肿无感染者。

2. 皮脂腺囊肿合并感染应待炎症控制后再行手术切除。

【术前准备】

1. 全身一般检查、血常规检查、凝血功能检查正常。

2. 清洗干净术区皮肤。

【操作步骤】

1. 消毒铺巾　患者取适当体位,常规术区皮肤消毒,铺无菌孔巾。

2. 麻醉　局部浸润麻醉。注意注入药液的层次主要为皮内,肿物基底可少量注入。

3. 切除肿物　以囊肿表面的黑点或小凹处为中心,沿皮纹做适当大小的梭形皮肤切口,长度以能将囊肿完整切除为度。切开皮肤、显露肿物囊壁,用血管钳或剪刀于囊壁外逐渐钝性分离直至将囊肿全部显露、切除。冲洗切口,间断缝合皮肤切口。若腔隙较大,适当安放橡皮条引流(图15-4)。

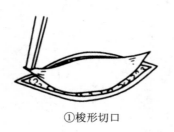
①梭形切口

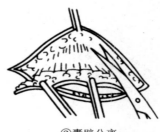
②囊壁分离

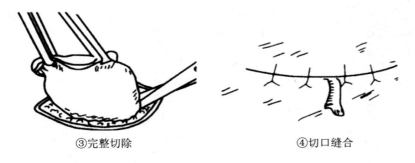

③完整切除　　　　　　　　　　　④切口缝合

图 15-4　皮脂腺囊肿切除术

【术后处理】

1. 适当休息,保持局部清洁、干燥。

2. 酌情应用抗生素预防感染。

3. 安放引流条者术后 24～48 小时拔除。

4. 术后 5～7 天拆除缝线。

【经验与技巧】

1. 皮脂腺囊肿是皮脂腺开口阻塞皮脂潴留而形成。囊内充满分解脱落的细胞及皮脂,为豆腐渣样或白色半流状体,易继发感染。表现为皮肤肿物界限清楚,大部分埋在皮肤和皮下组织内,表面皮肤粘连,基底活动,肿块中央常可见针眼状皮肤小凹为皮质腺开口处。

2. 遵循顺皮纹、顺皱纹、顺轮廓的原则选择切开方向。

3. 皮脂腺囊肿虽非肿瘤疾病,但将囊壁残留有可能术后复发,故应将囊壁全部彻底切除干净。

4. 术中万一囊壁破裂应小心用血管钳夹住破口,擦净流出物,继续完成手术。

5. 囊壁周围如有粘连可用剪刀仔细锐性分离,并可适当扩大切除范围。

四、脂肪瘤切除术

【适应证】

1. 诊断明确的脂肪瘤。

2. 位于肩部的皮下肿块需与肩部脂肪垫鉴别,后者为长期肩挑重物致肩部脂肪组织浸润性增厚,不需要手术切除。

【术前准备】

1. 全身一般检查、血常规检查、凝血功能检查应属正常。

2. 清洗干净局部皮肤。

3. 肿瘤较大者,适当应用抗生素。

【操作步骤】

1. 皮肤消毒　患者取适当体位,0.5%碘伏术区皮肤消毒,铺无菌巾、单。

2. 局部麻醉　0.5%利多卡因(含适量肾上腺素)局部浸润麻醉。

3. 切除肿瘤　以肿块为中心皮肤切口,切开皮肤、皮下组织,血管钳钝性分离淡黄色肿块,一般有完整薄层半透明包膜,包膜外钝性分离直至将整个肿瘤切除,肿瘤较大位置较深时可用示指于包膜外钝性分离,注意防止遗留部分瘤体,妥善止血,间断缝合皮肤切口,适当放置引流物(图 15-5)。纱布敷料加压包扎。

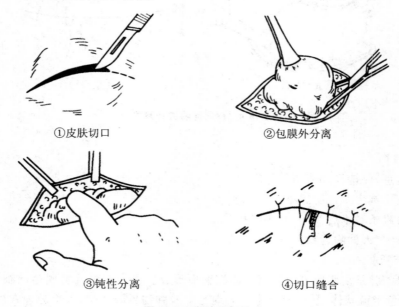

①皮肤切口　　　　　　　　②包膜外分离

③钝性分离　　　　　　　　④切口缝合

图 15-5　脂肪瘤切除术

【术后处理】

1. 适当休息。

2. 术后 24～48 小时拔除切口内引流物。

3. 6～8 天拆除切口缝线。

【经验与技巧】

1. 脂肪瘤是较常见皮下组织内良性肿瘤,肥胖者发生率较高。表现为皮下扪及无痛性肿物,边缘清晰,分叶状,可推移,有的轻微疼痛,可多部位同时发生。多发生于四肢及躯干皮下组织内,有时也可发生于肌肉、筋膜下等深部组织的脂肪层。

2. 脂肪瘤包膜菲薄,有时与正常脂肪组织界限不清,切除不彻底术后复发。因此,遇有肿瘤界限不清时宁可切除少许正常脂肪组织。

3. 不要误将肩部脂肪垫作为脂肪瘤进行手术,否则肩部遗留瘢痕,影响功能。

4. 脂肪瘤多发者可分次切除,每次切除 3～5 个为宜,首选切除疼痛、体积大、影响美观的肿瘤。

五、神经纤维瘤切除术

【适应证】

1. 单发周围神经纤维瘤。

2. 多发神经纤维瘤疼痛或瘤体较大有碍美观者。

【术前准备】

1. 位于神经干的肿瘤,应向家属特别交代术后可能出现相应区域内感觉或功能障碍。

2. 清洗局部皮肤。

3. 局部医学摄影,保存病历。

【手术步骤】

1. 消毒铺巾　患者取适当体位,0.5％氯己定液术区皮肤消毒,铺无菌巾、单。

2. 局部麻醉　0.5％利多卡因(含适量肾上腺素)局部浸润麻醉。

3. 切除肿瘤　沿肿瘤长轴切开皮肤、皮下组织,分离达肿瘤,肿瘤呈灰白色,质较硬。血管钳进一步分离肿瘤周围,完整切除瘤体。如发现瘤体上下端有较粗大的神经纤维相连,应仔细将神经游离,并予以保留。如神经纤维不能被解剖游离,可切断上、下端神经,然后做端端吻合。妥善止血,逐层缝合皮下组织及皮肤。必要时切口内放橡皮条引流。

【术后处理】

1. 适当休息,位于四肢者做应抬高患肢。

2. 酌情应用抗生素。

3. 术后 24～48 小时拔除切口内引流物。

4. 6～7 天拆除切口缝线。

【经验与技巧】

1. 神经纤维瘤是体表常见良性肿瘤,可发生在周围神经末梢,也可发生在神经干上,可单发也可多发。表现为皮肤或皮下圆形或结节状肿块,可有压痛,多发者伴皮肤褐色斑。发生于神经末梢的肿瘤较易切除,发生于神经干的肿瘤切除难度较大。

2. 单发的神经纤维瘤,一经确诊宜及早手术切除。

3. 多发神经纤维瘤很难一次全部切除,可对疼痛、瘤体较大、影响功能和有碍美观者选择性切除。

4. 位于颈部的神经纤维瘤,术前应做局部 CT 检查,了解肿瘤与周围血管、神经的解剖关系。术中仔细解剖、分离,防止损伤重要血管、神经。

5. 神经纤维瘤周围往往伴有较粗大的血管,术中应妥善结扎止血,避免术后血肿形成。

六、海绵状血管瘤切除术

【适应证】

1. 局限性海绵状血管瘤。

2. 经常破溃、出血、感染的血管瘤,应清洁换药,待炎症控制创面干燥后再行手术切除。

3. 范围较广的海绵状血管瘤应收入院择期手术。

【术前准备】

1. 全身一般检查、血常规检查、凝血功能检查应属正常。

2. 清洗局部皮肤,头颈部血管瘤适当剃除毛发。

3. 局部有感染时积极控制感染,适当应用抗生素。

4. 术前充分估计手术难度,确定肿瘤大小、范围、周围解剖关系。

【操作步骤】

1. 消毒铺巾　患者取适当体位,0.5%碘伏术区皮肤消毒,铺无菌巾、单。

2. 局部麻醉　0.5%利多卡因(含适量肾上腺素)局部浸润麻醉或区域阻滞麻醉。

3. 切除肿瘤　围绕血管瘤边缘正常皮肤梭形切口,肿瘤有正常皮肤覆盖者仅做皮肤切口,切开皮肤、皮下组织,瘤体周围解剖分离瘤体,遇有通向瘤体的血管逐一钳夹、切断、结扎,解剖分离直至整个瘤体切除。妥善止血,拉拢切口皮缘,间断缝合皮肤切口,皮下置放橡皮条引流。皮肤缺损较多时,可行皮肤移植修复创面。

【术后处理】

1. 适当休息。

2. 酌情应用抗生素。

3. 术后24~48小时去除引流。

4. 根据切口愈合情况,一般术后7~8天拆线。

【经验与技巧】

1. 海绵状血管瘤较为常见,为血管畸形发展的错构瘤。临床表现为皮肤表面血管扩张或隆起的青紫肿块,压之退缩如海绵状,边界不清。有的肿瘤表面覆盖正常皮肤,外观仅为一局限性隆起。少数患者肿块可自行消失或退化。

2. 术前充分估计肿瘤大小、范围,做到心中有数,防止盲目手术出现无法控制的出血局面。如术中发现肿瘤范围广泛或深入体腔,根据情况可及时终止手术,防止进入更被动境地。

3. 手术操作时勿切入瘤体,分离时始终在瘤体外正常组织内进行,遇有通向瘤体血管逐一钳夹、切断、结扎,保持术野清晰。

4. 部分血管瘤术后可能复发,术前应向患者及亲属交代清楚,防止日后发生医疗纠纷。

5. 婴幼儿体表血管瘤,尤其位于面部者应尽早治疗。可先用冷冻或硬化剂注射疗法,暂时控制病情发展,以便择期手术。

七、活体组织切取术

【适应证】

1. 体表肿物、慢性病灶性质诊断不明。

2. 癌肿患者区域淋巴结增大,了解有无淋巴结转移。

【术前准备】

1. 全身一般检查、血常规检查、凝血功能检查应属正常。

2. 长期不愈的皮肤溃疡,术前清洁换药。

3. 肛门周围切取活组织,术前1∶5000高锰酸钾液肛门坐浴。

4. 切取淋巴结活体组织时应定位标记拟切除的淋巴结。

【操作步骤】

1. 消毒铺巾　取适当体位,0.5%碘伏局部皮肤或黏膜消毒,铺无菌孔巾。

2. 局部麻醉　皮肤组织肿物切取时0.5%利多卡因(含适量肾上腺素)区域阻滞麻醉,皮下组织肿物切取时局部浸润麻醉。

3. 切取组织　病变位于皮肤时,可于肿物边缘楔状切下(包括正常组织在内)小块组织,切口一般不需要缝合,压迫止血(图 15-6)。覆盖纱布敷料,适当加压包扎。

　　如拟切取的组织位于皮下深层,则应逐层切开皮肤、皮下组织或肌肉,显露肿块,用尖刀楔形切取一块组织(图 15-7)。如拟切取的组织为淋巴结,则应解剖分离、切取完整的淋巴结或融合成团的整块淋巴结。妥善止血,缝合皮肤切口。

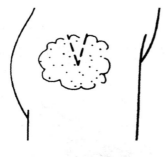

图 15-6　切取皮肤肿物

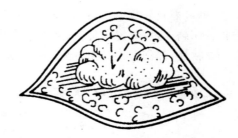

图 15-7　切取皮下肿物

【术后处理】

1. 切下的组织标本放在标本瓶内,粘贴标签,及时移送病理科进一步处理。

2. 皮肤切口缝合者术后 5~7 天拆除缝线。

3. 根据病理检查结果,决定进一步处理措施。

【经验与技巧】

1. 某些体表肿物通过物理或其他检查很难做出正确诊断,为了制订合理治疗方案,常需切取少许活体组织才能进一步做出病理检查。

2. 勿将麻药直接注在拟切取的肿物上,以免切取组织肿胀影响病理诊断结果。

3. 位于颈部、腹股沟等大血管处肿物组织切取时应仔细解剖分离,防止血管、神经损伤。

4. 切取皮肤病变时连带少许正常组织,有利于病理诊断时参考对照。

5. 切下的组织标本按要求正确标记,及时放在标本瓶内,认真填写、粘贴标签,移送病理科进一步处理。

八、异物取出术

【适应证】

进入体表的异物如铁钉、缝针、注射针、砂石、气枪子弹等。

【术前准备】

1. 全身一般检查、血常规检查、凝血功能检查正常。

2. 不可触及的异物应做 X 线或摄片检查。

3. 寻找困难者做好 X 线透视协助下取出准备。

4. 确定标记异物位置。

【操作步骤】

1. 消毒铺巾　0.5％碘伏局部皮肤消毒,铺无菌巾、单。

2. 局部麻醉　一般部位 0.5％利多卡因(含适量肾上腺素)局部浸润麻醉,手指或足趾处可用1%利多卡因神经阻滞麻醉。

3. 取出异物　根据异物入口、X线摄片检查确定切口位置。通常有三种情况,需酌情处理。

(1)可扪及异物取出:根据所在部位标记,切开皮肤、皮下组织或筋膜肌肉,显露异物并取出。生理盐水冲洗术区,缝合皮肤切口。

(2)不可扪及异物取出:较大块状异物可采用针戳定位法,持一注射针头于异物可能遗留处皮肤表面刺入,反复提插针头,多次改变进针方向,遇阻挡感或触碰声将针头固定,沿针体切入直达异物处,仔细解剖分离取出(图15-8)。

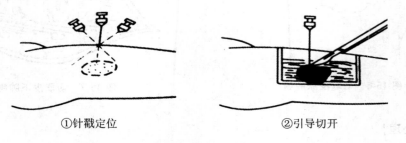

①针戳定位　　　　　　　②引导切开

图 15-8　异物定位示意

4. 金属倒刺鱼钩取出　金属倒刺鱼钩另一端留在体外,可用持针器夹住异物外露部顺鱼钩自然弧度用力使尖端穿出皮肤表面,钢丝钳剪除倒刺,然后拔出异物(图15-9)。

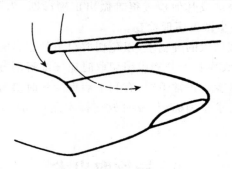

图 15-9　尖端穿出皮肤

【术后处理】

1. 根据污染情况酌用抗生素,预防感染。

2. 注射破伤风抗毒素 1500U。

3. 术后5～7天拆线。

【经验与技巧】

1. 进入组织内的异物常需手术取出,以免异物进一步游走损伤其他组织或发生感染。

2. 异物取出有时较为困难,术者应有充分思想准备,针类异物进入体内随体位改变或肢体活动可游走他处,术前 X 线摄片显得十分重要。

第**16**章

骨折外固定

一、夹板固定

夹板固定在骨折治疗中占有重要地位,由于操作简单、取材方便等优点,这一历史悠久的传统技术目前仍被广泛流行。夹板固定主要用于四肢骨折,既可使骨折得到固定,又可使未被固定关节及早活动,促进骨折部位血液循环。这种动静结合骨折愈合快、后遗症少,患者较舒服,费用低,因而深受医患欢迎。

【夹板类型】

夹板由木板、竹片制作,厚度约为 3mm,肢体面衬以毡垫,外包纱套。酌情选用不同规格夹板。

1. 肱骨骨折用夹板 一号夹板在外侧,二号夹板在前侧,三号夹板在后侧,四号夹板在内侧。

2. 尺桡骨骨折用夹板 一号夹板在背侧,二号夹板在掌侧,三号夹板在尺侧,四号夹板在桡侧。

3. 桡骨远端骨折用夹板 一号夹板在背侧,二号夹板在掌侧,三号夹板在桡侧,四号夹板在尺侧。

4. 股骨骨折用夹板 一号夹板在外侧,二号夹板在内侧,三号夹板在后侧,四号夹板在前侧。

5. 胫腓骨骨折用夹板 一号夹板在后侧,二号夹板在外侧,三号夹板在内侧,四、五号夹板在前侧(胫骨的两侧)。

6. 踝部骨折用夹板 有内翻和外翻两种:内翻骨折,一号夹板在内侧,二号夹板在外侧;外翻骨折,一号夹板在外侧,二号夹板在内侧。

压力垫是用多层软纸或绵纸叠成不同形状的垫子,用于纠正骨折移位或维持已复位骨折的对位。

【适应证】

1. 四肢软组织较少的闭合性骨折,如上肢、小腿等处骨折,包括肱骨骨折、尺桡骨骨折、股骨骨折、胫腓骨骨折和踝部骨折等。

2. 也可用于骨折切开复位内固定术后的辅助外固定。

【术前准备】

1. 适当清洁局部皮肤。

2. 备好形状、型号、大小适当的夹板,确定所需固定范围,一般应包括一个关节。同时备好必要的棉垫、绷带、胶布、辅助垫(图16-1)等。

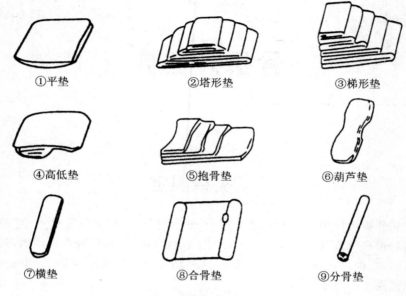

①平垫　　②塔形垫　　③梯形垫
④高低垫　　⑤抱骨垫　　⑥葫芦垫
⑦横垫　　⑧合骨垫　　⑨分骨垫

图16-1　各种辅助垫

【操作步骤】

1. **骨折复位**　以前臂骨折为例,如为裂纹或青枝骨折,直接进行夹板固定即可。如为完全骨折伴有骨折移位,应在适当的局部麻醉下,根据不同骨折部位、类型,利用不同的手法,使骨折两断端复位(图16-2至图16-5)。

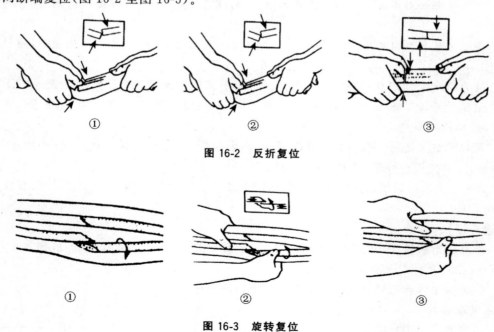

①　　②　　③

图16-2　反折复位

①　　②　　③

图16-3　旋转复位

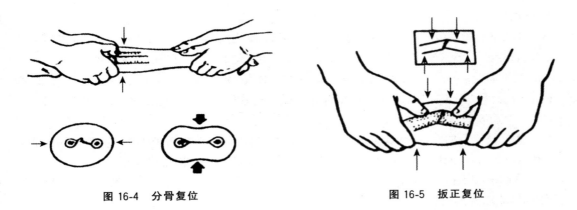

图 16-4　分骨复位	图 16-5　扳正复位

2. **夹板固定**　先在需固定的部位包一层薄棉垫,外用绷带适当缠绕,将选择好的加压垫准确地放置在肢体的适当部位,并根据需要安放分骨垫,胶布固定在肢体上,然后依次妥当地安放好四块夹板,由助手双手托扶固定,用四条布带捆绑,先捆中间两道,再捆近端一道和远端一道,检查布带的松紧度,以布带可横向移动 1cm 为标准,最后再将固定的肢体悬吊于胸前(图 16-6)。

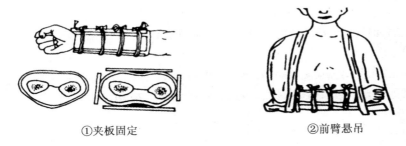

①夹板固定　　　　　　　　②前臂悬吊

图 16-6　前臂骨折小夹板固定

由于骨折位置不同,选择夹板大小及安放夹板的位置也不相同,如小腿上 1/3、中 1/3、下 1/3 骨折固定范围均有所不同(图 16-7)。

夹板固定后可进行 X 线透视或摄片检查;若对位不理想,应重新进行骨折复位、固定。

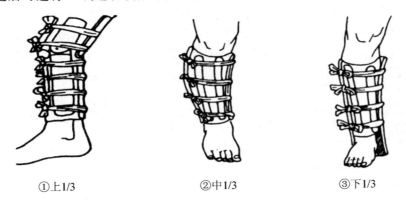

①上1/3　　　　　　②中1/3　　　　　　③下1/3

图 16-7　小腿不同位置骨折固定

【注意事项】

1. 小夹板骨折固定前需进行理想的手法骨折复位,固定后第1～2周每周进行透视或摄片检查1～2次,如发现骨折移位应及时进行纠正,3周后如骨折对位良好,即可减少复查次数。

2. 复位固定后应抬高患肢,密切观察患肢血供情况,如肢体颜色发紫、变凉、肿胀严重、剧烈疼痛,说明绑扎固定过紧,应及时调整绑扎夹板的松紧度,如调整绑扎松紧度后仍未缓解,应注意有无骨筋膜室综合征发生。

3. 复位固定后的头3～4天肢体可能会继续肿胀,可每天放松布带1次,保持1cm的活动度。此后肢体肿胀逐渐消退,每天亦应将布带扎紧1次,直到2周后肿胀消退为止。

4. 早期练习手指、足趾活动,肢体肿胀消退后可练习邻近关节活动。一般4～5周后解除夹板固定,随之逐渐进行整个肢体的功能锻炼。

二、石膏固定

【适应证】

1. 四肢闭合性骨折,尤其适用于各种无明显移位的骨折。

2. 也可作为骨折切开复位内固定术后的辅助外固定。

3. 其他疾病,如骨关节急慢性炎症的固定、骨关节肌腱等矫形术后固定、肢体巨大创伤等。

【禁忌证】

全身情况差,尤其是心肺功能不全的老年患者。伤口疑有厌氧菌感染的患者。孕妇、进行性腹水做胸腹部包扎的患者;新生儿、婴幼儿不宜长期石膏固定。

【术前准备】

1. 备好规格适当的石膏绷带、薄棉垫、普通绷带等物品。

2. 清洗干净患侧肢体皮肤,有伤口者应妥善包扎,不要用绷带环形缠绕,以免肢体肿胀,引起循环障碍。

【操作步骤】

1. *制作石膏条* 用于石膏夹板或石膏托固定,根据需固定的肢体,把石膏绷带折叠成一定长度,上肢重叠10～12层,下肢重叠12～16层,宽度包围肢体周径2/3为宜,制成石膏条。

2. *石膏浸泡* 将已制作好的石膏条或石膏绷带从两头叠向中间,然后平放于盛有40～45℃温水盆或桶内浸泡,吸水后放出气泡,2～3分钟后不再冒泡时,说明石膏已完全被水浸透(图16-8)。双手握石膏绷带卷两端缓缓与水面平行取出,两手向石膏绷带卷中央轻轻对挤,挤出多余水分,不可用双手拧石膏卷,以免石膏浆流失过多,影响固定效果。

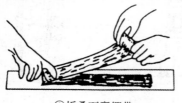
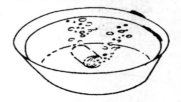

①折叠石膏绷带　　　　　　　　　　②温水浸泡

图 16-8　石膏条制作

3. **石膏固定方法** 先进行骨折复位,然后石膏固定。根据需要采用石膏管型固定,也可采用石膏夹板或石膏托固定。石膏固定前被固定的肢体上先缠裹上适当的薄棉垫,以保护肢体皮肤。

(1)石膏管型固定:取出石膏绷带,挤出多余水分(图16-9),由肢体近端向远端环形或螺旋形缠绕,后一层盖住前一层1/3~2/3,由于肢体粗细不等,缠绕时应将松弛部分向肢体后方折叠,随时以手掌抹平,注意绷带不可翻转(图16-10)。石膏层的厚度以不使石膏断裂为原则,一般为10~16层,关节及石膏上下边缘处可适当加厚。最后,石膏表面用石膏糊或湿纱布反复涂抹,使其平坦美观。

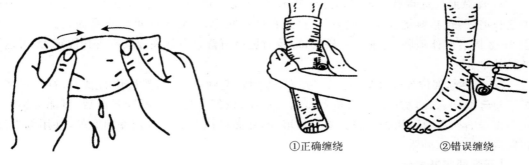

图 16-9 挤出多余水分

①正确缠绕 ②错误缠绕

图 16-10 石膏绷带缠绕

临床上通常需要根据患者骨折部位不同,制作各种长短不同的石膏管型,有的需要制作跨越关节的石膏管型,有的则需要制成类似"U"型的石膏管型(图16-11)。

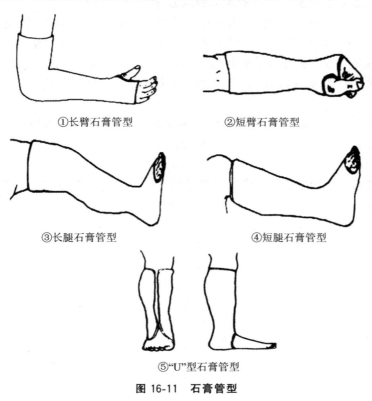

①长臂石膏管型 ②短臂石膏管型

③长腿石膏管型 ④短腿石膏管型

⑤"U"型石膏管型

图 16-11 石膏管型

(2)石膏托或夹板固定:把浸泡后的石膏条挤干水分、涂抹平整,置于所要固定的肢体上,使其完全符合肢体外形,然后用普通绷带包扎即可。

【注意事项】

1. 石膏固定后等待 15～30 分钟硬化,硬化后才能搬动肢体或修整石膏毛糙部分。石膏硬化后,应对石膏边缘予以适当修整,使其整齐光滑。

2. 用笔在硬化的石膏上标明固定日期及骨折部位和类型。

3. 适当抬高患肢,保持石膏干燥,避免挤压、触碰。

4. 注意肢体远端有无肿胀、青紫、麻木、疼痛等。因石膏太紧所致者,需把石膏管型前正中全长剪开,包括衬垫也应彻底剪开,直到看见皮肤为止,必要时重新石膏固定。石膏管型固定 2～3 周后肢体消肿,可能相对松动,应及时更换石膏。石膏夹板或石膏托固定者,可适当调整结扎带。

5. 骨突起部位如有疼痛,可局部开窗,先用铅笔画出范围,然后用石膏刀、石膏剪或石膏锯沿铅笔线切入,边切边将切开的石膏向上提拉,以便于切削。石膏开窗后,可能会影响其固定强度。石膏窗口可用棉垫或其他衬垫填塞,外面可把开窗之石膏盖回原处,外用绷带缠绕,以防局部软组织肿胀。

【石膏固定并发症】

1. 骨筋膜室综合征　石膏固定后,石膏与肢体间腔隙容量有限且无弛张余地,因此包扎过紧或肢体进行性肿胀,可造成骨筋膜室内压力增高,导致肌肉缺血、坏死,或缺血性肌挛缩。

2. 压疮　石膏绷带包扎压力不均匀,石膏凹凸不平或关节塑形不好、石膏内衬物不平整等,都可使石膏内壁对肢体某部位造成固定的压迫,进而形成压疮。

3. 失用性骨质疏松、关节僵硬、肌肉萎缩　大型石膏固定范围较大,固定时间较长,即使进行适当的功能锻炼,也难以避免发生失用性骨质疏松。大量钙盐从骨骼中逸出并进入血液,并从肾排出,不仅不利于骨的修复和骨折愈合,而且容易造成泌尿系结石。肢体经长期固定,关节内外组织发生纤维粘连,同时关节囊和关节周围肌肉挛缩,可造成关节活动不同程度障碍。

4. 化脓性皮炎　因固定部位皮肤不洁,有擦伤或软组织挫伤,或因局部压迫出现水疱,破溃后形成化脓性皮炎。因此,石膏固定前应先清洗皮肤,有伤口的肢体先换药后石膏固定,再开窗。

5. 过敏性皮炎　极少患者包石膏后出现过敏性皮炎,瘙痒、水疱或更严重的过敏反应,应去除石膏。

第17章

伤口换药术

一、概 述

【换药重要性】

伤口换药,简称换药,又称伤口敷料更换。每一位训练有素的外科医师都非常注重换药这一基本技术操作。实践证明,越有经验的外科医师越注重伤口换药这个看似简单的环节。每个术后患者第一次换药一般由参术医师亲自进行,观察伤口有无渗液、引流是否通畅、包扎固定是否松脱等,以便尽早发现问题及时解决。

【换药目的】

1. 了解、观察伤口愈合情况,以便酌情给予相应处理。

2. 清洁伤口,清理异物、渗液或脓液,减少细菌繁殖和分泌物刺激。

3. 维护引流或去除引流物。

4. 局部外用药物促使炎症局限,加速伤口肉芽生长及上皮组织扩展,促进伤口尽早愈合。

5. 敷料包扎具有直接保护功能,使局部温度相对恒定,避免皮肤血管受外界温度影响过度收缩或舒张。

6. 由于包扎敷料本身就有吸附作用,所以及时更换敷料等于局部引流。

【伤口形态】

伤口,指外力、手术、物理、化学、微生物等原因所致的人体体表组织损伤或缺损。由于致伤原因、方式、程度不同,伤口形态也不相同。一般说来,典型的伤口分为创口、创底、创缘和创腔(图 17-1)。

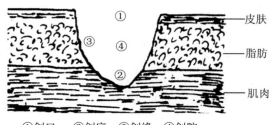

①创口 ②创底 ③创缘 ④创腔

图 17-1 伤口基本形态

临床上习惯将手术后缝合的伤口称为缝合伤口或闭合性伤口,缝合伤口已不具备典型的伤口形态特征。将组织明显裂开或有深层组织缺损的伤口,称为凹陷性伤口,凹陷性伤口具有典型的伤口形态特征。

许多医师习惯将损伤表浅的伤口如皮肤擦伤、烧伤称为创面;将长期不愈的皮肤凹陷性缺损称为"溃疡"。

还有一些伤口创底较深,长期不愈形成细长管道,内有许多纤维组织增生,另一端为深在的盲端,称为"窦道"。

另有一些伤口,一端开口于皮肤表面,另一端与体腔或脏器相通,称为"瘘管"。

二、换药的几个基本问题

【局部用药】

1. 正确观念　换药主要意义在于了解伤口愈合情况、清除分泌物、去除坏死组织、培养肉芽组织、促进上皮生长,最终达到创口愈合。多数伤口局部不需外用药物,外用药物对伤口不但无益反而阻碍伤口引流,使肉芽水肿,影响上皮长入。换药的目的在于创造良好的生物环境。

2. 错误观念　不少人错误地认为伤口换药就是要在伤口内敷上某些药粉、药膏等,只有这样才是真正的换药。具有这种观念主要是受民间医师治疗疮疡方法的影响,错误地认为外敷药物能"拔毒""生肌""封口"。一些初涉外科专业工作的人或多或少具有这种不正确观念。

3. 必须明白　任何凹陷性伤口的愈合都是基于后期纤维结缔组织牵拉、收缩,使伤口逐渐变小而愈合,并非"生肌""长肉"而愈合。

【伤口消毒】

1. 正确做法　对伤口周围皮肤进行常规消毒,一般不应在伤口内使用消毒剂,因为这些消毒剂既然能杀灭细菌,同样也有破坏组织的作用。往往是消毒杀菌作用愈强,破坏人体组织的作用愈大,一旦和伤口内组织接触,将大大影响组织愈合。另外有些消毒剂(如 0.5%碘伏)具有较强的刺激性,接触伤口可引起明显疼痛。伤口内需要擦拭或冲洗时可用 0.9%氯化钠、0.1%氯己定、0.1%苯扎溴铵棉球擦洗或冲洗。

2. 错误做法　伤口内应用刺激性较强的消毒剂[如 2%碘酒、常规过氧化氢(双氧水)]冲洗,这些都是不正确的。过氧化氢仅可用于组织腐烂或污染严重的伤口。

【伤口引流】

1. 伤口引流　伤口引流可以达到局部清洁、创造伤口愈合的基本条件。

2. 引流方法　在伤口内安放引流物使分泌物导流出体外;或通过负压装置把分泌物吸引出体外。

【引流原则】

1. 引流通畅　脓肿切开引流口须足够大,脓腔内纤维隔必须彻底开通。

2. 方法得当　引流物填塞松紧适当,填塞太松伤口易过早闭合;填塞太紧影响创底肉芽组织生长和阻碍分泌物流出。

3. 适时去除　引流物去除过早,创口易积液、引流不畅或假性愈合;去除过晚,则影响肉芽组织生长、延迟伤口愈合。

【换药间隔时间】

1. 无菌切口 切口不放引流物者术后 2～3 天第一次换药,观察有无出血、血肿、感染迹象,如无异常可延至伤口拆线时再次换药;如术后刀口跳痛等则随时换药检查伤口有无异常。切口放引流物者术后 24～48 小时第一次换药,酌情决定引流物是否需要去除,或适当对引流物进行处理或调整,酌情确定下次换药时间。

2. 感染伤口 术后最初每日换药一次,脓液或分泌物减少后改为间日换药一次;肉芽组织生长良好、分泌物明显减少时适当延长换药间隔时间。严重化脓性感染、脓液或渗出物较多者可每日换药 2 次。

3. 随时换药 不管何种伤口一旦敷料湿透、松脱、移位,就失去了应有的作用,则应随时换药。有时仅更换外层敷料即可,伤口内引流物或紧贴伤口的内层敷料不必揭除。

三、常用物品及用途

【一般物品及其用途】

1. 消毒液 常用的有 70% 乙醇、2% 碘酒、0.5% 碘伏、0.1% 氯己定、0.1% 苯扎溴铵,主要用于皮肤消毒。

2. 纱布敷料 又称为敷料,有干纱布敷料和湿纱布敷料两种。干纱布敷料用于覆盖创面,起到保护伤口、吸附和引流渗液的作用,根据需要将纱布剪裁成适当大小再折叠成数层;湿纱布敷料为临时浸有生理盐水、抗生素或乙醇等药液的纱布,用于清洗创面、创面湿敷或创面湿裹。有时还可用凡士林制成油质纱布,覆盖于分泌物较少的创面上,以保护创面,有利于上皮生长,同时避免敷料与创面紧密粘连,利于换药时敷料的解除。

3. 纱布垫 用于面积较大的创面覆盖和包扎固定,也可根据创面不同形状和大小,制成相应形状和大小的棉垫,如正方形、长方形、梯形等,称为特制棉垫。

4. 引流物 为凡士林或其他药液制成的纱布条,用于伤口填塞引流。另外,还有橡皮条、橡胶引流管等各种引流物。渗出物较多的创面,可直接覆盖干纱布,既起到保护伤口的作用,又起到吸附引流的作用。

5. 固定材料 主要有胶布,用于粘贴、固定敷料于身体上;不同宽度的绷带,用于包扎固定伤口;胸腹带,分别用于包扎固定胸部或腹部伤口。

6. 无菌治疗巾 用于铺盖伤口周围,实施治疗操作用。

【引流物及用途】

1. 橡皮引流条 多用无菌手套剪割做成,橡皮条柔软,刺激性小,使用时生理盐水冲洗干净,多于皮肤伤口缝合后皮下使用,以引流伤口内积血或积液。脓性指头炎切开、表浅脓肿切开引流后也经常使用。

2. 纱布引流物 有干纱布引流物和湿纱布引流物。干纱布引流物用于伤口肉芽水肿,直接用无菌纱布填塞于创面上;湿纱布引流物包括凡士林纱布引流条、盐水纱布引流条或抗生素纱布引流条。关于纱布引流的效果,试验对比证明:盐水纱布吸附引流作用最强,干纱布次之,凡士林纱布引流作用最差。

(1)凡士林纱布:根据需要将纱布制作成一定大小,将适量凡士林涂抹于纱布条上,不要太多以免纱布条网眼被封闭,通常纱布与凡士林重量之比为1:4,然后高压灭菌备用。凡士林纱布条油腻,引流效果差,有时甚至阻碍引流,一般用于脓肿切开填塞脓腔,起到压迫止血作用。还可用于分泌物较少的浅表创面,利于保护肉芽组织和上皮生长。

(2)盐水湿纱布:临用时将无菌纱布用生理盐水或含抗生素的生理盐水溶液浸湿即可,用于各种感染的脓腔引流。也可用高渗盐水制成高渗盐水纱布条,用于肉芽组织水肿的创面。

3. 引流管　有乳胶管和硅胶管两种。乳胶管容易刺激局部肉芽组织增生,硅胶管对人体组织刺激性很小。引流管多用于深部脓肿,使用时可于前端剪1～2个侧孔,可通过引流管定时脓腔冲洗,也可连接负压引流瓶持续负压吸引。

【常用消毒制剂及用途】

换药室一般应备有常用皮肤消毒制剂及其他制剂,可以根据科室工作特点和需要,准备相应的品种。以下是较为常用的消毒制剂及其他制剂和用途简介。

1. 70％乙醇　用于成年人皮肤消毒,使细菌蛋白质凝固起到杀菌作用。70％乙醇杀菌力最强;80％乙醇使细菌外膜及周围蛋白质过快凝固,阻碍乙醇继续渗入细菌内部反而降低了杀菌作用;60％乙醇不能及时凝固细菌外膜及蛋白质,杀菌作用相应降低。乙醇刺激性较大,不宜用于婴幼儿皮肤,不能接触黏膜,尤其不能进入眼结膜囊。

2. 2％碘酒(碘酊)　用于成年人皮肤消毒,碘与细菌蛋白质结合发生氧化,使细菌失去活力起到快速杀菌作用,1分钟杀灭细菌、真菌、细菌芽孢,杀菌作用大小与浓度高低呈正比。因对组织有较强刺激性和腐蚀性,不能用于儿童皮肤、成年人稚嫩皮肤(眼睑、阴囊)。消毒时先涂擦皮肤,待其自然晾干后再用70％乙醇搽去。否则,长时间存留于皮肤可刺激局部发生水疱。碘酒棉球或碘酒纱布不能进行局部湿敷,否则导致水疱、脱皮;不能接触黏膜,尤其不能进入眼结膜囊。碘酒以乙醇为溶剂,因此具有刺激性。

3. 0.5％碘伏(聚维酮碘)　适于皮肤、黏膜的消毒,不必进行乙醇脱碘,属于广谱消毒剂,可杀死病毒、细菌、细菌芽孢、真菌、原虫。用纱布或棉球蘸0.5％碘伏涂搽术区皮肤或黏膜2遍即可。临床应用简便、范围广泛、效果较好,刺激性轻,也常用于处理烫伤创面。有淡黄色沉着,一定程度影响组织颜色观察。碘伏以水为溶剂,因此对皮肤、黏膜、伤口无刺激性。目前广泛用于肌内注射、静脉注射、手术皮肤消毒。

4. 0.1％氯己定　可用于成人皮肤、黏膜、会阴的消毒,也常用于小儿皮肤的消毒;0.05％氯己定溶液可用于冲洗感染伤口。氯己定为一种新型的阳离子表面活性消毒剂,破坏细菌细胞膜及其内部物质,具有很强的杀菌作用,比苯扎溴铵大3倍,0.1％氯己定也可用来浸泡锐利器械,时间为30分钟。

5. 0.1％苯扎溴铵　可用于成人、儿童的皮肤消毒,因对组织无刺激性,故可广泛用于黏膜消毒和伤口内冲洗。苯扎溴铵为一种有机季铵盐阳离子表面活性消毒剂,破坏细菌细胞膜及细菌内部物质,具有较强的杀菌作用。每1000ml液体中加入5g医用亚硝酸钠,可用于器械如刀片、剪刀、缝合针等锐利器械浸泡消毒,时间为30分钟以上,每周更换一次药液。

6. 盐水(氯化钠溶液)　包括生理盐水和高渗盐水。

(1)生理盐水:无不良刺激,临时制成生理盐水棉球用于清洁创面、去除分泌物,也可制成生理盐水纱布用于创面湿敷;解除伤口敷料时若与伤口粘贴较紧可用生理盐水湿润后再揭除。

(2)3％～10％高渗盐水:具有较强的局部脱水作用,制成高渗盐水纱布可用于水肿创面湿敷,具有减轻肉芽水肿的作用。因对组织有一定的刺激作用,不能用于新鲜伤口。

7. 3%过氧化氢溶液 接触组织后分解释放出氧,具有杀菌、除臭作用,多用于冲洗污染较重的伤口、严重感染化脓性伤口、腐败或恶臭伤口,尤其适用于厌氧菌感染伤口。过氧化氢对组织有一定烧灼性,不能用于眼部冲洗。使用过氧化氢时注意方法正确,冲洗伤口立即氧化泛起大量泡沫,应及时用生理盐水冲洗干净,以免局部产热灼伤组织。

四、伤口包扎固定

【材料及其使用】

1. 胶布 是最常用的固定材料,主要用来固定包扎覆盖伤口的纱布敷料。目前通常使用特定规格的纸质胶带,应用方便,患者感觉舒适。粘贴胶布时应待皮肤充分干燥后方可进行,注意粘贴胶布既要牢固,又要使患者相对舒服,还要讲究美观。以下是常用部位的粘贴固定方法。

(1)面颈头部:注意根据器官功能活动情况,酌情决定粘贴方向(图 17-2),不应妨碍口、眼活动及颈部运动,同时注意粘贴美观。美容外科术后为了包扎美观,出现较多新的面部固定材料,但应以实用、可靠为前提。头部网状弹力套固定往往容易滑脱移动,不利于持续加压,面部某些固定材料虽美观但不能充分起到固定、恒温、吸附的作用,需注意各方面兼顾。

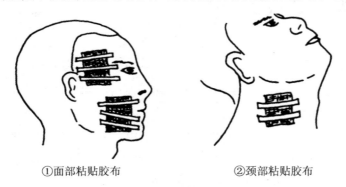

①面部粘贴胶布   ②颈部粘贴胶布

图 17-2 面颈部胶布粘贴方向

(2)四肢及关节:注意粘胶布时不应使胶布环绕肢体相互连接,以免环形束缚卡压,影响血液循环。关节部位粘贴胶布时应与肢体长轴垂直粘贴(图 17-3)。

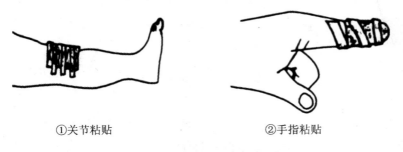

①关节粘贴   ②手指粘贴

图 17-3 关节部位胶布粘贴

（3）阴茎：粘贴胶布时注意胶布应呈螺旋状缠绕，避免环周缠绕导致阴茎水肿（图 17-4）。

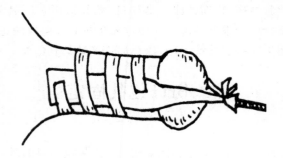

图 17-4　阴茎胶布粘贴

（4）躯干：粘贴胶布时注意胶布应与躯干长轴垂直，不应考虑敷料的形状与方向，以免躯干活动时牵拉致敷料松脱，腹股沟粘贴胶布时同样应注意与躯干长轴垂直（图 17-5）。

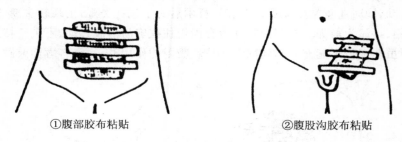

①腹部胶布粘贴　　　　　　　　　　②腹股沟胶布粘贴

图 17-5　躯干部粘贴胶布

注意，粘贴胶布时应近乎自然地平贴于敷料周围皮肤上或稍有拉力，不应牵拉太紧而将皮肤"死死"粘住（图 17-6）。通常见到的粘贴胶布处皮肤起水疱，往往被误认为是"皮肤过敏"，其实大多数是胶布水平方向牵拉过紧致皮肤表皮松解。

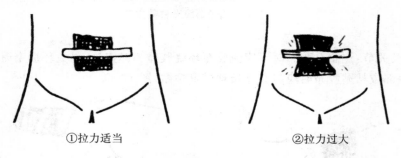

①拉力适当　　　　　　　　　　②拉力过大

图 17-6　胶布粘贴拉力

2. 绷带　主要用于固定伤口外层敷料，有宽窄之分需酌情选用，有时用于绑扎固定夹板。使用时注意绷带的正确执法，缠绕时也需沿体表自然滚动（图 17-7），方能得心应手。

3. 四头带　用于头、下颌、颊部、眼部、膝部包扎。通常也可用一块长 60cm，宽 10cm 的白棉布代替，剪开两端即成（图 17-8）。

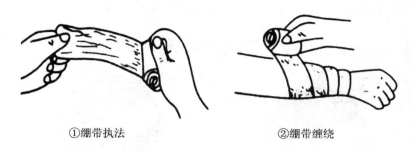

①绷带执法　　　　　　　　　②绷带缠绕

图 17-7　绷带的执法和缠绕

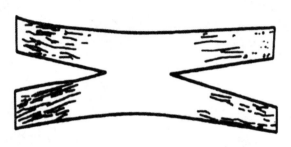

图 17-8　四头带

4. 腹带　用于腹部手术后患者的包扎固定,有防止刀口裂开的作用。包扎时不必反复移动患者,使用方便,能随时调节松紧度,包扎时带头交叉重叠处向下(图 17-9)。

5. 胸带　用于胸部手术后患者的包扎,样式与腹带相似。不同之处是带头交叉重叠处向上,带身处缝有两根带子(图 17-10),防止带身往下移位。

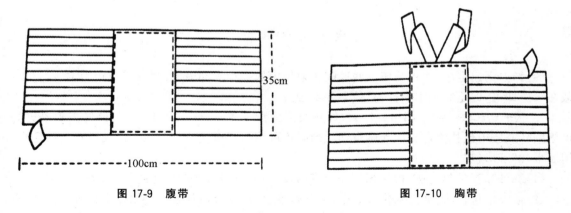

图 17-9　腹带　　　　　　　　　　　　**图 17-10　胸带**

【常用包扎方法】

1. 头面部包扎固定方法　头面部包扎固定时,一般采用四头带或绷带包扎固定,包扎时应注意稳妥、贴实、防止滑脱,同时注意尽量避开眼、耳、口、鼻,以利于这些器官的功能发挥及分泌物的清除。

(1)四头带包扎法:根据部位不同,将四头带中间部分置于伤口敷料处,适当加压系紧(图17-11)。

(2)绷带包扎法:根据患处位置不同,采用不同的缠绕方式(图17-12)。

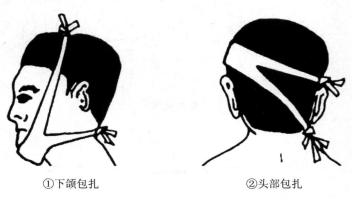

①下颌包扎   ②头部包扎

图 17-11 四头带包扎

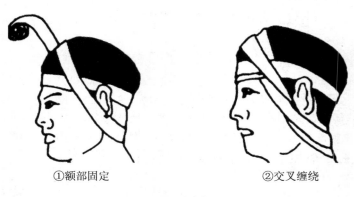

①额部固定   ②交叉缠绕

图 17-12 绷带包扎

(3)弹力网固定法:为近几年一些医院普遍使用的一种头部固定用品,应用较为方便,仅仅戴在头上即可,但是固定牢固性差,效果并不理想。

2. 躯干包扎法 躯干部伤口较大,如胸腹部大型手术后、年老体弱者,为预防刀口裂开,可用胸带或腹带包扎固定。如无胸带和腹带时也可用治疗巾代替。前胸上部及后背上部还可用绷带"8"字形包扎。

(1)胸带和腹带包扎法:根据胸带和腹带的设计特点;进行相应的包扎固定(图17-13)。

(2)治疗巾包扎法:如无胸带和腹带,可就地取材,用治疗巾代替。将治疗巾折叠成宽窄及长短适宜的长方形,垫于患者躯干下面,然后拾起两端绕于躯干前面,交叉重叠,然后用数条宽胶布粘贴牢固(图17-14)。

(3)绷带"8"字形包扎法:用宽绷带做"8"字形缠绕,包扎固定上胸部或后背上部(图17-15)。

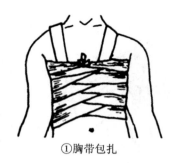

①胸带包扎

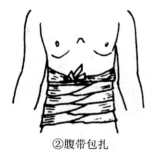

②腹带包扎

图 17-13　胸带和腹带包扎

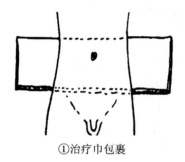

①治疗巾包裹

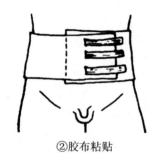

②胶布粘贴

图 17-14　治疗巾包扎

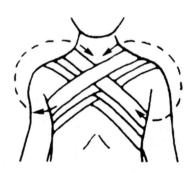

图 17-15　"8"字形包扎

3. 四肢包扎方法　四肢包扎固定时,多采用绷带缠绕,为防止绷带滑脱,包扎开始时应先环绕两圈固定绷带,然后再由肢体远端绕向近端,注意指(趾)端应露出,以便随时观察肢体血液循环。常用包扎方法如下。

(1)螺旋形缠绕包扎固定:一般用于前臂、小腿、大腿的包扎固定(图 17-16)。

(2)扇形缠绕包扎固定:一般用于膝、肘关节部位的包扎固定(图 17-17)。

(3)"8"字形缠绕包扎固定:一般用于手背、踝部的包扎固定(图 17-18)。

(4)三角形纱布包扎:用于手指、足趾末端的包扎,螺旋胶布粘贴(图 17-19)。

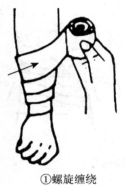

①螺旋缠绕　　　　　　②螺旋反折

图 17-16　螺旋形缠绕包扎

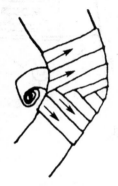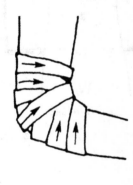

①扇形缠绕　　　　　　②粘贴固定

图 17-17　扇形缠绕包扎

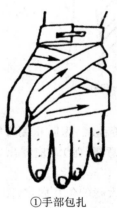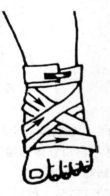

①手部包扎　　　　　　②踝部包扎

图 17-18　"8"字形缠绕包扎

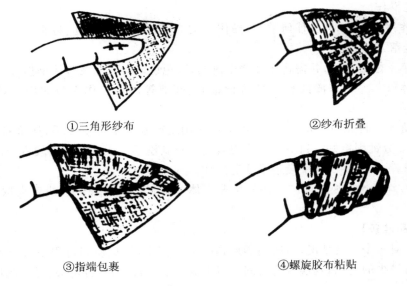

①三角形纱布　　　　　　　　②纱布折叠

③指端包裹　　　　　　　　④螺旋胶布粘贴

图 17-19　三角形纱布包扎

五、换药前准备

伤口换药技术操作,有的简单,如门诊手术后伤口检视、拆线;有的伤口换药则相当复杂,如大面积烧伤换药、创面处理。不管换药简单或复杂,均需酌情进行一定的换药前准备,包括患者和操作者。

【患者准备】

1. 换药时间　最好安排在患者进餐后或饮水后,并排空大小便,精神状态相对较好,体力相对充足。

2. 换药前沟通　让患者了解换药的目的和意义,消除患者紧张心理,取得患者的积极合作;儿童患者要有父母陪同、安抚。

3. 镇痛药　对较大伤口、敏感部位、大面积烧伤换药时,可预先使用镇痛药,成年人给予盐酸哌替啶(度冷丁)50mg,换药前 30 分钟,肌内注射。但是一般不应轻而易举应用镇痛药,尤其盐酸哌替啶更应慎用,一般不超过 2 次,以免成瘾。换药操作时动作轻柔、稳、准是避免疼痛的根本,使黏附、干燥、结痂的敷料得到充分湿润是行之有效的措施。

4. 体位　按照伤口部位采取不同的体位,使伤口暴露充分,且患者舒适,又便于工作人员操作。对于精神特别紧张者应取卧位,以防发生晕厥和其他意外,并将患者视野适当遮挡,不宜患者直视换药操作。临床上换药时经常出现"吓晕""晕血""晕针"的情况,实际上就是晕厥发生。

5. 其他　不能到换药室换药的患者可备好换药用品到床边进行。正在输液、用氧的患者,告诉他们注意尽量不转动肢体或面部,以防牵动穿刺针或使鼻导管脱出。

【操作者准备】

尽管换药是一项相对简单的操作,但换药操作之前操作人员要常规进行必要的准备,才能顺利完成换药操作。

1. 戴工作帽　任何时间、任何季节,操作者均应戴帽子,女同志应将头发掩于帽内,防止头发上的灰尘落入伤口内。

2. 戴口罩　佩戴口罩,并需将鼻孔严密遮挡,以免说话时飞沫飞溅污染伤口。

3. 穿工作服　穿工作服的目的是防止脓血、药液等污染工作人员衣服,不要求工作服无菌。

4. 手的清洗　首先剪短指甲,按七步洗手法用肥皂水仔细清洗双手,如将双手放在消毒液内浸泡1~2分钟则更好。每更换一个患者均应重新洗手一次。对感染较重的伤口,或 HbsAg 阳性的患者,可戴一次性手套进行换药操作。

5. 了解伤口情况　换药前应对伤口情况大体了解,以便心中有数,决定夹取物品种类和多少。

【器械物品准备】

换药前针对每个患者情况,将所用器械物品准备齐全,以免换药过程中将患者搁置一边,再去临时准备缺少的物品,延误换药时间。以下为一般准备,当然也可根据具体情况适当增减器械物品。

1. 门诊换药物品准备　门诊换药应为每个患者准备一份所用器械及物品,其中包括换药碗、换药镊、血管钳、剪刀、探针、棉球、纱布、引流物等,并备好常用药物制剂。有的医院给每位患者准备一个基本换药包,内含 2 只换药碗、2 只换药镊、1 把血管钳、1 把剪刀、若干纱布。临换药时,再根据具体情况,酌情添加其他用品。

2. 病房换药物品准备　如住院患者需到病床边换药,可将所需器械物品置于换药车上,移送到床边进行换药。通常为每个患者事先准备一个常规无菌换药包,其中包括换药碗 3 个(一个盛放无菌纱布敷料等干性用品,另一个盛放乙醇棉球、凡士林纱布、引流物等湿性用品,第三个盛放蘸洗伤口用过的棉球、取出引流物、坏死组织等污秽物品)、换药镊 2 把(有齿、无齿各 1 把)、血管钳 1 把、剪刀 1 把,根据伤口需要可再添加相应的手术刀、探针、刮匙、咬骨钳、引流物、药物制剂等。对较深的伤口,还应准备注射器、尿管等,以备冲洗伤口用。

3. 物品夹取顺序　夹取物品放入换药碗时应按一定次序夹取,即先用者后取,后用者先取;先取干的,后取湿的;先取无刺激性的,后取有刺激性的。同时注意放入碗内的位置适当,尤其注意不可使盐水棉球、乙醇棉球、碘酒棉球、引流物等物品挨靠在一起。以上物品夹取齐全后,再夹取镊子、剪刀、探针等操作时所用的器械。

六、换药操作步骤

【敷料的解除】

1. 去除胶布或绷带　揭除胶布时应由外向里,勿乱拉硬扯,以免牵动伤口引起疼痛,胶布粘及毛发可用剪刀将毛发及胶布一起剪除,绷带缠绕固定敷料时可用剪刀一次性横断剪除。

2. 取下纱布敷料

(1)感染伤口,可先用手取下覆盖伤口的外层敷料,再用换药镊取下紧贴伤口的内层敷料和伤口内引流物。

(2)缝合伤口,用镊子夹住内层敷料一端,顺伤口方向反折拉向另一端,以近乎平行的方向逐渐揭除纱布敷料,不可向上拉,也不可从伤口的一侧拉向另一侧(图 17-20)。

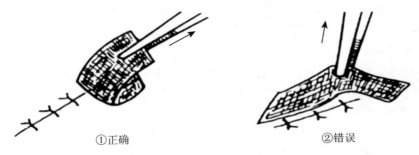

①正确   ②错误

图 17-20 伤口内层敷料解除

(3)植皮区伤口,则按植皮区边缘的走行方向揭除。内层敷料与创面干结成痂时,可保留干结成痂部分,待其自然愈合脱落,而仅将未干结成痂的潮湿部分剪除。敷料被血液或脓液浸透与伤口紧密粘着时,可用生理盐水或 0.1% 氯己定液浸湿后再揭去,以免引起伤口疼痛。手指伤口痛觉特别敏感,必要时将手指浸入生理盐水或 0.5% 利多卡因溶液内,使内层敷料充分湿润松动后,再揭除敷料。取下的污物敷料应先放在一碗内,待换药操作完毕后再统一处理,移送指定地点,不得随地丢弃。

【清洁消毒】

伤口内层敷料解除后,需进行伤口周围皮肤清洁消毒,非感染伤口与感染伤口局部清洁消毒擦拭顺序有所不同,应加以注意。

1. 无感染伤口清洁消毒 一般用 0.1% 氯己定棉球或 70% 乙醇棉球自伤口中心部开始擦拭,逐渐向外,消毒范围一般应达伤口外 10cm 以上,如此进行擦洗 2~3 遍。缝合伤口如有感染、化脓,则按感染性伤口局部清洁消毒。用过的棉球先放在放污物的碗内。

2. 感染伤口清洁消毒 感染性伤口属开放性伤口,多为脓肿切开引流术后、外伤后伤口感染或手术后切口感染,也可为慢性窦道、瘘管或皮肤的慢性溃疡等。一般先用 0.1% 氯己定或 70% 乙醇棉球清洁消毒伤口周围皮肤,顺序为自伤口周围 10cm 处开始,做圆圈状向心性擦拭,逐渐移向伤口边缘,如此进行擦洗 2~3 遍,或直至伤口周围皮肤擦拭清洁为止,注意皮肤消毒的棉球不得进入伤口内。用过的棉球先放在放污物的碗内。

【分泌物分析】

缝合伤口或感染性伤口内层敷料解除后如发现局部有渗液、分泌物,应根据颜色、性状、气味等加以分析,或进行细菌培养,以便决定下一步处理及指导临床用药。

1. 浆液 是由创面毛细淋巴管或血管渗出的淡黄色、澄明、无臭味、较稀薄的液体,多见于烧伤创面的水疱或皮肤擦伤后的浆液性渗出。少量渗出有保护创面的作用,大量渗出时应及时清除干净,防止创面感染。

2. 脓液 是由死亡破碎的白细胞和坏死组织组成的一种混合物。由于感染的细菌不同,脓液的性状、颜色、气味也不相同。

(1)金葡菌感染:脓液较稠厚,浅黄色或黄白色,无臭味。

(2)链球菌感染:脓液浅红色,腥臭味,性状较稀薄,量较多,厌氧性链球菌感染多有恶臭味。

(3)肺炎球菌感染:脓液初期较稀薄,继而变为稠厚,甚至呈乳酪状,一般无臭味。

(4)大肠埃希菌感染:单纯大肠埃希菌感染脓液无臭味,但常和其他致病菌混合感染,脓液稠厚,有粪臭味。

(5)变形杆菌感染:脓液较稀薄,有特殊臭味。

(6)铜绿假单胞菌感染:脓液稀薄,量多,呈水样物,有特殊蓝绿色,有生姜气味或甜腥味。

3. **细菌培养** 如有条件最好做脓液细菌培养及药物敏感试验,确切判定何种细菌感染及细菌对何种抗菌药物敏感,真正达到合理用药。采集脓液标本的方法:解除伤口内层敷料后,不经任何清洁、消毒,将细菌培养无菌试管的橡胶塞及其内的无菌棉签取出,取出时注意勿使棉签触及管口及其他任何物品;用无菌棉签蘸取伤口内适量脓液;再将无菌试管口端移至点燃的乙醇灯火焰上烧烤数秒钟;最后将已蘸取脓液的棉签放入试管内,塞紧橡胶塞即可移送细菌室。

【具体处理】

1. **无感染伤口处理** 缝合伤口换药时,归纳起来有以下情况,可根据不同情况进行相应处理。

(1)情况正常:无菌手术缝合后伤口或外伤清创缝合术后伤口,一般可于术后2～3天检视伤口,观察伤口愈合情况及有无异常。如伤口仅轻度水肿、压痛,无明显红肿、无渗出物,提示伤口情况基本正常。处理:可直接覆盖干纱布敷料,然后用胶布或绷带妥善包扎固定即可。

(2)去除引流物:有些伤口术后放置引流物,一般应在术后24～48小时去除,遇特殊情况可延至术后72小时去除。处理:橡皮条引流拔除时可用镊子夹住橡皮条缓缓抽出,再用镊子夹一棉球在伤口区适当按压,使伤口内残留液体尽量排出;橡胶管负压吸引,应先解除负压,然后再拔除引流管。

(3)伤口拆线:根据伤口部位、患者年龄、局部血供、张力大小等因素决定拆线时间。一般头、面、颈部术后5～7天拆线;下腹部7～8天拆线;胸、背、上腹部8～10天拆线;四肢9～11天拆线;手、足部10～12天拆线;足底部13～15天拆线;减张缝合14～16天拆线;新鲜创面植皮后9～12天拆线,皮瓣移植后7～10天拆线。年老体弱、婴幼儿、营养不良者,需酌情延长拆线时间。如刀口有感染征象或缝线过紧对皮肤有切割作用,可提前间断或部分拆线。

(4)缝线反应:主要表现为针孔周围及缝线下组织轻度红肿,为组织对缝线的一种异物反应。处理:用浸有70%乙醇纱布湿敷后,包扎固定即可,每日或间日换药。

(5)针孔脓疱:多因缝线反应进一步发展,形成小的针孔脓疱,或挤压时有脓性分泌物自针孔内溢出。处理:用棉球挤压针孔,使脓液溢出;如有较大脓疱可提前拆除该处缝线;若全部缝线针孔均有较大脓疱,可间断拆除缝线;然后用浸有70%乙醇纱布湿敷包扎固定,每日或间日换药。

(6)血清肿:伤口内血清样渗出物潴留,表现为伤口肿胀、轻度压痛,穿刺抽出淡黄色澄清液体。处理:拆除一针缝线,扩开少许伤口,放出积液,并放橡皮条引流,覆盖纱布敷料适当加压包扎。渗出停止后,及时去除引流条。

(7)血肿:不同程度的出血积聚于伤口内,一般可形成血凝块,表现为切口肿胀、压痛,或伤口内有暗红色陈旧血性物流出。处理:拆除一针缝线,敞开伤口,用刮匙刮除血肿,或用棉球蘸除血凝块,然后放置橡皮条或凡士林纱条引流。此后酌情换药,适时去除引流条。如估计切口内血肿较少也可先不做特殊处理,让其自行吸收。

(8)脂肪液化坏死:多见于肥胖患者腹部手术后,表现为切口内有水样物溢出或水样物中混有油珠,扪之伤口部有波动感或凹陷感,无明显压痛。处理:拆除一针缝线,敞开伤口,放凡士林纱条引流,此后适时换药。

(9)伤口感染:无菌手术缝合伤口或外伤后清创缝合伤口均有感染的可能,表现为伤口红肿、压痛,化脓时可扪及波动,或见脓液自切口内流出,也可见缝线将皮肤明显切割或刀口裂开。可伴有发热、刀口跳痛等。处理:及早拆除部分缝线或全部缝线,敞开伤口放出脓液,冲洗伤口内,放置引流物。此后按感染性伤口定时换药处理。

2. 感染性伤口处理　感染性伤口换药的目的,主要是清除坏死组织及脓液,改善局部环境,促进创面愈合。换药时需针对以下各种不同情况区别对待,特别是针对肉芽组织的情况,酌情采取相应的处理措施。

(1)脓液及坏死组织:生理盐水棉球擦净创口内脓液,脓液较多时也可用干棉球或干纱布吸附并擦净,再清除坏死组织。清除坏死组织之前须对组织是否坏死予以辨认。皮肤坏死时最初为苍白色或皮革样变,逐渐变为暗紫色或黑色;肌肉坏死时呈紫红色或紫黑色,无出血、无收缩、无弹性;肌腱坏死时呈微黄色、灰白色,无光泽、无韧性或呈糜烂状;骨坏死时颜色暗褐、发灰,骨质糠脆,骨断端不出血。处理:将各种坏死组织逐一剪除,直至断端新鲜或出血,然后生理盐水冲洗干净,填塞引流物,覆盖纱布敷料,包扎固定。此后酌情适时换药。

(2)新鲜肉芽:外伤后数天无明显感染的伤口肉芽颜色鲜红,表面有细小颗粒突起,分泌物少,无水肿,触之易出血,周围皮肤轻度水肿,但无明显炎症。处理:生理盐水棉球轻轻拭净伤口内分泌物,放入凡士林纱条引流,然后覆盖纱布敷料包扎;如伤口较深,放置凡士林纱条时注意使创腔填塞略松一些,创口填塞略紧些,以免创口过早闭合;有时还可于伤口底部放凡士林纱条,而创口处放干纱布,以便促进底部肉芽生长,抑制创口肉芽生长过快,干纱布也可起到良好吸附引流作用。此后酌情适时换药。如新鲜肉芽创面广,可准备进行创面植皮术。

(3)健康肉芽:多见于伤口感染后局部适当处理的伤口,肉芽颜色较红,质地硬无水肿,擦拭时可有出血,生长平衡,表面没有明显突出和凹陷,分泌物较少,伤口周围皮肤平坦,创缘不高出周围皮肤平面,创口边缘皮肤向创口内生长。处理:清除创面分泌物,填塞凡士林纱条引流,覆盖无菌纱布敷料。如肉芽有生长过快倾向,可适当加压包扎。此后酌情适时换药。如创面较广,可准备进行植皮术。

(4)水肿性肉芽:多因伤口感染、病程较长、局部处理不当所致,伤口内肉芽水肿,分泌物多,颜色淡红色或苍白,呈现"水汪汪"外观,伤口较深时分泌物更多,肉芽灰暗且表面光滑,无颗粒;伤口较浅时肉芽表层高出皮面,触之极软有移动,无出血。处理:肉芽水肿较轻时可于创口内直接填塞干纱布,吸附肉芽内水分,抑制肉芽生长;如肉芽水肿明显可用 3%～5%高渗盐水纱布填塞或湿敷,每日换药 2 次,既可达到清除肉芽水肿的目的,又可起到清洁引流作用。此后酌情适时换药。

(5)弛缓性肉芽:见于损伤广泛的感染性伤口、局部血液循环不良、全身营养状态不佳等,肉芽紫暗、分泌物少,无光泽、无生机、表面无颗粒、触之不出血,有时肉芽表面附有一层灰白性纤维素性膜,周围皮肤紫暗色。处理:用 40℃温热生理盐水局部皮肤及伤口内湿敷,6 小时 1次,设法使局部保持一定温度,促进血液循环,控制局部炎症;全身营养不良者积极改善全身营养状态,调节饮食或少量多次输血。此后酌情适时换药。

(6)溃疡性肉芽:见于小腿慢性溃疡、压疮、瘢痕破溃、放射性溃疡,创面肉芽灰暗、无光泽,有时呈紫黑色坏死状,创面周围组织水肿、灰暗、粗糙无弹性,创缘增生,触之坚韧,无上皮组织长入。处理:卧床休息,抬高患肢,局部湿热敷,注重改善局部营养,促进创面愈合。此后酌情适时换药。创面经久不愈或皮肤缺损较广的顽固性溃疡,积极改善全身和局部营养状况,情况好转后酌情进行溃疡切除、创面植皮修复。

(7)恶性病伤口:某些皮肤癌、肉瘤等恶性病变晚期破溃,形成溃疡,应针对具体情况酌情处理。一般来说,如有可能,尽量手术切除病灶、创面植皮修复。

【敷料包扎】

创面处理完毕后,根据伤口情况覆盖一定厚度的无菌纱布敷料或棉垫。估计渗液较多时应多覆盖纱布敷料,反之少覆盖纱布敷料;冬季为了保暖可多覆盖纱布敷料,夏季则宜少覆盖纱布敷料。覆盖纱布敷料后可用胶布粘贴或绷带绑扎固定。上肢换药后将肘关节屈曲、配合托板,用绷带悬吊。对某些特殊部位,根据情况可用夹板或石膏托固定。

换药完毕后,住院患者经治医师应将伤口情况、是否留置引流、下次换药时应注意事项记录在病历上。门诊患者应交代有关注意事项,并约好下次换药时间。

【污物器械处理】

1. 污物处理　将从伤口取下的敷料和清洁、消毒伤口用过的棉球等污物随时放入污物碗内,待换药完毕后倒入指定污物桶,最后再统一送往指定地点。凡特殊感染伤口取下的敷料须装入塑料袋中,移至指定地点进行焚烧。

2. 污染器械处理　换药用过的污染器械放置于1∶400的"84消毒液"内浸泡1小时,然后在流水中刷洗、擦拭干净,晾干后再高压蒸气灭菌或消毒浸泡备用。

七、伤口特殊处理

为了促进伤口尽快愈合,除常规换药技术操作外,还可针对伤口不同情况酌情选用其他几种处理方法。

【浸泡疗法】

浸泡疗法,指将患处浸泡于药液中,更好地达到伤口引流、消炎的目的。对于内层敷料紧密粘连的伤口实行浸泡,还可起到松解敷料,减轻揭取敷料时伤口疼痛的作用。本方法非常适用于四肢严重感染的伤口,尤其适用于手足部位的感染伤口。

方法:根据伤口部位选用搪瓷缸、泡手桶或特制的浸泡槽等容器。先用1∶200的"84消毒液"冲洗处理所用容器。无菌生理盐水作为浸泡液,可加入适当抗生素;需用量较大时也可用1∶5000氯己定液或1∶5000高锰酸钾溶液作为浸泡液。首先去除伤口敷料,将患肢浸入其中,如果伤口与内层敷料粘结较紧密,可去除外层敷料后直接放入药液。浸泡过程中,随时清除脓液、坏死组织,浸泡时间一般为20～30分钟,移出后用无菌干纱布擦拭干净,根据伤口情况再进行其他处理。感染特别严重的伤口,可每日浸泡1次,一般较为严重的感染伤口可2～3天浸泡1次。

【暴露疗法】

暴露疗法,指换药时采用一定时间的暴露,达到去除伤口周围皮肤潮湿、减轻肉芽水肿、控制细菌感染(特别是铜绿假单胞菌)的目的。主要适用于伤口周围皮肤受分泌物浸渍而发生潮湿、糜烂、湿疹样变,或伤口边缘皮肤泛白、创面肉芽组织水肿或铜绿假单胞菌感染的创面,也适用于烧伤创面。

方法:暴露时房间应保持清洁、干燥,将伤口敷料揭取后,生理盐水棉球擦净创面分泌物,让伤口自然暴露于空气中,使创面及周围皮肤水分自然蒸发。冬季应注意保暖,必要时可将烤灯置于患处,也可用电吹风机微热风吹拂创面。可长时间暴露,使创面尽快干燥,减少细菌感染,待其痂下愈合。

【湿敷疗法】

湿敷疗法,指对伤口进行局部湿敷,用于创面肉芽水肿或严重感染的创面,也常用于植皮前的准备,可以起到减轻肉芽水肿、保持创面清洁、控制炎症发展的作用。

方法:一般伤口可用生理盐水,必要时加入适当的抗生素。创面肉芽水肿明显者可用3%～5%盐水湿敷。将无菌干纱布浸入药液中,然后取出纱布,拧去多余水分,以不滴水为度,将纱布直接敷在伤口上,纱布一般为16～20层。为了减少药液蒸发,可在湿纱布上面加盖一层相当大小的凡士林纱布。每6小时更换1次。

【胶布拉拢技术】

对于一些伤口表浅、创面肉芽健康、分泌物少、周围皮肤正常且移动性好的患者,采用胶布拉拢技术,可加速伤口愈合。当伤口边缘被拉拢时,伤口张力减轻,可加速伤口收缩,从而有利于结缔组织及上皮组织生长加快,促进伤口愈合,多用于腹部、乳腺伤口或截肢后残端伤口等。

方法:剪制蝶形胶布,将蝶形胶布的一端粘贴于伤口一侧皮肤上,适当牵拉另一端;同时将伤口另一端皮肤推向对侧,贴紧胶布(图17-21),最后覆盖适当敷料,妥善包扎固定。根据情况,也可先于伤口处覆盖少许无菌干纱布,然后再进行胶布拉拢。2～3天换药1次,必要时重新进行蝶形胶布拉拢粘贴。

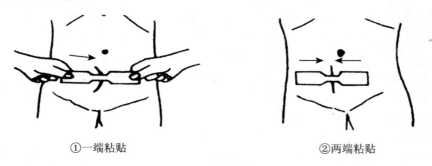

①一端粘贴　　　　　　　　　　②两端粘贴

图 17-21　伤口胶布拉拢技术

八、伤口长期不愈原因及处理

伤口长期不愈合的原因较多,有全身性因素,也有局部因素,或二者兼有。因此,伤口长期不愈时要具体情况具体分析,找出伤口不愈的原因并对症处理。

【引流不畅】

引流不畅,是伤口不愈的最常见原因,主要因为创腔较大,创口较小,呈烧瓶状改变,使脓液积聚,脓腔内坏死组织不能充分引流,创口内无健康肉芽组织生长,伤口长期不愈,有的形成一细长盲端管道,即窦道。最常见为臀部脓肿切开引流后或其他深部脓肿切开引流后,也可见于外伤后(特别是刺伤)局部感染。

处理:扩大切开创口,充分敞开引流,使创腔口大底小。创腔较深时注意引流物的选择,可于创腔底部松散填塞凡士林纱布,而创面上部及创口填塞干纱布引流,如此填塞既起到吸附引流作用,又有利于创底部肉芽组织生长,同时抑制创腔上部及创口肉芽组织生长过快,防止创口过早缩小,后期形成窦道。

【异物存留】

各种外伤和术后刀口感染伤口长久不愈,大部分原因为伤口内异物存留。常见于腹部手术后切口感染、缝线残留,也常见于四肢软组织损伤后铁片、木屑、鱼刺、泥沙等物存留。偶有手术将碎纱布条、橡皮条之类的东西遗留于伤口内者。异物存留是造成窦道的主要原因之一。

处理:术后切口感染缝线残留所致的长期不愈,换药时可用血管钳插入伤口底部试行夹出缝线线结;也可用刮匙连同伤口内不健康的肉芽组织一起刮除。伤口仍不愈合者,说明深层仍有缝线不能排出,则可扩大切开伤口,直视下将所有炎症累及的缝线全部清除,并去除不健康的肉芽组织,继续换药至伤口愈合。形成慢性窦道者,可将窦道及异物彻底切除,然后敞开伤口清洁换药;如周围组织软化,也可彻底切除窦道周围瘢痕组织,及时缝合切口。外伤后铁片、木屑、鱼刺、泥沙等异物存留时,可扩大创口,直视下将异物取出;也可用血管钳插入伤口内,凭感觉寻及异物后取出,创口内放引流物,适时清洁换药,伤口即可慢慢愈合。

【慢性骨髓炎】

慢性骨髓炎,亦是伤口长期不愈的原因之一。自体骨虽不属于外来异物,但如失去活性变为死骨,机体也将产生排异反应,致伤口长期不愈。最常见于手部挤压伤或动物咬伤后慢性骨髓炎。实践证明,许多骨髓炎早期 X 线摄片往往无阳性改变,而换药时直视可见病变处骨膜脱落、骨质松脱、颜色紫暗;晚期 X 线摄片可见骨质疏松或游离骨片等改变。

处理:经血管钳、探针探查或直视下有骨质坏死时,应将死骨彻底清除,直至骨断端有新鲜出血为止,此后逐渐培养创口肉芽,待肉芽充满创口后,可望上皮长入,伤口愈合。上皮长入困难者,可行植皮术。

【坏死组织存留】

伤口内如有坏死肌腱、肌肉、脂肪组织存留,也将明显影响伤口愈合。

处理:首先应正确区别辨认何为坏死组织,然后将坏死组织彻底清除,以利肉芽组织生长。

【局部血供不良】

伤口周围局部血供不良将明显影响伤口愈合,已被大量临床实践证实。血供不良则局部组织得不到足够营养,伤口愈合必将延迟,表现为肉芽紫暗,触之无出血,分泌物较少。最常见于下肢静脉曲张、瘢痕性溃疡或烧伤后残余创面等。

处理:下肢静脉曲张时改变局部血供的最佳方法为卧床休息,抬高患肢,以利静脉回流,减轻局部瘀血、缺氧。必要时应行大隐静脉高位结扎加曲张静脉分段剥脱,阻止静脉血逆流和瘀血。

各种原因所致的瘢痕性溃疡或烧伤后残余创面长期不愈者,可施行局部湿敷,以改善局部微循环,促进肉芽组织生长和上皮长入。上皮长入困难时,可将肉芽组织刮除,施行游离植皮术。

【伤口性质特殊】

有些伤口如恶性肿瘤破溃、结核性脓肿破溃等未及时识别,处理方法错误,也可为伤口长期不愈的原因。

处理:疑为特殊伤口时,应做活组织检查或分泌物涂片检查,明确诊断以便采取相应的治疗方法。

【换药技术不当】

由于换药技术不当,也可致伤口长期不愈,常见原因有:消毒液使用不当,如伤口误用碘酒、苯酚,可严重损伤伤口内肉芽,抑制创缘上皮长入,如肉芽水肿高出皮肤的肉芽未及时刮除或削平,也影响上皮长入;换药间隔时间太长或换药次数过频;引流物选择或填充不当等。

处理:针对不同原因酌情处理,如避免刺激性大的消毒液进入伤口内;肉芽水肿创面及时用高渗盐水湿敷;高出皮肤面的肉芽要进行刮除或削平,适当调整换药间隔时间;选择适当的引流物。

【营养不良】

蛋白质是伤口愈合的基本物质,营养不良蛋白质缺乏时,不但失去组织愈合的基本条件,而且常因血管内渗透压降低,水分渗入组织间隙,局部组织水肿而影响伤口愈合。

处理:营养不良蛋白质缺乏时及时补充足够蛋白质,可以通过口服也可以通过静脉补给。口服补给蛋白质最合乎生理要求,而且经济实惠,正常人每日需要进食 $2\sim3g/kg$,即可满足每天生理需要。但当蛋白质缺乏时,则要适当增加蛋白质进食量。如同时应用某些激素,可间接促进蛋白质合成,最常用者为苯丙酸诺龙 25mg,肌内注射,每周 $1\sim2$ 次。

【维生素缺乏】

维生素 C 缺乏时,成纤维细胞合成受阻,因而影响伤口愈合。外科患者的血浆中维生素 C 含量一般偏低,因此补充维生素 C 很有必要,以促进伤口愈合。维生素 A 和 B 族维生素缺乏时,也对伤口愈合产生不良影响。维生素 A 是维持上皮组织正常功能状态必需物质,并促进上皮的生长,使创口加速愈合;B 族维生素参与蛋白质和脂肪的代谢,并参与许多酶的合成及转移。

处理:维生素缺乏时,临床上一般可通过口服补给。有的也可通过静脉补给。

【糖尿病】

实践证明,糖尿病未控制的患者伤口很难愈合,这是由于糖尿病时周围组织循环不良直接影响伤口愈合,同时白细胞功能不良炎症不能有效控制。糖尿病已控制的患者,伤口愈合基本正常。

处理:糖尿病患者伤口长期不愈时,应求助内科医师设法控制糖尿病,控制糖尿病对于促进伤口愈合相当重要。

九、换药中意外情况及防治

换药过程中有时会出现一些意外情况,最常见的为伤口急性大量出血和患者或陪护人晕厥。

【伤口出血】

1. 临床表现　换药时可发生伤口急性出血,主要原因为操作粗暴损伤血管,也可因炎性侵蚀血管壁变得脆弱撕裂；四肢电损伤时伤及较大血管，稍加压擦拭即致血管破裂出血。

2. 处理 伤口突然大出血，首选止血措施应为局部压迫，一般均能奏效。因伤口周围炎性组织血管断端收缩不良，难以自行停止，又因血管周围组织水肿缝线结扎易切割组织，不易奏效。因此，首选止血措施应为局部压迫。若为肢体出血，可进行加压包扎止血。

3. 预防 靠近大血管部位的伤口，如四肢、颈部、腘窝部伤口换药操作时，应特别小心，动作稳、准、轻、快，做到心中有数，切忌动作粗暴、深浅无度。对于存在潜在出血危险者，更应予以特别注意。

【晕厥】

1. 临床表现 晕厥（又称昏厥，俗称"晕血、晕针、虚脱"），是换药过程中常见的意外情况。由于神经反射致暂时性脑缺血引起，常见于精神紧张、恐惧、体质虚弱的患者，也常见于患者陪护人员。发作过程为头晕、眼黑、面色苍白、出冷汗，继而不能维持姿势张力而昏倒，脉搏速弱、血压下降，持续数秒至数分钟。有些人错误地将晕厥称为休克，是不正确的。休克是各种原因所致的机体微循环功能障碍和组织血液灌注不足。

2. 处理 患者或陪护人员出现头晕、眼黑、面色苍白等最初症状时，即刻原地置患者于头低足高位，解开衣领、衣扣，保持呼吸道通畅，神志清醒者给少量饮水，很快即可恢复正常。出现神志不清、脉搏细弱者，可立即静脉注射 50％葡萄糖溶液 40ml。

3. 预防 为了防止换药过程中出现晕厥，应于饱餐后或大量饮水后换药；换药时应安排患者于合适体位；复杂伤口或脓血、坏死组织脱落较多的伤口，最好不让患者直视伤口或脓血及坏死组织，减少恶性视觉刺激。

第**18**章

常用整形美容手术

一、整形美容外科基础知识

【基本概念】

1. **整形外科**　指运用外科手术方法改善人体功能兼顾改善人体外形的一门学科,又称整复外科、成形外科、修复外科等。手术对象主要是患有先天畸形、体表肿瘤、瘢痕畸形等患者,对术后功能恢复要求较高,对外形恢复要求一般,手术操作难度相对较大,但术后满意率相对较高。

2. **美容外科**　指运用外科手术方法增进人的容貌美和形体美的一门学科,又称整容外科。手术对象主要是正常人群,单纯为增加美感而进行手术,对术后外形恢复要求较高,手术难度相对较小,但术后患者满意率相对较低。

由于美容外科是从整形外科中逐渐分化发展形成的一门分支学科,有时两者界限很难截然分开,因此临床习惯笼统称为整形美容外科。

【手术意义】

长期以来,人们对整形美容手术意义认识不足,甚至存在某些偏见。其实整形美容手术是医治体表畸形、弥补美感不足的有效方法。通过手术不仅可以恢复功能,还可解除自卑苦闷、情绪低落心理状况,激发积极向上的人生活力。因此,有人称整形美容外科为"心理外科"。自我美感是以心理幸福为基础的愉悦,属于心理享受。人体美对周围人群也是一种良好的影响,具有一定的社会意义。

【手术解决三个问题】

目前整形美容手术不下百余种,无论哪一种手术归根结底主要解决三个问题:组织过多、组织过少、组织错位。

1. **组织过少**　如鼻梁低平者说明鼻部组织发育欠缺,可进行隆鼻术;单眼皮者谓之由于上睑发育的因素缺少一条重睑褶线,可进行重睑术。

2. **组织过多**　如面部皮肤皱纹说明皮肤松弛多余,可进行面部除皱术;腹部肥胖说明局部脂肪堆积,可进行脂肪抽吸术。

3. **组织错位**　如乳房韧带松弛导致乳房下垂,可进行乳房悬吊术;瘢痕牵拉导致组织移位,可进行瘢痕松解组织复位术。

【常用面部美学标准】

1. 三庭五眼　三庭,指从前发际线中点至眉间点为上庭,眉间点至鼻基底为中庭,鼻基底至下颏尖为下庭,每庭约占脸长度的 1/3,即一个鼻的长度。五眼,指两眼内眦间为一只眼的距离,面颊部宽度为五只眼的距离(图 18-1)。实际上符合"三庭五眼"者较少。

2. 四高三低　四高,即额骨、鼻尖、唇珠、下颏尖突出;三低,指面部侧面观眼窝、人中沟、颏唇沟凹陷(图 18-2)。

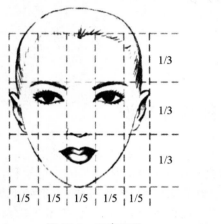

图 18-1　三庭五眼

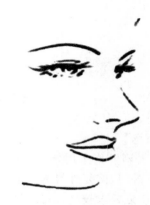

图 18-2　四高三低

3. 美学平面　指面部侧位观鼻-唇-颏三者所形成的平面,基本为一条直线(图 18-3)。完全符合美学标准的人上唇位于此连线上,下唇则略后退于该连线。

4. 脸型轮廓　脸型,指面部轮廓的基本形状,分为椭圆形、圆形、长形、方形、倒三角形等(图 18-4)。就女性脸型而言,椭圆形被认为是理想的脸型。

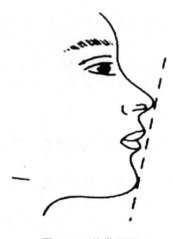

图 18-3　美学平面

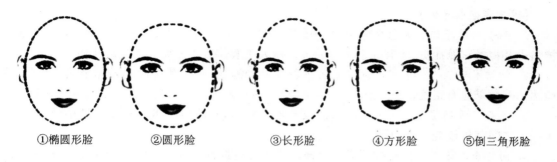

①椭圆形脸　　②圆形脸　　③长形脸　　④方形脸　　⑤倒三角形脸

图 18-4　脸型轮廓

【手术适应证】

1. 美感缺陷　求术者主要为青年男女,体表外形基本正常,手术目的仅是为了增加美感,使自己更具魅力,受人青睐,达到锦上添花的目的,如重睑、隆鼻、隆乳、脂肪抽吸等。

2. 衰老征象　人到中年以后逐渐出现皮肤弹性降低、面部皮肤皱纹、松弛下垂,呈现衰老征象。手术目的是去除皱纹或提紧皮肤,以减轻衰老征象,如面部除皱、颈部除皱等。

3. 体表病变　求术者体表发生肿瘤、遗留瘢痕、各种畸形等,伴有功能障碍。手术主要目的是恢复功能,同时兼顾术后外形美观,如肿瘤切除整形封闭创面、瘢痕整形等。

【手术禁忌证】

1. 目的不明确　对自己外表缺陷没有足够认识,只是出于别人劝说要求手术;或犹豫不决,心无主见,反复就诊不能下定决心者。

2. 期望值过高　平时处事过分挑剔,要求术后完美无瑕,局部基础或现实条件无法达到者。

3. 不信任医师技术　对医师的技术水平缺乏信任或不能积极与医师合作者。

4. 心理精神障碍　心理欠佳、抑郁症、神经质或精神障碍者。

5. 修养较差　性情暴躁、语言粗鲁、美容动机不良者,术后容易导致医疗纠纷。

6. 主要亲属不同意　求术者配偶或父母亲坚决不同意进行手术者。

7. 其他　患有急性感染性疾病、重要脏器慢性严重性疾病、凝血功能障碍、严重传染性疾病、各种恶性肿瘤等。

【手术风险】

任何手术都有切口感染、术区出血、麻醉意外等风险,特别是美容术后恢复期长短不一,这期间局部组织炎性渗出水肿明显,或双侧不对称、外形不佳等,术后外形短时间内常有"十有八九不满意"情况,容易引发医疗纠纷。术后医师需要耐心解释,安抚患者,协助其度过此恢复阶段,避免语言冲突引起纠纷。

【医师必备条件】

1. 具备美学修养　手术医师须具备一定的美学知识和审美能力,并具备良好的沟通能力。

2. 具备熟练操作技能　熟悉局部解剖结构,具有娴熟的专业操作技能。

3. 具备良好医德　一切为求术者着想,严格掌握手术指征,不任意扩大手术适应证。

4. 具备责任心　以高度责任心认真细致地做好每一例手术,决不能粗心大意、草率从事。

【求术者必备条件】

1. 无手术禁忌证　无急性疾病,无慢性严重性疾病,非月经期,心理状态基本正常,无精神病史及神经官能症史,无其他手术禁忌证。需人工假体置入者应为非过敏体质。

2. 相信术者能力　求术者须与术者进行良好沟通,必须相信医师的技术能力,对术后所能达到的效果应有正确认识,懂得手术有利有弊,对可能出现的并发症或不良情况表示谅解。

3. 具备正常期望值　美容手术只能改善而非重塑,不能对手术抱有过高期望值,不要认为一夜之间就可改变一副面孔。

4. 同意手术方案　同意按照科学严谨的手术方案进行手术,并签署手术知情同意书。

5. 执行医师嘱咐　术后严格配合医师,执行医师嘱咐,安排适当的休息时间,不能"带病坚持工作"。

6. 主要亲属同意　求术者主要亲属需同意手术,特别是已婚女性进行隆乳、妇科整形时更应如此。

【整形美容手术知情同意书重要性】

整形美容手术知情同意书是术者与求术者之间取得共识所形成的书面记录,具有法律效力。内容主要包括术前诊断、各种手术方法、手术方法选择、术后可能出现的效果、手术意外、手术并发症等。签订知情同意书既显示手术的严肃性,也表明医师履行了必要的告知义务,术后万一出现不满意情况可获得求术者的理解,减少或避免医疗纠纷。

【整形美容手术特点】

1. 病变浅显易见　手术位于体表,浅显易见,稍有不慎即可影响人的容貌外形。

2. 影响心理活动　术后效果如何直接影响求术者心理活动,手术成功可增加患者自我美感,激发积极向上的生活信心;否则,心理沮丧,产生负面情绪,甚至酿成严重不良事件。

3. 技术操作精细　任何手术不管大小难易,均应注意无创技术操作,尽量减少组织损伤,方能获得理想效果。

4. 多次或分次手术　由于求术者要求不同、患者个体间差异,加之术者专业理念不同,术后可能出现不同的效果;或同样的手术需多次或分次手术。

5. 纠纷发生率高　术后如发生感染、出血、皮肤坏死、遗留明显瘢痕、双侧不对称、效果不满意等,均可影响求术者容貌、心理、情绪等,容易产生不满情绪,甚至引发医疗纠纷。

【操作要点】

1. 精心设计　整形美容术前需根据不同情况,精心设计,以决定局部组织增大或去除多少,或是调整哪些移位组织。

2. 精细操作　任何粗暴操作均可造成过多组织损伤,使切口愈合不良,影响手术效果。因此,要求术者操作精细、动作轻巧、技术娴熟。

3. 预防感染　整形美容手术一旦出现刀口感染,势必影响手术效果,故预防感染相当重要。

4. 良好固定　有些整形美容手术后为了保持一定的形态,需进行相应的包扎固定,受术者术后应密切配合,不要随便解除固定装置,以免出现不良后果。

5. 术后塑形　术后愈合必有瘢痕,为了防止瘢痕挛缩,某些手术拆线后需要进行一定时期的塑形,才能获得理想的效果。例如,隆鼻术后需要使用支具对鼻孔进行 3 个月的支撑,以防止瘢痕增生或鼻孔变形。

【术前准备】

1. 术前沟通　通过术前与患者谈话了解求术者目的,说明术中、术后可能发生的不良情况,术后可能遗留瘢痕大小等。交代术后应注意事项,以便术前有一定的思想准备。

2. 协商手术方案　任何手术均要酌情与患者共同协商手术方案,征得患者同意,请受术者及家属在手术知情同意书上签字。

3. 常规体格检查　了解全身情况是否适宜手术,有无急慢性病史,避开月经期,精神状态是否正常,有无血液系统疾病。凝血功能异常者应禁忌手术,有瘢痕疙瘩史或瘢痕增生倾向者应禁忌或慎重整形美容手术。

4. 基本化验辅助检查正常　不管手术大小,操作是否复杂,术前均应进行基本化验辅助检查,以排除血液病、体内潜在炎症、慢性肾病、隐性心脏病等。这些基本化验辅助检查包括血常规、尿常规、凝血功能、心电图等,可酌情增减化验辅助检查项目。

5. 常规皮肤准备　按要求进行常规的术区皮肤准备,包括毛发剃除、皮肤清洗等。

6. 应用抗生素　必要时酌情应用抗生素药物,预防感染。

7. 避开月经期　月经期全身毛细血管处于扩张状态,极易导致术后渗血加重,任何整形美容手术均需避开月经期。

8. 术前记录　术前精确记录检查情况,一般说来,整形美容手术前均应进行局部照相(图18-5)。术前的影像资料对科研、教学、医疗纠纷的处理等,具有特别重要的意义。让患者提供真实姓名、工作单位、住址、电话,建立医患联系方式(图 18-6),以便术后患者咨询或医师术后随访。

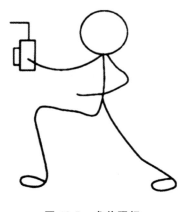

图 18-5　术前照相

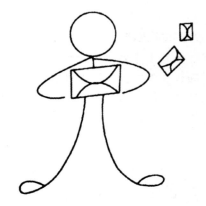

图 18-6　联系方式

【美容手术基本原则】

1. 无菌原则　术前准备无菌用品、术中防止污染,养成高度无菌观念,严格无菌技术操作。

2. 无痛原则　保证无痛状态下手术,局麻手术遵循"一针技术"。

3. 无创原则　培养爱护组织观念,养成无创操作习惯,做到轻柔、准确、熟练,避免不必要动作和损伤。

4. 无血原则　术中彻底止血,保持术野清晰,避免术后出血或血肿形成。

5. 无张力原则　所有组织拼接、缝合,均应做到无张力状态。

6. 无无效腔原则　手术结束避免遗留无效腔,防止血肿形成和感染。

7. 安全第一原则　始终秉承安全第一,美容第二;切除正常组织宁少勿多;手术范围宁小勿大,宁简勿繁,必要时分期进行;术中规范操作,勿任意发挥;术后处理一丝不苟,不良情况及时处理。

【无创技术操作】

1. 减少不必要动作　充分认识到术中每一个动作都可使无数细胞受损,尽量避免不必要的夹持、挤压、牵拉组织,每个动作力争一步到位。

2. 科学夹持组织　除止血外,避免止血钳钳夹任何正常组织;科学使用镊子夹持组织,镊子可作为捏针或推挡组织的工具。

3. 操作手法正确　要求术者每一动作目的明确,一次完成,一步到位,避免重复。对所有动作都应讲究正确、轻柔。对暴露的血管、神经、肌腱要用湿纱布保护。

4. 手术器械精细　手术操作应选用大小合适的精细器械,防止器械不当造成组织过多捻挫、牵拉。

5. 术中彻底止血　术中止血时准确钳夹血管,防止过多夹持周围正常组织,结扎线选用适当;尽量少用电凝止血。

6. 妥善保护组织　手术时间较长时防止长时间裸露于空气中,应用湿生理盐水纱布妥善保护组织。

7. 缝合方法得当　缝合组织时缝针、缝线选择合适,避免缝针过大缝线过粗。缝合皮肤时不要夹持皮肤组织,而用镊子夹持皮下组织或浅筋膜,并注意结扎勿过紧,以防缝线对组织造成切割。

【效果并非维持终身】

多数美容手术效果不会维持终身,因为人在不断衰老,局部也在不断发生变化,如重睑术后随时间延长上睑皮肤逐渐老化松弛,重睑效果会逐渐减弱或消失;再如置入人体的乳房假体随时间延长可能出现老化、变形、移位、破裂等,隆乳效果发生变化,必要时需及时取出或更换。这些常识术前必须向求术者交代清楚。

二、皮片移植术

【基本概念】

1. 皮片移植术,是指切取某部皮肤移植到其他皮肤缺损处,重新建立血液循环使皮片成活,达到修复创面、恢复功能或外形的目的,为外科常用基本操作技术。

2. 所有体表皮肤缺损,如外伤、肉芽创面、慢性溃疡切除、皮肤肿瘤切除、烧伤切痂等,均可应用皮片移植术修复。通常提供皮肤的部位称为供区,接受皮肤的部位称为受区。门诊皮肤移植术一般用于各种原因所致小面积皮肤缺损。

【适应证】

1. 外伤清创术后皮肤缺损,可行大张中厚皮片移植修复。

2. 化脓性感染所致肉芽创面,可行邮票皮片移植修复。

3. 慢性溃疡创面可将创面全部切除后行大张皮片移植修复。

4. 各种良、恶性肿瘤切除后皮肤缺损,可行大张中厚皮片移植修复。

5. 影响关节功能的各种瘢痕挛缩畸形瘢痕松解或切除后皮肤缺损,可行大张中厚皮片移植修复。

【术前准备】

1. 无菌手术创面彻底止血后即可植皮,外伤污染创面需进行常规清创后再行植皮,瘢痕松解或切除术前 2～3 日用 1∶5000 高锰酸钾浸泡,每日 2 次,清洗干净皱褶内污垢。

2. 感染创面术前数日应用生理盐水湿敷,加强清洁换药,直至创面分泌物明显减少、肉芽致密、坚实、色鲜红,触之易出血方可行植皮术。

3. 供区清洗干净皮肤,剃除毛发。

4. 酌情应用抗生素。

【操作步骤】

1. 消毒铺巾　受区、供区 0.1% 氯己定皮肤消毒,铺无菌巾、单。

2. 麻醉　感染肉芽创面皮肤移植时受区一般不需麻醉;供区皮片切取一般可用局部浸润麻醉。

3. 皮片切取　滚轴刀安装锋利刀片,根据所需皮片厚度调节刀片与滚轴间距离。术者左手持一块木板压住供区皮肤,助手拿一块木板压住供区另一端皮肤,使两木板间皮肤紧张而平坦。供区皮肤及刀片涂少许液状石蜡,两木板之间刀片与皮肤呈 15°～20°,适当按压做拉锯式移动,逐渐向前,随切取随观察皮片厚度。如无滚轴刀也可用直血管钳夹住剃须刀片,使刀片与皮肤呈 15°～20°,做拉锯动作切入,逐渐向前移动(图 18-7)。皮片切取后,供区创面适当压迫止血,然后贴敷一层凡士林纱布,覆盖纱布敷料,加压包扎。

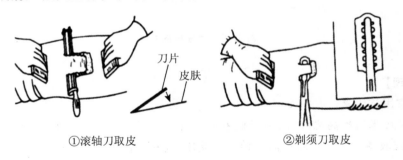

①滚轴刀取皮　　　　　　　②剃须刀取皮

图 18-7　皮片切取

4. 皮片移植　根据受区创面不同,可采用邮票植皮术或大张植皮术。

(1)邮票植皮术:常用于感染肉芽创面修复,将切取的皮片贴在黏稠的凡士林纱布上,剪成宽 0.5～1cm 的条状,然后再剪成邮票状皮片。创面肉芽坚实、红润者,先用干纱布轻轻擦拭,生理盐水冲洗,干纱布拭干,即可将皮片贴敷于创面上,皮片间距一般为 0.5～1cm。覆盖一层凡士林纱布及 2～3cm 厚度的纱布敷料,绷带适当加压包扎固定(图 18-8)。如创面肉芽过度增生或水肿,可用手术刀柄将其刮除,直至露出基底纤维板,压迫止血,生理盐水冲洗,干纱布拭干,再进行邮票植皮术。

(2)大张植皮术:一般用于新鲜皮肤缺损创面的修复。将切取的皮片覆盖于受区创面,周边先行数针定位缝合,适当剪裁后周边全部间断缝合固定,保留线尾,植皮区贴敷一层大于植皮区的干纱布,碎纱布堆积其上使呈半球状,再把干纱布四周向上反折包裹成纱布团,最后将相对应的缝线相互结扎(图18-9)。于打包的周围置适当纱布,妥善加压包扎固定。

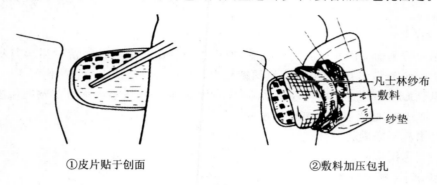

①皮片贴于创面　　　　　②敷料加压包扎

凡士林纱布
敷料
纱垫

图 18-8　邮票植皮术

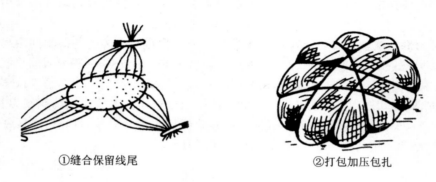

①缝合保留线尾　　　　　②打包加压包扎

图 18-9　大张植皮术

【术后处理】

1. 酌情应用抗生素。

2. 四肢植皮术后抬高患肢,以利于血液回流,防止水肿。双下肢植皮术后应绝对卧床休息,切忌下床或肢体下垂。同时应防止植皮区受压、皮片移位等。

3. 肉芽创面植皮术后2～3天换药,观察皮片成活情况,清除分泌物,以后每1～2日清洁换药一次,直至创面愈合。新鲜创面植皮术后5～7天更换敷料,拆除打包线,观察皮片成活情况,如皮片成活情况良好,术后10～12天拆线;若皮片下有积血、积液,可刺破或切开排液;如有较大面积皮片坏死,可剪除坏死部分,必要时再补充植皮。

4. 供、受区创面愈合后,为防止瘢痕增生,应行局部弹力绷带加压包扎2～3个月。术后近期内局部妥善保护,防止过度挤压、摩擦,以避免造成新的溃疡。

【经验与技巧】

1. 肉芽创面植皮应使肉芽密实、红润、健康,这是保证皮片成活的关键。术前尽量纠正贫血、低蛋白血症等情况。实践证明:机体处于极度消瘦、慢性衰竭、营养不良状态时,皮片移植很难成活,成活后皮片扩展生长也较缓慢。

2. 术者应熟练切皮技术,尽量切取合乎要求的厚薄适当的皮片。切取皮片时改变刀片与皮肤间的角度可使切取皮片的厚度有所不同,滚轴刀向下按压的力量大小对切取皮片厚度也有直接影响。

3.新鲜创面植皮时受区须彻底止血,防止皮片下积血或积液,皮片下积血或积液将阻断皮片营养致皮片坏死。

4.植皮术后受区妥善包扎固定防止活动致皮片松动、移位。同时应防止包扎过紧致皮片过度受压坏死。

5.切取皮片时改变刀片与皮肤间的角度可使切取皮片的厚度有所不同,滚轴刀向下按压的力量大小对切取皮片厚度也有直接影响。

三、皮瓣移植术

皮瓣移植术,是指将皮瓣从一处转移到另一处修复组织缺损。

皮瓣,是包括皮肤及其皮下脂肪组织在内的组织块,与本体相连的部分称为蒂,移植早期依靠蒂部供应血供。接受皮瓣移植的缺损区为受区,提供皮瓣的区域为供区。皮瓣除了用于修复皮肤缺损外,还有保护深层组织、耐摩擦、可负重的功能。皮瓣移植后抗感染能力强,挛缩程度小,基本无皮肤颜色改变等优点。皮瓣移植术后可有不同程度的"猫耳"等,有时需二次修复、去脂等。

【基本类型】

1.任意皮瓣　皮瓣设计时不考虑重要血管走行,只是根据皮肤缺损区范围及周围正常皮肤随机设计。矩形皮瓣长度与蒂部宽度比例一般为 2:1。常用皮瓣举例如下(图 18-10 至图 18-13)。

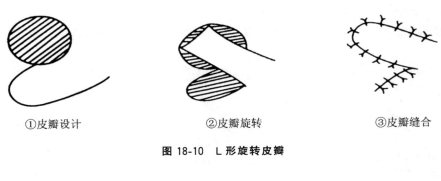

①皮瓣设计　②皮瓣旋转　③皮瓣缝合

图 18-10　L 形旋转皮瓣

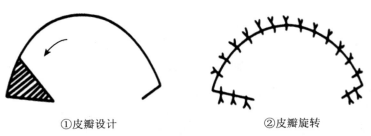

①皮瓣设计　②皮瓣旋转

图 18-11　旋转皮瓣

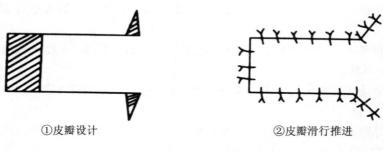

①皮瓣设计   ②皮瓣滑行推进

图 18-12　单矩形皮瓣推进

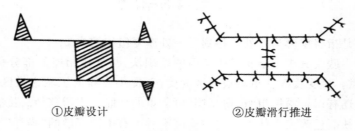

①皮瓣设计   ②皮瓣滑行推进

图 18-13　双矩形皮瓣推进

2. "Z"成形术　是一种简单、实用、效果良好的皮瓣移植方法,用于条状瘢痕挛缩畸形矫正,也用于组织错位整复。单"Z"成形为两个对偶三角瓣互相易位缝合,设计时瘢痕长轴为"Z"纵轴,分别在纵轴两端相对方向画出二臂,二臂与纵轴间夹角约 60°,手术切除条索状瘢痕,皮下解剖、剥离、形成两个对偶三角形皮瓣,互换位置缝合(图 18-14)。连续"Z"成形用于较长条状瘢痕切除修复,解剖、剥离、形成多个三角瓣,互相交叉换位缝合(图 18-15)。

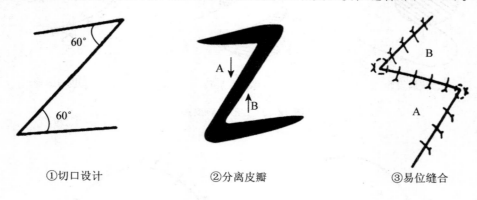

①切口设计   ②分离皮瓣   ③易位缝合

图 18-14　单"Z"成形术

3. "V"至"Y"成形术　是一种对进行组织复位还原的皮瓣移植方法,适于矫正轻度睑外翻、唇外翻、鼻翼畸形等。错位组织处设计"V"形标记线,解剖、剥离、松解形成三角形皮瓣,将皮瓣推移复位,拉拢缝合使呈"Y"形(图 18-16)。根据需要也可行"Y"至"V"成形术,使三角形皮瓣插入"Y"形切开的长臂切口内,然后进行"V"形缝合(图 18-17)。

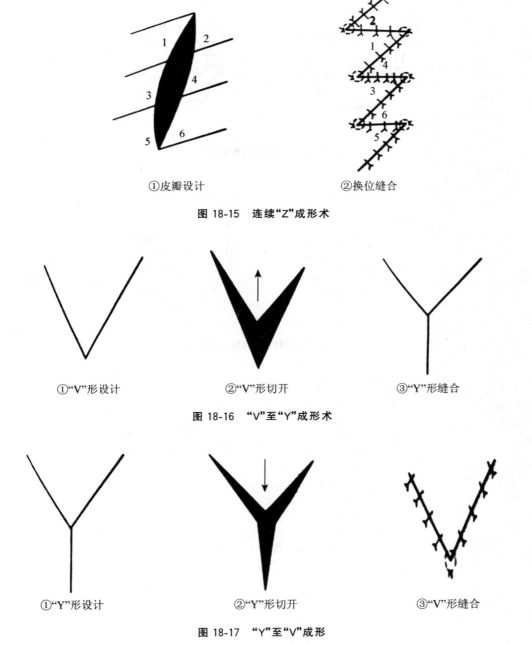

①皮瓣设计　　　　　　②换位缝合

图 18-15　连续"Z"成形术

①"V"形设计　　　　②"V"形切开　　　　③"Y"形缝合

图 18-16　"V"至"Y"成形术

①"Y"形设计　　　　②"Y"形切开　　　　③"V"形缝合

图 18-17　"Y"至"V"成形

【一般皮瓣移植皮肤缺损修复】

1. **头皮缺损皮瓣修复**　可酌情选用单个旋转皮瓣或两个旋转皮瓣移植修复(图 18-18 至图 18-20)。

2. **面部皮肤缺损皮瓣修复**　可酌情选用旋转皮瓣或双叶皮瓣移植修复(图 18-21 至图 18-23)。

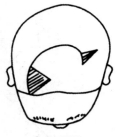
①皮瓣设计

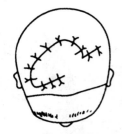
②移植缝合

图 18-18　三角形皮肤缺损修复

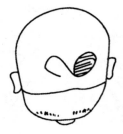
①皮瓣设计

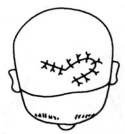
②皮瓣移植

图 18-19　椭圆形皮肤缺损修复

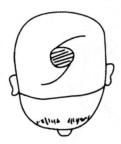
①皮瓣设计

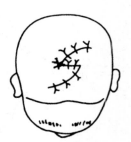
②皮瓣移植

图 18-20　圆形皮肤缺损修复

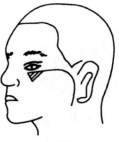
①皮瓣设计

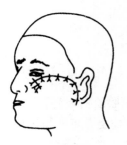
②皮瓣移植

图 18-21　面颊皮肤缺损修复

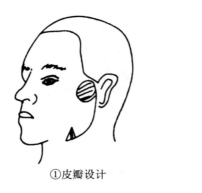

①皮瓣设计　　　　　　　②皮瓣移植

图 18-22　耳前皮肤缺损修复

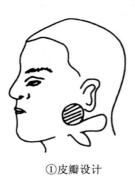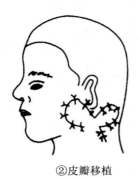

①皮瓣设计　　　　　　　②皮瓣移植

图 18-23　耳下皮肤缺损修复

3. **颈部皮肤缺损皮瓣修复**　可酌情选用"Z"成形换位皮瓣或旋转皮瓣移植修复(图 18-24,图 18-25)。

4. **四肢躯干皮肤缺损皮瓣修复**　可酌情选用旋转皮瓣或桥状皮瓣移植修复(图 18-26 至图 18-28)。

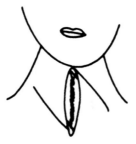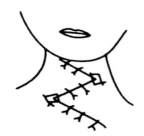

①皮瓣设计　　　　　　　②皮瓣换位缝合

图 18-24　颈前条索状瘢痕修复

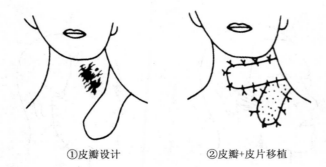

①皮瓣设计　　　　　　　②皮瓣+皮片移植

图 18-25　颈前较大瘢痕修复

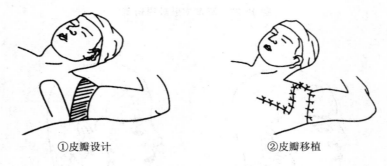

①皮瓣设计　　　　　　　②皮瓣移植

图 18-26　腋窝皮肤缺损修复

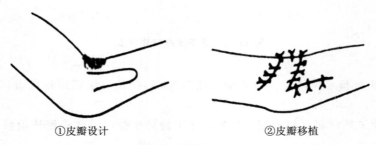

①皮瓣设计　　　　　　　②皮瓣移植

图 18-27　肘窝瘢痕修复

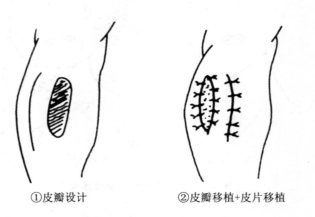

①皮瓣设计　　　　　　②皮瓣移植+皮片移植

图 18-28　小腿皮肤缺损修复

【皮下蒂皮瓣移植皮肤缺损修复】

皮下蒂皮瓣是另一种类型的皮瓣,蒂部形成有其独特操作,主要用于小范围面部皮肤缺损修复,参阅面部色痣有关章节。

1. 术前准备

(1)体格检查应属基本健康,无手术禁忌证。

(2)尽量选择与受区皮肤色泽相近、质地相似部位为皮瓣供区。

(3)术前一天供区剃去毛发,肥皂清水洗净。

(4)酌情应用抗生素,预防感染。

(5)成人及年长儿一般可用局部浸润麻醉准备;操作复杂者全身或硬脊膜外麻醉准备。

(6)酌情术前照相。

2. 操作步骤 一般普通皮瓣解剖、形成、移植等操作步骤基本类似,介绍如下。

取适当手术体位,便于手术操作,0.5%碘伏术区皮肤消毒 2 遍,铺无菌巾、单。酌情选择麻醉方法。按设计线切开皮肤、皮下脂肪,一般于脂肪层解剖剥离,形成皮瓣。皮下脂肪较薄处可于深筋膜浅面或深面进行解剖剥离。皮瓣形成后旋转至皮肤缺损区,边缘与受区间断缝合,生理盐水冲洗皮瓣下积血。供瓣区皮肤缺损较少时,潜行分离皮下脂肪层直接拉拢缝合;皮肤缺损较大、缝合困难时,可行中厚皮片移植修复。必要时皮瓣下放置橡皮条引流。覆盖纱布敷料,注意皮瓣宜局部适当暴露,以便观察皮瓣血供,并避免压迫皮瓣蒂部。位于关节处皮瓣移植,必要时给予石膏或夹板固定以免皮瓣撕裂。

3. 术后处理

(1)四肢皮瓣移植术后抬高患肢,适当肢体固定。

(2)保持室内温度适宜,及时观察皮瓣颜色、皮温,如颜色青紫可、皮温低,应分析原因,对症处理。常见原因为蒂部受压、肢体体位不当、皮瓣下积血、包扎过紧等,应针对不同原因酌情处理。

(3)单纯皮瓣血液循环欠佳时可行皮瓣局部轻轻按摩,以促进静脉回流。如皮瓣有张力必要时酌情拆除有张力的缝线。

(4)继续应用抗生素,预防感染。

(5)术后如无异常,6~7 天后换药,10~14 天拆除缝线。

(6)皮瓣移植成活后其外形往往臃肿、肥厚或有"猫耳",影响美观,术后 6 个月可进行脂肪去除修整。方法:局麻下手术,切开移植皮瓣的一侧或两侧边缘,切除多余脂肪组织,保留适当厚度脂肪组织,保证皮瓣血供良好,最后将皮瓣修整后原位缝合(图 18-29)。也可利用脂肪抽

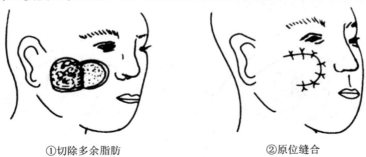

①切除多余脂肪　　　②原位缝合

图 18-29　皮瓣修整术

吸技术吸除皮瓣下多余脂肪。

4. 注意事项

(1)旋转皮瓣时蒂部一侧往往有多余皮肤,俗称"猫耳",术中不要去除修整,以免影响皮瓣血液循环。术后"猫耳"可逐渐缩小变得并不明显。皮瓣成活后2～3个月后"猫耳"仍较明显者,可手术切除或加以修整。

(2)注意不应使蒂部过度扭曲或张力过大,包扎时注意不应用力加压以防皮瓣血液循环障碍。

(3)推进皮瓣时可于蒂部两侧分别切除一小块三角形组织,以便于缝合后局部平整。

(4)缝合后注意保持边缘平整、外形美观。

四、重 睑 术

【适应证】

1. 16 岁以上单睑。

2. 一侧单睑,要求与对侧重睑对称。

3. 原有重睑不显著或时有时无。

4. 原有重睑较窄或隐双眼皮。

5. 原有重睑褶线较浅,缺乏神韵者。

【术前准备】

1. 全身一般检查、血常规检查、凝血功能检查应属正常。常规检查裸眼视力。

2. 对患者面部综合分析,根据局部条件结合年龄、职业及本人要求,与患者商定重睑类型、宽度、手术方法,特别是交代术后效果、术后瘢痕等,签订知情同意书等。

3. 术前 1 天眼结膜囊点消炎眼药水。

4. 手术当日不要化妆,临术前清洗面部皮肤。

5. 精神心理状态无异常。

6. 面部动态(笑)、静态照相,入档保存。

【重睑类型选择】

重睑术前对求美者眼周情况全面评估,了解其要求、期望值、审美标准。根据重睑褶线与睑缘的走向,重睑主要有四种类型:开扇型、平行型、新月型、内宽外窄型(图 18-30)。一般认为,开扇型、平行型重睑属于较美观重睑。

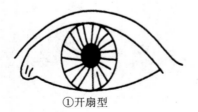
①开扇型

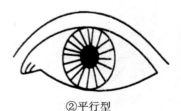
②平行型

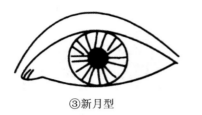
③新月型

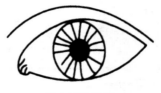
④内宽外窄型

图 18-30　重睑类型

【操作步骤】

1. 小切口结扎法　患者轻闭眼,重睑线中央一般距上睑缘 6~8mm,酌情设计为开扇型或平行型,分别于重睑线中央、近内眦部和近外眦部标记三处 0.5cm 皮肤切口,2%碘酒涂擦固定。平卧于手术台,枕部适当垫高,0.1%氯己定皮肤消毒,铺无菌孔巾。1%利多卡因(含适量肾上腺素)局部浸润麻醉。先在重睑线中点皮肤切口 3~4mm,切开皮肤,显露眼轮匝肌并用镊子夹持,剪除该处小部分眼轮匝肌直至显露睑板,将切口上、下唇皮肤与睑板适当位置缝合结扎(图 18-31),完成一侧眼操作。注意观察重睑宽度、弧度是否得当,否则适当调整缝挂睑板的高度。参照完成侧外形同法完成另一侧眼操作。覆盖纱布敷料妥善包扎。

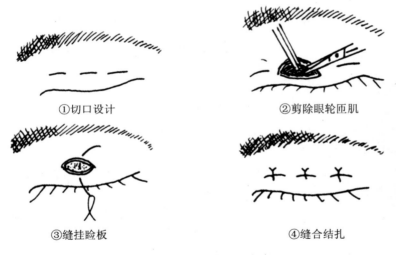
①切口设计　　　　　　　　②剪除眼轮匝肌

③缝挂睑板　　　　　　　　④缝合结扎

图 18-31　小切口结扎法重睑术

2. 全切开法　患者轻闭眼,距上睑缘 6~8mm 设计重睑线,上睑臃肿、皮肤松弛下垂者可适当去除一小条梭形皮肤(最宽处 1~3mm),2%碘酒涂擦固定。平卧于手术台,枕部适当垫高,0.1%氯己定皮肤消毒,铺无菌孔巾。1%利多卡因(含适量肾上腺素)局部浸润麻醉。沿标记线切开皮肤、眼轮匝肌,适当切除切口下唇部分肥厚眼轮匝肌,显露睑板。需去除一小条梭形皮肤者,连同相应眼轮匝肌一并切除。上睑臃肿伴有眶隔内脂肪过多或膨出者,横向剪开眶隔膜,轻压眼球使脂肪脱出并适当剪除部分眶隔脂肪,眶隔切口不必缝合,注意严密止血,将切口上、下唇皮肤缘连带 1mm 眼轮匝肌与睑板适当位置缝合固定(图 18-32)。注意观察重睑宽度、弧度是否得当,否则适当调整缝挂睑板的高度。同法完成对侧操作,覆盖纱布敷料妥善包扎。

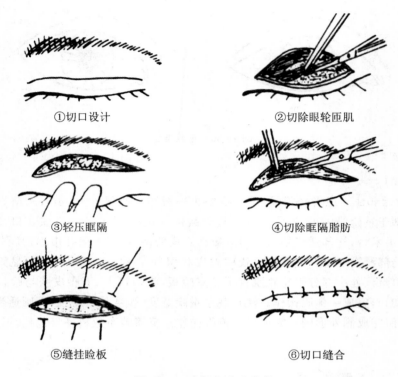

①切口设计　　　　　　　②切除眼轮匝肌

③轻压眶隔　　　　　　　④切除眶隔脂肪

⑤缝挂睑板　　　　　　　⑥切口缝合

图 18-32　全切开法重睑术

【术后处理】

1. 术后保持平视前方 2 小时，以便维持良好重睑外形。

2. 适当半卧位安静休息，减轻上睑水肿。

3. 次日局部清洗，更换敷料。

4. 5～7 天切口拆线。

【经验与技巧】

1. 重睑术原理为通过手术方法使上睑皮肤与睑板或上睑提肌腱膜之间固定，睁眼时形成人为上睑皱襞即重睑。

2. 目前常用重睑方法有小切口结扎法和全切开法。小切口结扎法适用于上睑较薄、皮肤弹性较好的青年男女。全切开法适用于各种单睑，尤其适于上睑臃肿、皮肤松弛下垂者，或缝扎法、埋线法、电凝法重睑失败者。

3. 眼裂较短、眼球明显突出、眶窝显著凹陷、严重内眦赘皮、长期眼睑神经性水肿、局部急性感染病灶、严重慢性疾病、心理障碍者不应进行手术。

4. 术中应妥善止血，防止术后血肿，切除眶隔脂肪时尤应注意严密止血，防止形成眶内血肿导致严重后果。眶内血肿主要表现为眼胀痛、上睑皮肤瘀青，扪之张力增高。一旦出现眶内血肿，应及时进行血肿清除、严密止血、局部合理冷敷处理。

5. 术中尽量不用缝线结扎止血，宜用电凝止血，防止线结感染、术后排异反应。手术结束时清除结膜囊内血凝块，检查有无异物存留，令患者睁闭眼如有摩擦感应找出原因及时处理。

6. 术后次日及时清洗眼部分泌物和血痂,同时适当调整重睑褶线形态和弧度,有时由于敷料压迫可出现三眼皮,解除敷料压力并让患者反复睁眼有可能使三眼皮消失。

7. 设计双侧宽度对称、双侧弧度一致、注射麻药双侧均匀、切除组织量双侧相等、皮肤切口缝挂睑板高度一致,是术后重睑双侧基本对称的关键。

8. 重睑术后效果不持久主要原因为皮肤切口与睑板缝合固定不牢固,或者睑板前疏松结缔组织保留太多,皮肤缝合后不能有效与睑板粘连。

9. 关于皮肤切口缝挂位置,通常为皮肤切口直接缝挂睑板或提上睑肌腱膜。皮肤切口直接缝挂睑板粘连牢固,重睑效果可靠,睁闭眼轻松。皮肤切口缝挂睑提上睑肌腱膜虽然粘连牢固,但有可能引起睁闭眼费力或疲劳。

10. 许多患者术后重睑外形假,表现为褶线下"肉条""肉轮",主要原因为术中未切除切口下唇肥厚的眼轮匝肌。术中适当切除切口下唇部分肥厚眼轮匝肌可避免"肉条""肉轮"。

11. 术后出现上睑瘢痕明显,闭眼时尤为显著,主要原因为皮肤切口缝合时菲薄皮肤直接与睑板缝合,术后切口处缺少组织"衬垫"显得瘢痕僵硬、痕迹明显。因此,切口与睑板缝挂时上、下唇皮肤缘连带其下相应 1~1.5mm 眼轮匝肌可能避免瘢痕明显。

12. 重睑术后瘢痕是许多患者术后纠结的问题。术后 1~3 个月为切口愈合必有瘢痕阶段。术后 2 周开始瘢痕逐渐增生、发红、痒痛等。3~6 个月便会逐渐稳定,变得不明显。术前需向患者交代这个过程,免得患者忧心忡忡。

13. 上睑皮肤松弛者,征得患者同意将切口适当外延,并适当切除外眼角松弛多余皮肤及少量睑部眼轮匝肌。上睑皮肤明显松垂者,需按照上睑皮肤松弛矫正处理。

14. 部分患者术后出现睁眼费力或眼疲劳不适,主要原因为上睑皮肤与提上睑肌腱膜之间存在不正常纤维性粘连。可以手术分离粘连,再游离形成眶隔脂肪瓣与睑板上缘缝合固定,以此阻隔上睑皮肤与提上睑肌腱膜间联系,防止不正常纤维性粘连。

15. 术后外形不理想常见为重睑褶线消失、双侧不对称、褶线弧度不佳、三重睑或多重睑、睁眼费力、眼无神韵等。如发生此类情况有些患者可在术后 10 天内进行修整,此期间组织水肿明显、出血反而较少,可尽早解除患者及术者的心理压力。术后 1~2 个月瘢痕增生、组织仍有水肿,此时不宜进行重睑修复。重睑术后 3~6 个月瘢痕稳定,组织水肿基本消退,外形缺陷基本定型,则可进行重睑缺陷修复。

16. 单睑往往合并内眦赘皮,通常与内眦赘皮矫正术组合完成。

五、上睑皮肤松弛矫正术

【适应证】

1. 上睑皮肤松弛、下垂,影响美观。

2. 上睑皮肤明显下垂形成"三角眼"影响视物。

【术前准备】

1. 全身一般检查、血常规检查、凝血功能检查正常。常规测量裸眼视力。

2. 术前 1 天点消炎眼药水。

3. 手术当日不要化妆,临术前清洗面部皮肤。

4. 根据局部条件与患者商定手术方法,交代切口位置、术后效果、恢复过程、术后瘢痕,签订手术知情同意书。

5. 精神心理无异常。

6. 面部动态(笑)、静态照相,入档保存。

【操作步骤】

1. 眉下切口上睑皮肤松弛矫正　患者端坐位,眉部皮肤轻轻向上拉紧确定需切除松弛多余皮肤范围,最宽处一般为 0.5～1.0cm,2%碘酒涂擦固定。紧贴眉下缘画出第一条切口线,外端可达眉梢外 0.5cm,再画出第二条切口线两端与第一条切口线汇合。平卧于手术台,枕部适当垫高,0.1%氯己定皮肤消毒,铺无菌孔巾。0.5%利多卡因(含适量肾上腺素)局部浸润麻醉。沿切口线切开皮肤,切除一条标线内皮肤、皮下组织,妥善止血,间断切口皮下组织,7-0美容针线间断缝合皮肤切口(图 18-33)。同法进行对侧操作,纱布敷料妥善包扎。

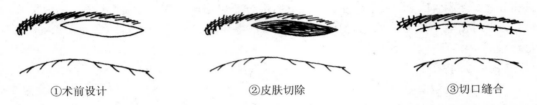

①术前设计　　　　②皮肤切除　　　　③切口缝合

图 18-33　眉下切口上睑皮肤松弛矫正术

2. 睑缘切口上睑皮肤松弛矫正　患者端坐位,将上睑皮肤轻轻向上拉紧,画出重睑切口线延长线,必要时顺鱼尾纹方向延伸距外眦 1～1.5cm。此为第一条切口线。无齿镊子轻轻夹持上睑皮肤,确定应切除松弛多余皮肤,依此画出第二条切口线,两端分别与第 1 条切口线汇合,2%碘酒涂搽固定。平卧于手术台,枕部适当垫高,0.1%氯己定皮肤消毒,铺无菌孔巾。0.5%利多卡因(含适量肾上腺素)局部浸润麻醉。沿切口线切开皮肤,适当切除一条皮肤、皮下组织及眼轮匝肌,显露睑板妥善止血。如眶隔内脂肪膨出,横向切开眶隔膜适当切除眶隔内脂肪,注意严密止血,眶隔切口不必缝合。继之将外眼角处切口皮下组织间断缝合,建立平整"皮下平台"。睑部切口再按全切开重睑术操作将切口皮肤与睑板适当位置缝合固定(图 18-34)。同法进行对侧操作,覆盖纱布敷料妥善包扎。

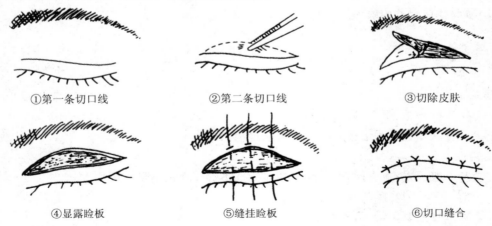

①第一条切口线　　　②第二条切口线　　　③切除皮肤

④显露睑板　　　　⑤缝挂睑板　　　　⑥切口缝合

图 18-34　睑缘切口上睑皮肤松弛矫正术

有的患者动作表情时鱼尾纹明显增多,称为动力性鱼尾纹,形成原理为眶部眼轮匝肌收缩的原因。为了减轻动力性鱼尾纹可适当进行眶部眼轮匝肌切除,皮肤切口设计沿一条鱼尾纹适当外延,切开显露眶部眼轮匝肌,眶外侧适当潜行切除宽度1～1.5cm,眶隔内脂肪突出者可形成一脂肪瓣填塞眼轮匝肌切除处,其余操作同切开法重睑术(图18-35)。

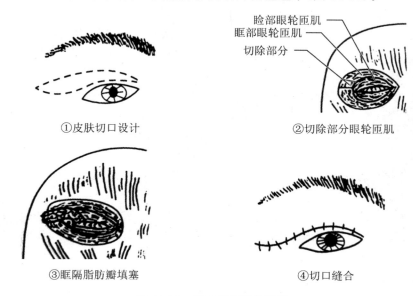

①皮肤切口设计　　　　　　　　　②切除部分眼轮匝肌

③眶隔脂肪瓣填塞　　　　　　　　④切口缝合

图 18-35　切除部分眼轮匝肌

【术后处理】

1. 术后保持平视前方2小时,以便维持良好重睑外形。

2. 半卧位安静休息,利于静脉回流,减轻上睑水肿。

3. 次日常规局部换药,清洁切口,除去眼部分泌物,更换敷料。

4. 术后5～7天切口拆线。

【经验与技巧】

1. 随着年龄增长,面部皮肤逐渐老化,眼周围皮肤老化尤为明显,表现为上睑皮肤松弛,外眼角放射状皱纹(鱼尾纹),进一步加重形成"三角眼"。上睑皮肤松弛矫正术可以明显改善上睑皮肤老化状态,使之年轻化。

2. 上睑皮肤松弛矫正术原理为切除松弛多余皮肤,拉拢提紧缝合切口。手术方法包括眉下切口上睑皮肤松弛矫正术、睑缘切口上睑皮肤松弛矫正术,前者适于上睑皮肤松弛较轻、眉眼距离较宽患者,后者适于上睑皮肤松弛较重、眉眼距离一般患者。

3. 术前设计准确无误,切除皮肤勿过多以免眼裂闭合不全。术中注意双侧切除组织量相等,以使两侧术后基本对称。

4. 缝合皮肤切口时上下皮缘对合整齐,防止内卷或外翻,缝线结扎松紧适度。缝合外眦除皮肤切口应格外精细,建立理想"皮下平台",尽量使皮肤切口平整无张力,以便术后瘢痕不明显。

5. 切除上睑眼轮匝肌时应垂直切除,防止向上潜行掏挖切除,否则术后易造成皮肤与睑板粘连,形成三眼皮或多眼皮。切除睑部眼轮匝肌过多闭眼功能减弱,有可能术后眼裂闭合不全。

6. 术中操作严密止血,尤其眶脂肪切除后彻底止血尤为重要,否则可造成眶内血肿导致严重后果。术后注意观察是否眼部胀痛、局部压力增高、视物模糊等异常现象,一旦出现及时查明原因予以适当处理。

7. 术后最初几小时嘱患者一定安静休息,勿用力活动或其他用力动作,以免引起术区出血。术后肾上腺素作用消失,血管反跳性扩张,容易引起继发性出血,最好留院密切观察 12～24 小时。

8. 由于上睑皮肤松弛矫正患者多为中年以上,真皮层胶原纤维减少,弹性减弱,术后局部肿胀持续时间较长,术前需向患者反复交代以免患者产生急躁情绪。

9. 合并上睑动力性皱纹者需进行部分眶部眼轮匝肌切除才能获得理想效果。皮肤切口需要适当延长者,术后切口瘢痕适当延长,术前征求患者同意。

10. 上睑皮肤松弛矫正原有眼窝凹陷者,术后效果欠佳,可进行自体颗粒脂肪注射移植填充矫正眼窝凹陷。

11. 上睑皮肤松弛矫正术后也会存在重睑双侧不对称、褶线弧度不美、重睑效果不持久、睁闭眼费力、重睑外形假、上睑瘢痕明显、皮肤松弛矫正不足、瘢痕增生等问题,必要时可进行适当修整。

六、鱼尾纹切除术

【适应证】

1. 外眼角皮肤放射状鱼尾纹或松弛下垂者。

2. 重睑术后外眼角皮肤松弛下垂者。

【术前准备】

1. 全身一般检查、血常规检查、凝血功能检查正常。常规测量裸眼视力。

2. 根据局部条件与患者商定手术方法,交代切口位置、术后效果、恢复过程、术后瘢痕,签订手术知情同意书。

3. 术前 1 天眼结膜囊点消炎眼药水。

4. 手术当日不要化妆,临术前清洗面部皮肤。

5. 面部动态(笑)、静态照相,入档保存。

6. 精神心理状态正常。

【操作步骤】

患者端坐位,设计切口线,令患者反复闭眼、睁眼和做大笑表情动作,观察鱼尾纹程度。

患者端坐位,仔细观察静态和动态(大笑)皮肤松弛程度,顺一条鱼尾纹方向延伸距外眦 1～1.5cm,此为第一条切口线。根据松弛程度画出第二条切口线,两端分别与第一条切口线汇合,2%碘酒涂搽固定。平卧于手术台,枕部适当垫高,0.1%氯己定皮肤消毒,铺无菌巾。0.5%利多卡因(含适量肾上腺素)局部浸润麻醉。沿切口线切开皮肤,连同皮肤、皮下组织、眼轮匝肌一并,切除范围内组织,妥善止血。间断缝合皮下组织建立平整的"皮下平台",7-0 美容针线间断缝合皮肤切口(图 18-36)。同法进行对侧操作,覆盖纱布敷料妥善加压包扎。

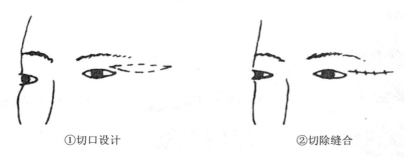

①切口设计　　　　　　　　　②切除缝合

图 18-36　鱼尾纹切除术

【术后处理】

1. 半卧位安静休息,利于静脉回流,减轻上睑水肿。

2. 酌情清洁换药,除去眼部分泌物,更换敷料。

3. 术后 5～7 天切口拆线。

【经验与技巧】

1. 鱼尾纹系外眼角皮肤松弛形成的鱼尾样放射状皱纹。单睑合并眼周皮肤松弛者如果仅仅进行单纯重睑术,术后会导致外眼角皮肤下垂或鱼尾纹加重现象。切除松弛多余皮肤,然后拉拢提紧缝合可以取得理想年轻化效果。

2. 术前设计需准确无误,根据动态闭合充分估计需切除皮肤宽度。切口线需酌情顺一条固有鱼尾纹走行设计,术后切口瘢痕即不明显。由于双侧鱼尾纹并不一定完全对称,因而切口设计线也不一定完全对称。

3. 缝合切口应格外精细,建立理想"皮下平台"可使皮肤切口平整无张力,以便术后瘢痕不明显。缝合皮肤切口时上下皮缘对合整齐,注意防止内卷,缝线结扎松紧适度。

4. 由于鱼尾纹患者往往伴有上睑皮肤松弛,故可适当切除上睑外侧部分松弛下垂的皮肤。

七、先天性内眦赘皮矫正术

【适应证】

先天性内眦赘皮影响容貌美观者。

【术前准备】

1. 全身一般检查、血常规检查、凝血功能检查正常。

2. 术前 1 天点消炎眼药水。

3. 根据局部条件与患者商定手术方法,交代切口位置、术后效果、恢复过程、术后瘢痕,签订手术知情同意书。

4. 精神心理状态正常。

5. 面部照相,入档保存。

6. 临术前清洗面部皮肤。

【操作步骤】

内眦赘皮一般分为上睑型、中央型、下睑型(图 18-37),上睑型最常见,中央型次之,下睑型少见。酌情选择手术方法。

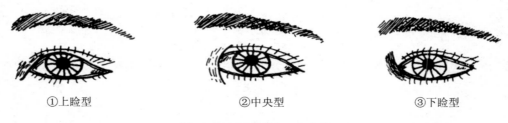

①上睑型 ②中央型 ③下睑型

图 18-37 内眦赘皮一般分型

1.**"Z"成形法** 适用于上睑型。患者坐位,沿内眦赘皮画出"Z"形长轴,其两端再分别画出方向相反的短臂标记线,2%碘酒涂搽固定。平卧于手术台,枕部适当垫高,0.1%氯己定皮肤消毒,铺无菌巾。0.5%利多卡因(含适量肾上腺素)局部浸润麻醉。尖刀片沿切口线垂直切开皮肤、皮下组织,形成两个小三角皮瓣,必要时适当松解内眦部眼轮匝肌附着点,将两个小三角皮瓣互换位置,8-0 美容针线间断缝合皮肤切口(图 18-38)。

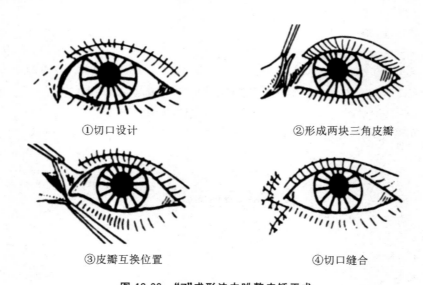

①切口设计 ②形成两块三角皮瓣

③皮瓣互换位置 ④切口缝合

图 18-38 "Z"成形法内眦赘皮矫正术

2.**横切纵缝法** 适用于中央型。患者坐位,横向标记赘皮中点线,2%碘酒涂搽固定。平卧于手术台,枕部适当垫高,皮肤消毒,铺无菌巾。局部浸润麻醉,尖刀片沿切口线横向切开皮肤、皮下组织,使局部皮肤失去张力,适当剪断松解切口下方眼轮匝肌附着点,然后 8-0 美容针线纵向缝合皮肤切口(图 18-39)。此时可能两端出现少许多余皮肤,必要时适当修剪,但不要修剪过多,术后随时间延长多余皮肤会自动调节消失。

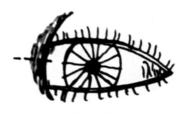
①切口设计

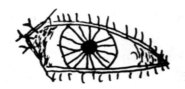
②横切纵缝

图 18-39　横切纵缝法内眦赘皮矫正术

【术后处理】

1. 术后局部不必包扎,无菌棉签及时清除分泌物,保持眼部清洁干燥。

2. 尽量半卧位休息。

3. 术后 4～5 天切口拆线。

【经验与技巧】

1. 先天性内眦赘皮在东方民族中相当常见,多为双侧,常与单睑同时存在,不同程度影响美观。表现为内眦部蹼状皮肤皱襞,部分或全部遮盖内眦角。根据赘皮的走行分为上睑型、中央型、下睑型。上睑型最多见,中央型次之,下睑型最少。不管何种类型内眦赘皮,多数学者认为病理改变为局部皮肤缺少。

2. 一般来说,通常有两种方法可供选择。"Z"成形法适用于上睑型或下睑型内眦赘皮矫正,横切纵缝法适用于内眦型内眦赘皮矫正。

3. 小儿内眦赘皮表现为两眼内眦距离增宽、鼻梁平塌。随年龄增长鼻骨发育有所改善,故不必过早手术。

4. 本手术切口设计要求精确无误,操作仔细认真,注意无创技术,保持切口皮缘完好,以利于切口愈合。

5. 术后内眦部常有分泌物出现,应及时用无菌棉签或 0.1‰氯己定棉球清除干净,保持局部清洁干燥,预防感染,可有效防止局部瘢痕过度增生。

6. 内眦赘皮术后近期容易出现短暂瘢痕增生,一般术后需 6～12 个月逐渐变得不明显,术前需提前和患者沟通。

7. 内眦赘皮往往合并单睑,通常与切开法重睑术组合完成。

八、眼袋整形术

【适应证】

1. 皮肤松弛为主,下睑皮肤形成较多横向皱纹或外眼角鱼尾纹。

2. 眼轮匝肌松弛肥厚为主,下睑缘形成半环形凸起。

3. 眶隔膜松弛脂肪突出为主,下睑凸出形成局部隆起。

4. 皮肤松弛、肌肉松弛肥厚、眶隔膜松弛脂肪突出三者均较明显,下睑形成典型袋状结构。

【术前准备】

1. 全身一般检查、血常规检查、凝血功能检查应基本正常。常规测量裸眼视力。

2. 术前 1 天点消炎眼药水。

3. 根据局部条件与患者商定手术方法、术后效果、切口位置及可能延长切口的意义、恢复过程、术后瘢痕等,签订知情同意书。

4. 精神心理状态正常。

5. 面部动态(大笑)、静态照相,入档保存。

6. 临术前清洗面部皮肤。

【操作步骤】

患者端坐位,轻轻闭眼,自内眦睑缘下 1mm 至外眦角顺鱼尾纹斜向外下方 0.5～0.8cm 画线,此为第一条切口线;下睑中部夹捏皮肤,无睑外翻宽度即为需切除的多余皮肤,此为第二条切口线。两端汇合即为皮肤及眼轮匝肌切除部分,2％碘酒涂搽固定。平卧于手术台,枕部适当垫高,0.1％氯己定皮肤消毒,铺无菌巾。局部浸润麻醉。沿切口线切开皮肤,将范围内皮肤连同其下眼轮匝肌一并切除。此时注意下睑皮肤松弛为主者尽量不切除眼轮匝肌,眼轮匝肌松弛肥厚为主者则适当切除眼轮匝肌,眶隔筋膜松弛脂肪突出为主者酌情切除凸逸的眶隔脂肪,皮肤松弛、肌肉松弛肥厚、眶隔膜松弛脂肪突出三者均明显存在者需三者兼顾予以切除。将切口下唇眼轮匝肌外端提起,外侧皮下适当分离形成眼轮匝肌眶隔筋膜瓣,牵向外上方,5-0 可吸收线与眶外侧骨膜缝合固定,最后 8-0 美容针线间断缝合皮肤切口(图 18-40)。注意缝合时外眦部皮肤应修剪平整。同法进行对侧下睑操作,下睑覆盖纱布敷料适当加压包扎。

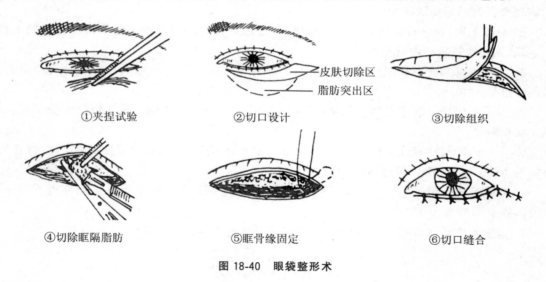

①夹捏试验　　②切口设计　　③切除组织

皮肤切除区
脂肪突出区

④切除眶隔脂肪　　⑤眶骨缘固定　　⑥切口缝合

图 18-40　眼袋整形术

【术后处理】

1. 半卧位安静休息,勿用力活动。注意术后肾上腺素作用消失,血管反跳性扩张导致继发性出血。

2. 次日常规局部换药,清洁切口,除去眼部分泌物,更换敷料。

3. 术后 5～7 天拆线。

【经验与技巧】

1. 眼袋是指下睑部口袋一样的突出。形成原因主要为下睑各层组织老化松弛的结果,为改善局部衰老外形可进行眼袋整形术,手术原理为切除松弛多余皮肤、眼轮匝肌、突出眶隔脂肪,然后提紧、重建下睑组织结构。造成眼袋的主要因素有别,有的以皮肤松弛为主,有的以肌肉松弛肥厚为主,有的以眶隔脂肪凸出为主,有的则三者同步存在。术前必须进行评估以便术中明了处理侧重点。

2. 术前须仔细检查和准确估计皮肤切除宽度,注意切除宽度宁窄勿宽,防止切除过多导致术后长期持续睑外翻。

3. 术中实际皮肤切除宽度也可根据具体情况适当调整,但要考虑到术中平卧位到立位的重力变化关系。

4. 眶隔脂肪切除量适宜,切除太少术后局部仍然凸出,切除太多术后下睑部可能出现凹陷。

5. 切除眶隔内脂肪时应严密止血,防止术后出血形成眶内血肿发生严重不良后果。眶内血肿的主要表现为局部疼痛明显、下睑鼓包、压力增高、皮肤瘀青、视物模糊等。一旦出现眶内血肿应尽快进行清创引流、妥善止血等措施。

6. 下睑缘皮肤切口勿离睑缘太近,防止损伤睫毛囊;也勿离睑缘太远,以免术后瘢痕明显。切口缝合时力求针距、边距均匀一致,外眦处缝合尽可能使局部皮肤平整。

7. 进行眼轮匝肌眶隔瓣外上方提起缝合固定于眶外侧骨膜上,确保缝合固定可靠,否则术后影响眼睑闭合,可出现睑外翻或睑退缩现象。

8. 一般认为,切口的内端起自泪小点,但这样往往皮肤切除不足术后下睑内侧遗留局部松弛。起自泪小点内侧 2～3mm 处可适当切除该处多余的皮肤,术后局部更平整,但勿剥离过深以免损伤鼻泪管。

9. 部分年轻人存在先天性眼轮匝肌肥厚,有人称为"眼枕""卧蚕",认为是美的象征。术前应充分沟通,勿将患者认为美的标志予以切除。

10. 为了保证手术效果术毕将下睑缘保持轻微外翻状态或轻度睑球分离,一般术后 3～6 个月即可恢复。如术后睑外翻明显可加强下睑闭合训练,同时进行下睑外上方推拿按摩,促进眼睑闭合。也可进行胶布外上方粘贴牵拉固定。严重睑外翻需进行松解植皮或局部皮瓣移植修复。

11. 由于术中切除部分肥厚眼轮匝肌,对术后眼睑闭合也有一定影响,导致下睑外翻,通过加强下睑闭合训练即可恢复。

12. 下眶区凹陷明显者不能企图过度提紧皮肤眼轮匝肌矫正,以免切除过度术后出现明显睑外翻。术后眶下区仍有轻度凹陷者可酌情进行自体颗粒脂肪注射移植填充矫正。

九、睑外翻矫正术

【适应证】

1. 各种外伤、烧伤瘢痕性睑外翻。

2. 眼袋术后睑外翻。

【术前准备】

1. 全身一般检查、血常规检查、凝血功能检查正常。常规测量裸眼视力。

2. 术前 1 天点消炎眼药水。

3. 根据本人要求与患者商定手术方案、交代术后效果、切口位置、恢复过程、术后瘢痕等，签订手术知情同意书。

4. 精神心理无异常。

5. 面部动态(睁眼、闭眼)、静态照相,入档保存。

6. 临术前清洗面部皮肤。

【操作步骤】

1. "V"至"Y"成形术　适用于轻度睑外翻。局部设计"V"形切口线,2%碘酒涂搽固定。平卧于手术台,枕部适当垫高,0.1%氯己定皮肤消毒,铺无菌巾。0.5%利多卡因(含适量肾上腺素)局部浸润麻醉。按切口设计"V"形切开皮肤,皮下组织层解剖形成三角形皮瓣,充分潜行分离松解皮瓣,上推皮瓣使睑缘复位,然后"Y"形缝合皮肤切口(图 18-41)。

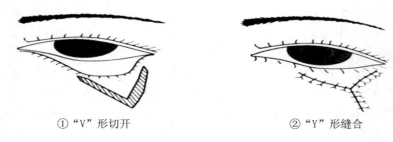

①"V"形切开　　　　　　　　②"Y"形缝合

图 18-41　"V"至"Y"成形术

2. "Z"成形术　适用于条索状瘢痕睑外翻。局部设计"Z"形切口线,2%碘酒涂搽固定。平卧于手术台,枕部适当垫高,0.1%氯己定皮肤消毒,铺无菌巾。0.5%利多卡因(含适量肾上腺素)局部浸润麻醉。按设计切开皮肤,切除瘢痕,皮下组织层解剖形成两块三角形皮瓣,将两块三角形皮瓣互相易位,"Z"形缝合(图 18-42)。

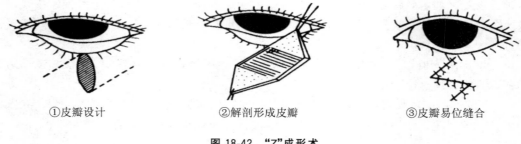

①皮瓣设计　　　　　②解剖形成皮瓣　　　　　③皮瓣易位缝合

图 18-42　"Z"成形术

3. 瘢痕松解皮片移植修复　适用于瘢痕性重度睑外翻。平卧于手术台,枕部适当垫高,0.1%氯己定皮肤消毒,铺无菌巾。0.5%利多卡因(含适量肾上腺素)局部浸润麻醉。沿下睑缘切开皮肤及瘢痕组织全层,彻底松解瘢痕使睑缘恢复正常位置。此时裸露棱形创面,于耳后或锁骨上切取相应大小的皮肤,供区直接拉拢缝合。将切取皮肤修剪成中厚皮片移植于下睑皮肤缺损区,周边缝合固定,预留线尾,生理盐水冲洗皮片下,纱布打包加压包扎(图 18-43)。

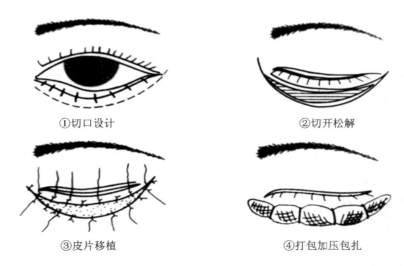

①切口设计　　　　　　　　　　②切开松解

③皮片移植　　　　　　　　　　④打包加压包扎

图 18-43　瘢痕松解植皮术

【术后处理】

1. 适当休息,结膜囊内涂抗生素眼药膏。

2. 保持眼部清洁干燥,及时清除分泌物。

3. "V"至"Y"成形、"Z"成形者 7～9 天拆线。瘢痕松解植皮者 5～7 天换药检查移植皮片成活情况,一般 10～12 天拆线。皮瓣移植者注意观察皮瓣血供,必要时皮瓣按摩促进血液循环,一般术后 10～12 天拆线。

4. 拆线后练习睁闭眼,并酌情进行局部皮肤按摩,一般需坚持 3～6 个月。

【经验与技巧】

1. 睑外翻是指睑缘离开眼球向外翻转的异常状态。多见于下睑外翻,最常见原因为局部瘢痕挛缩牵拉,也可见于眼袋整形术皮肤切除过多导致。睑外翻影响眼睑闭合,夜间睡眠时眼球直接暴露在空气中,空气中尘埃散落于眼结膜囊,久之容易导致暴露性结膜炎、角膜炎。

2. 睑外翻矫正有多种方法,常用为"V"至"Y"成形术、"Z"成形术、瘢痕松解植皮术。"V"至"Y"成形术适用于轻度睑外翻,局部组织移动性良好者,手术操作简单,效果较好。"Z"成形术适用于条索状瘢痕睑外翻,手术操作简单,术后效果较好。瘢痕松解植皮术适用于重度睑外翻,手术操作稍复杂,技术条件要求较高,术后移植皮肤可有色差。

3. "V"至"Y"成形、"Z"成形、皮瓣移植术中操作精准,既要皮瓣解剖剥离到位,又要注意保证皮瓣良好血供。

4. 眼周手术需注意无创技术操作,防止组织损伤,减少瘢痕形成。

5. 术中彻底松解瘢痕组织,最大限度使睑缘正常复位是获得理想效果的关键。

6. 眼部分泌物容易浸渍切口发生感染,因此术后保持局部清洁、干燥,对于预防感染特别重要。

7. 瘢痕松解皮片移植者近期容易出现移植皮片挛缩再次发生睑外翻,为了防止移植皮片挛缩可行睑缘粘连术,即将上、下睑缘中部各切除 3mm 制造新鲜创面,然后将上、下创缘缝合,术后 7 天拆线,2 个月后将上、下睑缘切开分离,可预防再次睑外翻发生。

十、睑内翻矫正术

【适应证】

1. 眼睑内翻倒睫刺激眼球引起不适者。

2. 由于倒睫刺激眼球经常引起结膜炎症者。

【术前准备】

1. 全身一般检查、血常规检查、凝血功能检查正常。常规测量裸眼视力。

2. 术前 1 天点消炎眼药水。

3. 交代手术方法、术后效果、恢复过程、术后瘢痕等,签订知情同意书。

4. 精神心理无异常。

5. 面部动态(睁眼、闭眼)、静态照相,入档保存。

6. 临术前清洗面部皮肤。

【操作步骤】

以上睑内翻矫正为例。患者平卧位,根据皮肤松弛程度通过"夹捏试验"决定需切除皮肤宽度,画出梭形皮肤切除区,2%碘酒涂搽固定。平卧于手术台,枕部适当垫高,0.1%氯己定皮肤消毒,铺无菌巾。0.5%利多卡因(含适量肾上腺素)局部浸润麻醉。沿切口线切开皮肤,切除一条新月形皮肤,试缝皮肤切口,如睑内翻矫正理想即可将切口全部缝合(图 18-44),如矫正不足可再适当多切除部分皮肤。

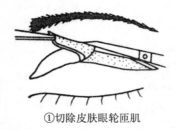
①切除皮肤眼轮匝肌

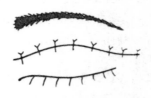
②缝合皮肤切口

图 18-44 睑内翻矫正

伴有睑板肥厚需切除部分睑板,于近睫毛根部楔形切除一条睑板组织,勿切透结膜,三根缝线分别由皮肤切口下唇进针缝挂睑板切除上缘,再由皮肤切口上唇穿出(图 18-45),结扎缝线,注意观察矫正程度和睑缘弧度。

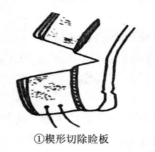
①楔形切除睑板

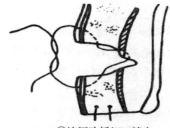
②连同睑板切口缝合

图 18-45 楔形切除部分睑板

下睑内翻时单纯适当切除一条皮肤即可矫正,要想保持术后维持较长时间效果需适当多切除一些皮肤,即轻度矫枉过正。

【术后处理】

1. 术后半卧位休息,勿用力活动或其他用力动作以免引起出血。

2. 次日常规局部换药,清洁切口,除去眼部分泌物,更换敷料。

3. 术后5～7天拆线。

【经验与技巧】

1. 睑内翻是指睑缘内卷睫毛倒向眼球,俗称"倒睫",上下睑均可发生,多见于老年人,主要由于睑部组织松弛所致。手术矫正可以获得理想效果,常用方法为上睑皮肤眼轮匝肌切除,必要时切除部分睑板。婴幼儿由于体形肥胖也可发生睑内翻倒睫,随年龄增长可自愈,一般不需要手术治疗。

2. 老年性睑内翻一般仅切除松弛多余皮肤即可,必要时可适当切除眼轮匝肌。下睑需要切除眼轮匝肌时应将眼轮匝肌外眦部缝挂固定于眶外侧骨膜上以加强眼轮匝肌紧张度,避免出现睑外翻。

3. 术后部分患者睑内翻再次复发,常见原因为切除皮肤量偏少。

4. 为了获得美容效果,切除上睑皮肤时可适当切除眼角外上方松弛多余皮肤,以减轻外眼角部鱼尾纹。

十一、上睑下垂矫正术

【适应证】

1. 提上睑肌腱膜缩短术适用于先天性轻、中度上睑下垂。

2. 额肌瓣移植悬吊术用于重度上睑下垂且额肌功能良好者。

【术前准备】

1. 全身一般检查、血常规检查、凝血功能检查应属正常。常规测量裸眼视力。

2. 术前1天点消炎眼药水。

3. 根据局部条件与患者商定手术方法、交代手术切口、术后恢复过程、术后瘢痕等,签订知情同意书。

4. 精神心理无异常。

5. 面部动态(睁眼闭眼)、静态照相,入档保存。

6. 临术前清洗面部皮肤。

【操作步骤】

1. 提上睑肌腱膜折叠缩短术　设计重睑线切口,2%碘酒涂搽固定。平卧于手术台,枕部适当垫高,0.1%氯己定皮肤消毒,铺无菌巾。0.5%利多卡因(含适量肾上腺素)局部浸润麻醉。沿切口线切开皮肤,分离眼轮匝肌,显露睑板,向上解剖分离提上睑肌腱膜,注意观察提上睑肌腱膜厚度和张力,充分显露一定范围的提上睑肌腱膜,按每下垂1mm缩短提上睑肌腱膜4mm比例计算,将提上睑肌腱膜折叠缝合。然后令患者睁闭眼睛观察缩短程度是否恰当,一般以上睑缘位于虹膜缘处为度,缩短程度满意后,再按切开重睑术方法缝合切口(图18-46)。如为双侧上睑下垂,同法完成对侧操作。结膜囊内涂红霉素眼膏,覆盖纱布敷料,适当包扎固定。

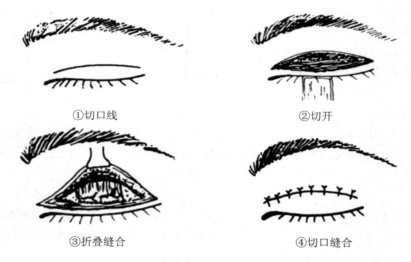

①切口线　　　　　　　　　　②切开

③折叠缝合　　　　　　　　　④切口缝合

图18-46　提上睑肌腱膜折叠缩短术

2. 额肌瓣移植悬吊术　上睑缘设计重睑切口,眉下缘设计另一切口1.5～2cm,画出眶上血管束及额肌瓣投影线,2%碘酒涂搽固定。平卧于手术台,枕部适当垫高,0.1%氯己定皮肤消毒,铺无菌巾。0.5%利多卡因(含适量肾上腺素)局部浸润麻醉。睑缘切开皮肤、皮下组织、眼轮匝肌,显露睑板。眉下切开皮肤、皮下组织,额肌浅面向上剥离,横向切开额肌-眼轮匝肌交织部,额骨骨膜外向上剥离,内侧纵向剪断已剥离的额肌2～2.5cm,外侧纵向剪断1～1.5cm,形成额肌瓣。血管钳插入睑缘切口于眼轮匝肌下向上钝性分离隧道,通过隧道将额肌瓣下拉至睑板上缘缝合固定,以自然闭眼轻度闭合不全为宜(图18-47)。额部切口内放置橡皮条引流。如为双侧上睑下垂同法完成对侧操作。额区覆盖纱布敷料适当加压包扎固定,结膜囊涂红霉素眼膏覆盖纱布敷料包扎。

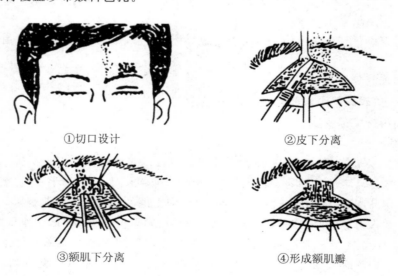

①切口设计　　　　　　　　　②皮下分离

③额肌下分离　　　　　　　　④形成额肌瓣

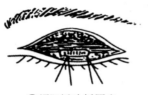
⑤额肌瓣睑板固定

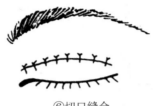
⑥切口缝合

图 18-47　额肌瓣移植悬吊术

【术后处理】

1. 半卧位安静休息,以减轻局部水肿。

2. 术后次日局部清洗,去除橡皮条引流物,以后每日清洗 1 次,保持眼部清洁。

3. 酌情应用抗生素,预防感染。

4. 术后近期可能存在睑闭合不全,夜间睡眠时红霉素眼膏涂结膜囊内。

5. 术后 6～8 天分次拆除缝线。

6. 拆线后练习睁闭眼,加速眼睑闭合。

7. 额肌瓣移植悬吊术后每天按摩额部皮肤 5～10 分钟,坚持 3 个月。

【经验与技巧】

1. 上睑下垂系提上睑肌功能不全或丧失致上睑提起障碍,多为先天性神经或提上睑肌发育不良引起,少数为动眼神经麻痹、提上睑肌损伤、老年性提上睑肌功能减弱等,可双眼发病也可单眼发病。临床表现睁眼困难、上睑缘遮盖部分或全部瞳孔。根据上睑下垂程度,分为轻、中、重度。正常人平视时上睑缘位于瞳孔缘与角膜缘之间,低于此点 2mm 为轻度,3mm 为中度,4mm 以上为重度。

2. 术前必须测定提上睑肌功能,检查者一手拇指压住眉弓阻断额肌代偿作用,嘱患者向下看再往上看,上睑缘移动 10mm 以上为正常,<4mm 为完全性上睑下垂,5～7mm 为不完全性下垂。

3. 目前常用手术方法为提上睑肌腱膜缩短术、额肌瓣移植悬吊术。提上睑肌腱膜缩短术用于轻、中度上睑下垂,额肌瓣移植悬吊术用于重度上睑下垂且额肌功能良好者。

4. 酌情选择手术方法,设计准确无误,术中严格无创技术操作。

5. 提上睑肌腱膜折叠缩短术中注意折叠缝合长度计算准确,缝挂睑板位置高低适当,患者睁眼直视时以上睑缘位于虹膜缘处为度。

6. 额肌瓣移植悬吊术操作较为复杂,需有一定临床工作经验者方可进行此项手术。手术设计基于动力替代性原理,术后额肌收缩方能睁眼,与正常提上睑肌腱膜功能睁眼不能同步,需进行协调训练。此外,可能出现"睑停滞"现象,术前需向患者交代清楚。

7. 术中需有一定的矫枉过正,术后近期内可有眼裂闭合不全情况,夜间睡眠时可用红霉素眼膏涂布结膜囊内,以预防暴露性结膜炎、角膜炎。

十二、切提眉术

【适应证】

1. 文眉过宽、文眉过长、文眉眉形不佳者适于切眉术。

2. 自然眉下垂、文眉眉下垂者适用于提眉术。

3. 患者对原文眉颜色满意,可部分保留原文眉。

【术前准备】

1. 全身一般检查、血常规检查、凝血功能检查正常。

2. 根据局部条件与患者商定手术方法、交代手术切口、术后恢复过程、术后瘢痕等,签订知情同意书等。

3. 精神心理无异常。

4. 面部照相,入档保存。

5. 临术前清洗面部皮肤。

【操作步骤】

1. 文眉过宽矫正术　于眉上缘设计切除多余的文眉,必要时设计适当切除一条额部正常皮肤,2%碘酒涂搽固定。平卧于手术台,枕部适当垫高,0.1%氯己定面部皮肤消毒,铺无菌巾。0.5%利多卡因(含适量肾上腺素)局部浸润麻醉。沿切口线切开皮肤,整块切除范围内皮肤、皮下组织,妥善止血,拉拢切口上下唇,5-0尼龙线间断缝合皮下组织层,7-0美容针线间断缝合皮肤切口,缝合后眉宽度适中(图18-48)。

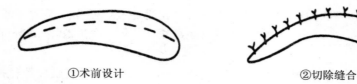

①术前设计　　　　　　　　②切除缝合

图 18-48　全眉过宽矫正术

2. 文眉平直矫正术　眉上缘设计切除部分文眉及一条额部正常皮肤,2%碘酒涂搽固定。平卧于手术台,枕部适当垫高,0.1%氯己定皮肤消毒,铺无菌巾。0.5%利多卡因(含适量肾上腺素)局部浸润麻醉。沿切口线切开皮肤,整块切除范围内皮肤、皮下组织,妥善止血,拉拢切口上下唇,5-0尼龙线间断缝合皮下组织层,7-0美容针线间断缝合皮肤切口,缝合后眉呈拱形(图18-49)。

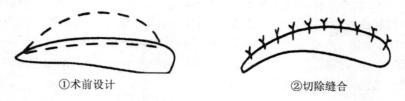

①术前设计　　　　　　　　②切除缝合

图 18-49　文眉平直矫正术

3. **眉腰过宽矫正术**　眉上缘中部设计切除一条文眉皮肤,2%碘酒涂搽固定。平卧于手术台,枕部适当垫高,0.1%氯己定皮肤消毒,铺无菌巾。沿切口线切开皮肤,整块切除范围内皮肤、皮下组织,妥善止血,拉拢切口上下唇,5-0 尼龙线间断缝合皮下组织层,7-0 美容针线间断缝合皮肤切口,缝合后使眉形流畅自然(图 18-50)。

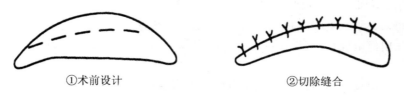

①术前设计　　　　②切除缝合

图 18-50　眉腰过宽矫正术

4. **眉头过宽矫正术**　眉头上部设计切除一条文眉皮肤,2%碘酒涂搽固定。平卧于手术台,枕部适当垫高,0.1%氯己定面部皮肤消毒,铺无菌巾。0.5%利多卡因(含适量肾上腺素)局部浸润麻醉,沿切口线切开皮肤,整块切除范围内皮肤、皮下组织,妥善止血,拉拢切口上下唇,5-0 尼龙线间断缝合皮下组织层,7-0 美容针线间断缝合皮肤切口,缝合后眉头自然圆钝(图 18-51)。

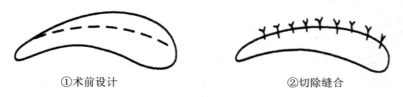

①术前设计　　　　②切除缝合

图 18-51　眉头过宽矫正术

5. **眉下垂矫正术**　眉外上方设计切除部分文眉及一条额部正常皮肤,切口可延至眉尾外0.5~1cm,2%碘酒涂搽固定。平卧于手术台,枕部适当垫高,0.1%氯己定面部皮肤消毒,铺无菌巾。0.5%利多卡因(含适量肾上腺素)局部浸润麻醉。沿切口线切开皮肤、皮下组织,整块切除范围内皮肤及皮下组织,妥善止血,拉拢切口皮缘,美容针线间断缝合皮下组织及皮肤切口,缝合后眉外侧部上提(图 18-52)。

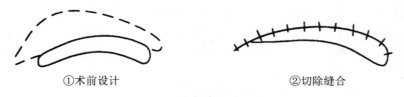

①术前设计　　　　②切除缝合

图 18-52　眉下垂矫正术

【术后处理】
1. 安静休息,以减轻局部水肿。
2. 酌情清洁换药。

3. 术后 6～8 天分次拆除缝线。

【经验与技巧】

1. 切提眉术是指针对不良眉形进行部分切除或同时提升眉高度，手术矫正。不良文眉包括眉形不佳、文眉过宽、文眉过长、文眉下垂等。不良文眉矫正可获得明显美容效果。自然眉下垂通过切除一条眉上正常皮肤适当提升眉高度可使人明显年轻化。

2. 手术切口必须顺毛根生长方向切入，顺毛根生长方向切入可减少毛根损伤。

3. 不良文眉经电烧灼、药液涂抹等治疗往往留下残迹及瘢痕，手术矫正时可一并将残迹和瘢痕切除。

4. 手术矫正不良文眉时尽可能保留自然眉毛，保持术后仍有立体感。有些患者要求将文眉及自然眉全部切除，应慎重选择。

5. 手术时力图保留双侧眉形一致，如有不对称可再次手术修整。

6. 有瘢痕倾向及瘢痕疙瘩体质者禁忌手术。

十三、眉再造术

【适应证】

1. 眉毛部分或全部缺损。

2. 眉部瘢痕。

【术前准备】

1. 全身一般检查、血常规检查、凝血功能检查正常。

2. 根据局部条件与患者商定手术方法、交代手术切口、术后恢复过程、术后瘢痕等，签订知情同意书。

3. 精神心理无异常。

4. 面部照相，入档保存。

5. 临术前洗头、清洗面部皮肤。

【操作步骤】

眉再造通常可有游离头皮条移植、头皮岛状瓣移植两种方法，可酌情选择。

1. *游离头皮条移植* 根据眉毛缺损情况参照对侧眉形设计相应的头皮条供区，再参照对侧眉高度设计缺损区皮肤切口线。患者平卧于手术台，0.5%碘伏皮肤消毒，铺无菌巾、单。0.5%利多卡因（含适量肾上腺素）局部浸润麻醉。缺损眉区切开皮肤，适当扩大切口，妥善压迫止血。供区沿设计线切开头皮，切取头皮条，注意应连带皮下脂肪层，修剪多余脂肪，完整保留肉眼可见的毛根，妥善止血，间断缝合供皮区切口。将头皮条移植于眉受区，周边间断缝合固定，保留线尾，打包加压包扎（图 18-53）。

2. *头皮岛状瓣移植* 画出颞浅动脉走行，根据眉缺损情况参照健侧眉形设计相应大小的头皮条供区；参照健侧眉形高度设计缺损区皮肤切口线。平卧于手术台，0.5%碘伏局部皮肤消毒，铺无菌巾、单。0.5%利多卡因（含适量肾上腺素）局部浸润麻醉。沿颞浅动脉走行切开皮肤、皮下组织，寻及颞浅动脉和颞浅静脉，以颞浅动脉顶支解剖形成岛状头皮瓣。缺损眉区沿设计线切开皮肤，适当扩大切口，妥善止血，血管钳皮下钝性剥离形成隧道，将岛状头皮瓣经此隧道转移至受区，周边缝合固定（图 18-54），供区拉拢缝合。

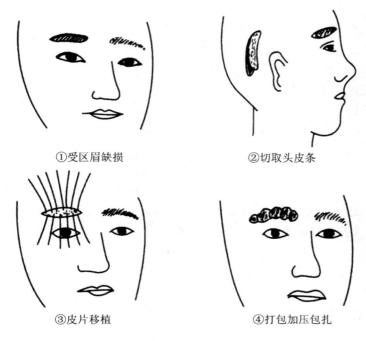

①受区眉缺损　　　　　　　　②切取头皮条

③皮片移植　　　　　　　　　④打包加压包扎

图 18-53　游离头皮条移植眉再造术

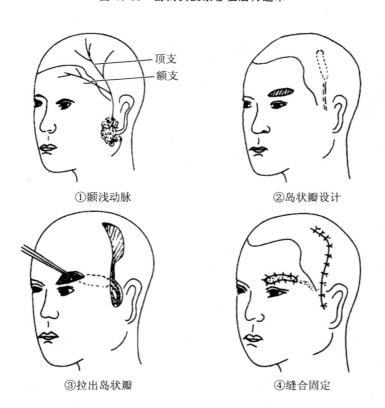

①颞浅动脉　　　　　　　　　②岛状瓣设计

③拉出岛状瓣　　　　　　　　④缝合固定

图 18-54　头皮岛状瓣移植眉再造术

【术后处理】

1. 抬高头部,适当休息。

2. 术后 5～7 天换药,观察头皮条成活情况。

3. 继续应用抗生素,预防感染。

4. 10～14 天拆除缝线。

【经验与技巧】

1. 游离头皮移植法眉再造是常用的手术方法,操作简单,技术要求较低。头皮岛状瓣移植技术要求较高,术中注意勿损伤血管蒂。

2. 设计切取的头皮条应与健侧大小相当,植入头皮条眉形、眉高度与对侧眉相称。

3. 手术操作时勿粗糙,切开时注意切入方向正确,尽量减少毛根损伤。

4. 选择头皮条时注意选择与眉毛毛发生长方向基本一致,以便移植成活后与对侧相称。

5. 术后移植头皮条成活后 3～4 周毛发逐渐脱落,2～3 个月新发长出,开始较为稀疏,以后逐渐变浓,且不断增长,需随时修剪。

6. 新长出的毛发生长紊乱时,可用油膏顺方向按摩。

7. 移植头皮条成活后的毛发外形不佳时,3 个月后再次手术修整。

8. 有条件医院,也可采取毛囊单位移植进行眉再造。

十四、隆 鼻 术

【适应证】

1. 18 岁以上鼻梁平坦、美学不足者。

2. 先天性鞍鼻、外伤性鞍鼻。

【术前准备】

1. 全身一般检查、血常规检查、凝血功能检查正常。

2. 面部无急性炎症病灶,鼻部鼻腔无急性炎症及严重慢性疾病。

3. 根据局部条件及本人要求与患者商定手术方法、签订知情同意书等。特别交代术后效果、切口位置、恢复过程、术后瘢痕等。

4. 术前 1 天点消炎滴鼻药水。

5. 面部正位、侧位、斜位、仰面位照相,入档保存。

6. 精神心理正常。

7. 全身应用抗生素,预防感染。

8. 临术前清洗面部皮肤,清洁鼻前庭,剪除鼻毛。

【操作步骤】

1. 术前设计 以鼻柱中部-鼻翼缘切口为例,患者端坐位设计,两眼平视前方,双上睑缘连线经过面部正中线为鼻根,鼻根至鼻尖画正中线为术中剥离穴腔参考。

2. 消毒铺巾 平卧于手术台,枕部适当垫高,0.5％碘伏皮肤及鼻前庭消毒,铺无菌巾、单。

3. 局部麻醉 一般可用 0.5％利多卡因(含适量肾上腺素)局部浸润麻醉。

4. 切开植入硅胶支架 11 号尖刀片切开鼻柱中上部切开皮肤、皮下组织,沿鼻翼缘适当延伸,血管钳分离鼻尖、鼻小柱皮下,再向鼻根方向鼻背筋膜下、鼻骨骨膜下分离鼻背穴腔,直至鼻根部标记线。雕刻"L"形或柳叶形硅橡胶支架,生理盐水冲洗,血管钳夹住硅胶支架尾端缓慢植入穴腔,使支架尾端正好抵达鼻根部,短臂位于鼻小柱处,观察鼻梁高度、弧度适当,7-0美容针线一次性全层缝合皮肤切口 3~4 针。为预防穴腔积液可经切口植入头皮针塑料管负压吸引;也可植入橡皮条引流。鼻背部覆盖纱布加压包扎,热塑板妥善固定(图 18-55)。

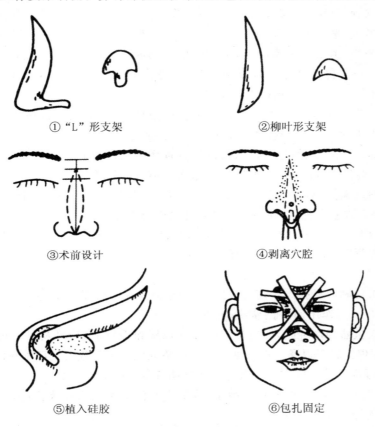

①"L"形支架   ②柳叶形支架

③术前设计   ④剥离穴腔

⑤植入硅胶   ⑥包扎固定

图 18-55 硅胶隆鼻术

【术后处理】

1. 术后半卧位休息,注意局部保护,不摸鼻子,不擤鼻涕,不抠鼻孔。避免大幅度面部表情动作,以免牵动支架移位。

2. 继续应用抗生素,预防感染。

3. 术后次日清洁换药,酌情去除引流物,保持局部清洁干燥,7~9 天切口拆线。

4. 术后近期注意鼻梁支架是否偏斜,尽管局部肿胀但通过肉眼观察和手指扪摸仍能及早发现支架偏斜。一旦发现偏斜可以通过慢慢推移支架调整复位。

【经验与技巧】

1. 隆鼻术目前常用的植入物为人工合成材料及自体材料,临床酌情选择。

(1)固体硅胶:主要用于垫高鼻梁,也可适当支撑鼻柱,抬高鼻尖。性质稳定,价格低廉,易雕刻,植入后表面形成包膜,支架有一定移动性,极少排异性,有时透光,感染率低,出现问题易取出。

(2)聚四氟乙烯(膨体):主要用于垫高鼻梁,支撑鼻柱,抬高鼻尖。性质稳定,价格较贵,有微孔,较易雕刻,植入后表面结缔组织嵌入包绕,支架不易移动,不透光,极少排异性,感染率较硅胶略高,出现问题时不易取出。

(3)自体耳软骨:主要用于加高鼻尖或保护鼻尖皮肤。自体材料,有弹性,具备一定弧度,植入后无排异。

(4)自体肋软骨:可用于垫高鼻梁,支撑鼻柱作用明显,抬高鼻尖。主要用于鼻柱鼻尖明显低矮、不适合硅橡胶、聚四氟乙烯(膨体)隆鼻者。自体肋软骨材源丰富,可以满足多种情况隆鼻需要,有一定弹性,植入后无排异,但有一定变形,切取肋软骨有一定风险,应避免损伤胸膜。

2. 隆鼻切口一般包括鼻柱中部-鼻翼缘切口、鼻柱基底-鼻翼缘切口、单侧鼻翼缘切口,可根据局部不同情况及医师习惯选择不同切口。

3. 注意适应证选择得当,手术指征明确。精神心理异常、对植入材料怀疑、过敏体质、酒渣鼻、鼻背慢性炎症者均不宜进行隆鼻手术。

4. 术中剥离穴腔时术者左手拇、示指按住鼻背凭感觉掌握剥离深度和范围,防止穿破鼻腔黏膜。穴腔大小适宜,过小不易放入假体,过大假体容易移动。

5. 植入材料支架大小适当,避免皮肤张力过大,一般掌握宁低勿高、宁短勿长原则,否则皮肤张力过高导致皮肤发红、变薄、穿孔,鼻尖部更应特别注意。

6. 切口缝合时务必注意无创操作,严禁捻搓挤压组织,做到解剖对位,精细可靠缝合。

7. 术后加强管理,避免穴腔积液,保持引流通畅,拔除引流管后即刻挤压鼻背,促使残留积液引流干净。

8. 术后鼻头红肿明显张力较高者,可用 7 号注射针头于局部皮肤扎 1～3 个小孔,反复挤压出血,起到明显减压作用,有利于局部循环改善。

9. 术后数天虽然局部肿胀,但通过肉眼仔细观察和手指扪摸,可及早发现支架是否居中或偏斜。一旦发现偏斜可以通过慢慢推移支架调整复位。术后数天也可重新评估鼻尖上下位置高低,同样慢慢推移植入体支架高低达到适当调节鼻尖高低的目的。

10. 隆鼻术后长期鼻背增宽、皮肤肿胀,或扪之有波动感植入物漂浮感,可能存在排异反应穴腔积液,应及早取出植入物。

11. 术后鼻背或鼻尖皮肤张力过大、发红、皮肤菲薄或有穿孔趋势者,应尽快予以调整或取出。取出者可于 3～6 个月后重新进行隆鼻手术。

12. 少数人隆鼻术后植入体周围形成包膜或瘢痕挛缩,出现鼻头鼻尖上移、鼻孔外露。术后近期进行鼻背按摩和向下牵拉鼻头皮肤可防止出现此种情况。

13. 切口愈合产生瘢痕,由于瘢痕挛缩程度不等可出现两侧鼻孔不对称。夜间睡眠时使用鼻孔支具支撑鼻孔防止类似情况发生。

14. 正确处理移植物高度和皮肤张力问题,皮肤张力过大可能出现鼻尖皮肤长期发红、逐渐变薄,直至穿破皮肤;也有可能皮肤对植入物持续施压,导致鼻柱偏斜、鼻尖偏斜、鼻孔不对称。

15. 鼻梁凹陷明显、皮肤松动性小者,可先植入较小的材料支架,待鼻部皮肤适当扩张后再重新置换较大的材料支架。

16. 术后初期假体容易自皮肤切口处露出,因此缝线不要拆除过早。假体一旦部分外露即应取出,试图换药使创口闭合是徒劳的。假体取出后须待 3～6 个月再次手术隆鼻。

17. 鼻梁美学低平,往往合并鼻头肥大、鼻翼肥大、鼻孔扁阔等,为了取得理想效果,可与鼻头缩小、鼻翼缩小、鼻孔整形同时进行。

18. 鼻梁凹陷明显、鼻背皮肤松动性较小者应分次手术。首次植入适当大小植入材料,6～12 个月后评估局部皮肤张力,再酌情置换较大些材料支架。

19. 为了保持术后鼻翼鼻孔良好外形,预防鼻柱偏斜、瘢痕挛缩过度增生,必要时利用鼻孔支架支撑塑形 3 个月,每晚睡觉前佩戴,白天取出。

十五、鼻翼鼻孔鼻柱整形术

【适应证】

鼻翼鼻孔鼻柱美学缺陷,影响鼻部美观者。

【术前准备】

1. 全身一般检查、血常规检查、凝血功能检查正常。

2. 面部无急性炎症病灶,鼻部鼻腔无急性炎症及严重慢性疾病。

3. 与患者商定手术方案,特别交代术后效果、切口位置、恢复过程、术后瘢痕等。签订知情同意书等。

4. 术前 1 天点消炎滴鼻药水,清洗面部皮肤,清洁鼻前庭,剪除鼻毛。

5. 精神心理无异常。

6. 面部正位、侧位、斜位、仰面位照相,入档保存。

7. 术前清洗面部皮肤。

【操作步骤】

1. **鼻翼肥大缩小术** 于鼻基底设计切除一块棱形楔状鼻翼全层组织,也可于鼻前庭设计切除一块楔状鼻翼组织。2% 碘酒涂搽固定。平卧于手术台,枕部适当垫高,0.5% 碘伏皮肤消毒 2 遍,鼻前庭消毒 3 遍,铺无菌巾。0.5% 利多卡因(含适量肾上腺素)局部浸润麻醉。11 号尖刀片沿切口线切除一块棱形皮肤、皮下组织,压迫止血,6-0 美容针线间断缝合(图 18-56、图 18-57)。

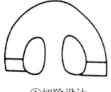
①切除设计

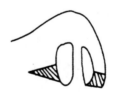
②全层切除

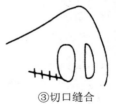
③切口缝合

图 18-56 鼻基底鼻翼全层切除

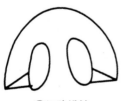
①切除设计

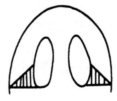
②楔状切除

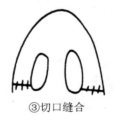
③切口缝合

图 18-57 鼻前庭鼻翼楔状切除

2. **鼻翼肥厚减薄术**　仰面位,于鼻翼基底酌情设计切除一块梭形楔状皮肤及皮下组织,也可酌情设计切除一倒"T"形楔状组织。2%碘酒涂搽固定。平卧于手术台,枕部适当垫高,0.5%碘伏皮肤消毒 2 遍,鼻前庭消毒 3 遍,铺无菌巾。0.5%利多卡因(含适量肾上腺素)局部浸润麻醉。11 号尖刀片沿切口线切除一块梭形楔状皮肤、皮下组织,8-0 美容针线间断缝合(图 18-58、图 18-59)。

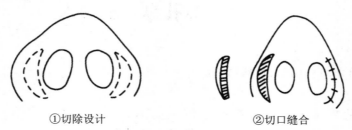

①切除设计　　　　　　　　②切口缝合

图 18-58　梭形楔状切除

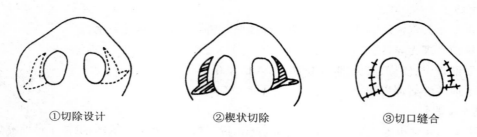

①切除设计　　　　　②楔状切除　　　　　③切口缝合

图 18-59　倒"T"形楔状切除

3. **鼻孔宽大矫正**　根据鼻孔大小鼻坎处设计切除菱形皮肤。2%碘酒涂搽固定。平卧于手术台,头部适当垫高,0.5%碘伏皮肤消毒 2 遍,鼻前庭消毒 3 遍,铺无菌巾。0.5%利多卡因(含适量肾上腺素)局部浸润麻醉。沿设计线切除一块菱形皮肤、皮下组织,压迫止血,6-0 美容针线横向间断缝合切口(图 18-60)。纱布卷支撑鼻孔。

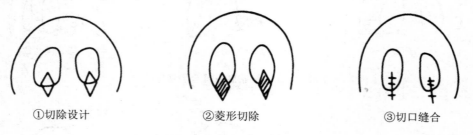

①切除设计　　　　　②菱形切除　　　　　③切口缝合

图 18-60　鼻孔宽大矫正

4. **圆鼻孔矫正术**　根据鼻孔情况于鼻孔内上缘设计新月形皮肤切除区,2%碘酒固定。平卧于手术台,头部适当垫高,0.5%碘伏皮肤消毒 2 遍,鼻前庭消毒 3 遍,铺无菌巾。0.5%利多卡因(含适量肾上腺素)局部浸润麻醉。11 号尖刀片新月形楔状切除设计区皮肤及皮下组织,间断缝合切口创缘(图 18-61)。鼻孔用裹有凡士林纱布的橡皮管支撑。

5. **鼻孔狭窄矫正**　根据鼻孔缩小程度,一般选择鼻唇沟皮瓣移植矫正,根据鼻孔缩小程

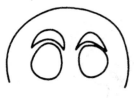
①切除设计

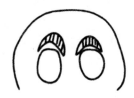
②切除组织

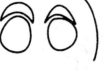
③切口缝合

图 18-61 圆鼻孔矫正术

度设计蒂在下方的鼻唇沟皮瓣。2%碘酒涂搽固定。平卧于手术台,头部适当垫高,0.5%碘伏皮肤消毒2遍,鼻前庭消毒3遍,铺无菌巾。0.5%利多卡因(含适量肾上腺素)局部浸润麻醉。鼻坎处纵向切开,适当分离扩大显露鼻坎皮肤缺损区。沿皮瓣设计线解剖分离形成皮瓣,旋转皮瓣至鼻坎皮肤缺损处,覆盖皮肤缺损创面,7-0美容针线间断缝合(图18-62)。纱布卷支撑鼻孔。供瓣区直接拉拢缝合。

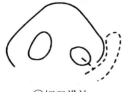
①切口设计

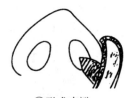
②形成皮瓣

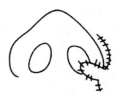
③转移缝合

图 18-62 鼻孔狭窄矫正术

6. 鼻翼缺损修复 通常选用耳郭组织瓣移植修复,根据缺损大小和形状设计切取同侧耳郭相应大小复合组织瓣。2%碘酒涂搽固定。平卧于手术台,头部侧仰,0.5%碘伏术区皮肤消毒2遍,鼻前庭消毒3遍,铺无菌巾。0.5%利多卡因(含适量肾上腺素)局部浸润麻醉。鼻翼缺损处边缘切除瘢痕制造新鲜创面,压迫止血,根据创面大小一次性切取全层耳郭复合组织瓣,一般不超过8mm×12mm,耳郭缺损处前后分层间断缝合。将组织瓣置于鼻翼缺损处,7-0美容针线内外分层间断缝合,注意结扎力度务必适当,硅胶管裹纱布支撑鼻孔(图18-63)。

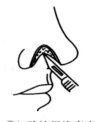
①切除缺损缘瘢痕

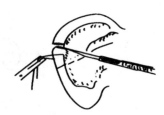
②切取耳郭组织

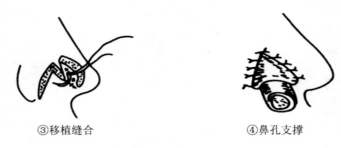

③移植缝合　　　　　　　　④鼻孔支撑

图 18-63　耳郭组织移植修复鼻翼缺损

7. **鼻唇沟皮瓣移植修复**　根据缺损大小和形状设计鼻唇沟皮瓣。2％碘酒涂搽固定。平卧于手术台,头部适当垫高,0.5％碘伏皮肤消毒 2 遍,鼻前庭消毒 3 遍,铺无菌巾。0.5％利多卡因(含适量肾上腺素)局部浸润麻醉。鼻翼缺损处瘢痕边缘切开,适当剥离下翻形成新鼻翼衬里,压迫止血。沿皮瓣设计线解剖分离形成皮瓣,旋转皮瓣至鼻翼缺损处,覆盖创面,7-0 美容针线将皮瓣与翻转的衬里间断缝合(图 18-64)。纱布卷支撑鼻孔。供瓣区直接拉拢缝合。术后 6 个月鼻翼拱形不足者可酌情切取耳软骨植入支撑。

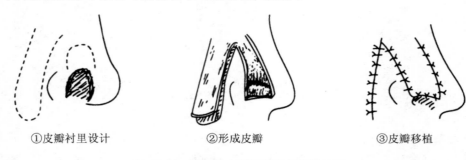

①皮瓣衬里设计　　　　　②形成皮瓣　　　　　③皮瓣移植

图 18-64　鼻唇沟皮瓣移植修复鼻翼缺损

8. **鼻小柱过宽矫正术**　鼻小柱过宽可有多种方法,介绍两种术式,酌情选用。

(1)全长切除法:适于鼻小柱全长较宽者。患者取仰卧位,于鼻小柱设计一棱形切口线,常规局部皮肤消毒,铺无菌孔巾。局部浸润麻醉,沿切口线切开皮肤、皮下组织,楔状切除一块皮肤、皮下组织,5-0 丝线间断缝合(图 18-65)。

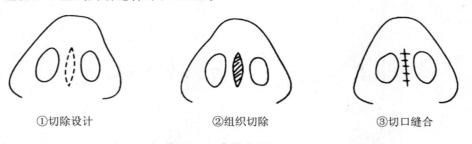

①切除设计　　　　　　②组织切除　　　　　③切口缝合

图 18-65　鼻柱全长切除法

（2）基底切除法：适用于鼻小柱基底较宽者。患者取仰卧位，分别于鼻小柱基底设计新月形切口线，常规局部皮肤消毒，铺无菌孔巾。局部浸润麻醉，沿切口线切开皮肤、皮下组织，楔状切除一块皮肤、皮下组织，5-0 丝线间断缝合（图 18-66）。

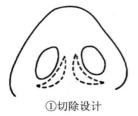 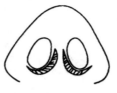 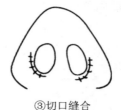

①切除设计　　　　　　　　②组织切除　　　　　　　　③切口缝合

图 18-66　鼻柱基底切除法

9. 鼻小柱短宽矫正术　可有多种方法，介绍以下两种术式，酌情选用。

（1）"V"至"Y"成形法：适用于上唇正常的鼻小柱短宽者。患者取仰卧位，于鼻小柱设计"V"形切口线，常规局部皮肤消毒，铺无菌孔巾。局部浸润麻醉，沿切口线切开皮肤、皮下组织，解剖剥离形成三角形鼻小柱皮瓣，将皮瓣推向鼻尖方向，5-0 丝线间断"Y"形缝合（图 18-67）。

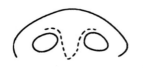 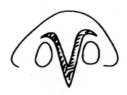 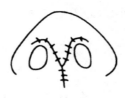

①手术设计　　　　　　　　②组织切开　　　　　　　　③切口缝合

图 18-67　"V"至"Y"成形法

（2）"V"至"Y"成形＋梭形切除法：适用于伴上唇较短的鼻小柱短宽者。患者取仰卧位，于鼻小柱基底、上唇部设计一"V"形切口线，再于鼻小柱设计一梭形皮肤切除区，常规局部皮肤消毒，铺无菌孔巾。局部浸润麻醉，沿切口线切开皮肤、皮下组织，解剖剥离形成三角形鼻小柱皮瓣，将皮瓣推向鼻尖方向，5-0 丝线间断"Y"形缝合；再于鼻小柱梭形楔状切除一块皮肤、皮下组织，5-0 丝线间断缝合（图 18-68）。

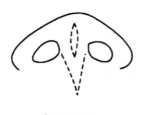 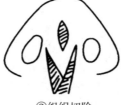 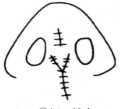

①切口设计　　　　　　　　②组织切除　　　　　　　　③切口缝合

图 18-68　"V"至"Y"成形＋梭形切除法

10. 鼻小柱偏斜矫正术　鼻小柱偏斜通常有两种术式,可酌情选用。

(1)下部偏斜矫正法:适用于鼻小柱下部偏斜者。患者取仰卧位,于鼻小柱基底设计"Z"形切口线,常规局部皮肤消毒,铺无菌孔巾。局部浸润麻醉,沿切口线切开皮肤、皮下组织,解剖剥离形成鼻小柱皮瓣,将皮瓣交叉易位,5-0丝线间断缝合(图18-69)。

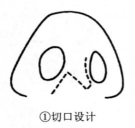　　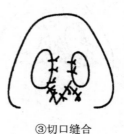

①切口设计　　　　　②形成皮瓣　　　　　③切口缝合

图 18-69　下部偏斜矫正法

(2)上部偏斜矫正法:鼻小柱上部偏斜者。患者取仰卧位,于鼻小柱上部设计"Z"形切口线,常规局部皮肤消毒,铺无菌孔巾。局部浸润麻醉,沿切口线切开皮肤、皮下组织,解剖剥离形成鼻小柱皮瓣,将皮瓣交叉易位,5-0丝线间断缝合(图18-70)。

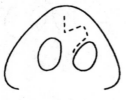　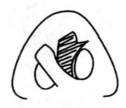　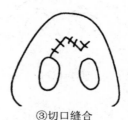

①切口设计　　　　　②形成皮瓣　　　　　③切口缝合

图 18-70　上部偏斜矫正法

11. 鼻小柱下突矫正术　患者取仰卧位,鼻小柱设计蝶形切口线,0.5%碘伏局部皮肤消毒,铺无菌巾。0.5%利多卡因(含适量肾上腺素)局部浸润麻醉。沿切口线切开皮肤、皮下组织,解剖剥离形成鼻小柱皮瓣向上牵引,切除下突的鼻翼软骨内脚,5-0美容针线间断缝合皮肤切口(图18-71)。

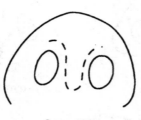　　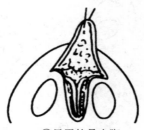

①切口设计　　　　　②显露软骨内脚

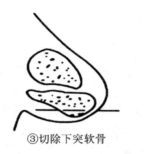

③切除下突软骨

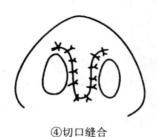

④切口缝合

图 18-71　鼻小柱下突矫正术

12. 鼻小柱缺损的手术　一般选用耳垂组织瓣移植法,适用于鼻小柱下部缺损范围较小者。患者取仰卧位,于耳垂设计相应大小的组织切除区切口线,局部皮肤消毒,铺无菌孔巾、单。局部浸润麻醉,先于鼻小柱缺损处切除瘢痕或病变,制造一创面,压迫止血;尖刀片一次全层切除皮肤复合组织瓣,将耳垂组织瓣与鼻小柱缺损区对合,5-0 丝线间断缝合固定,保留线尾,适当打包加压包扎(图 18-72)。供区适当修剪直接缝合。

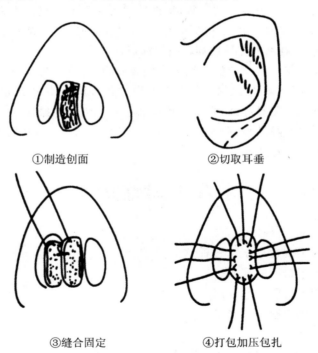

①制造创面　　　　②切取耳垂

③缝合固定　　　　④打包加压包扎

图 18-72　耳垂组织瓣移植法

【术后处理】

1. 术后适当休息。

2. 空芯筒状物卷纱布卷支撑鼻孔。

3. 术后避免触摸鼻部,不要擤鼻、抠挖鼻孔,保持局部清洁干燥,避免鼻涕浸渍切口,预防感染。每天 70％乙醇棉球局部蘸洗 2 次。

4. 术后 7～9 天拆线。

【经验与技巧】

1. 鼻翼鼻孔整形术主要针对鼻翼、鼻孔外形不美观进行的手术。两侧鼻翼大小、鼻翼内外脚距离决定了鼻孔形状,鼻翼鼻孔二者相辅相成。

2. 鼻翼肥大缩小术,一般应于鼻翼外脚外侧切除一块梭形楔状鼻翼全层组织,方可以取得理想效果。仅于鼻翼外脚内侧切除鼻翼组织往往效果不佳。术前设计切除梭形鼻翼组织大小适当,避免切除过多无法弥补。切口需正好位于鼻翼沟处,愈合后瘢痕才较隐蔽。鼻翼肥大缩小术也可于鼻前庭切除部分鼻翼内脚,简称"内切",但切除组织量有限。鼻翼基底全层组织切除,简称"外切",可切除较大组织量。

3. 鼻孔缩小术操作简单,效果较好,但需根据患者具体情况合理切除局部组织。鼻孔扁阔者可行鼻孔基底皮肤及皮下组织切除缝合术,鼻孔宽阔且鼻翼脚较高者可行鼻孔基底及鼻翼脚联合切除缝合术。

4. 圆鼻孔矫正术,设计新月形切除区应靠近鼻孔缘,术后瘢痕不显。注意无创技术操作,尽量减轻术后鼻孔缘瘢痕。

5. 鼻翼缺损选用耳郭组织瓣移植修复,根据缺损大小和形状设计切取同侧耳郭相应大小复合组织瓣。7-0 美容针线内外分层间断缝合,结扎力度务必适当,结扎过松衔接处间隙渗出积液影响愈合,结扎过紧血供不良易致耳郭组织瓣成活。

6. 鼻小柱偏斜矫正术需慎重分析导致鼻柱偏斜原因,瘢痕牵拉可针对牵拉力方向酌情处理。若为中隔偏斜或隆鼻术后植入物偏斜或植入物过高,则应酌情进行相应处理。

7. 耳垂组织瓣移植修复鼻柱缺损,术中操作需注意无创技术操作,结扎松紧适度。

8. 为了保持术后鼻翼鼻孔良好外形及预防瘢痕挛缩过度增生,利用鼻孔支架支撑塑型 3 个月,每晚睡觉前佩戴,白天取出。

十六、口唇整形术

【适应证】

1. 上唇重唇影响美观适用于重唇矫正术。

2. 口唇过厚适用于口唇减薄术。

3. 口唇过薄适用于口唇增厚术。

4. 唇珠不丰满适用于唇珠整形术。

【术前准备】

1. 全身一般检查、血常规检查、凝血功能检查应属正常。

2. 根据局部条件及本人要求与患者商定手术方法、交代手术效果、切口位置、术后恢复过程、术后瘢痕等,签订知情同意书。

3. 术前刷牙,消炎漱口液漱口。

4. 精神心理正常。

5. 面部静态正位、侧位、口唇表情动作位照相,入档保存。

6. 术前清洗面部皮肤。

【操作步骤】

1. **重唇矫正术**　上唇外翻口腔侧距龈沟 0.5cm 画出第一条切口线,根据拟切除组织多少画出第二条切口线,两端与第一条切口线汇合,可适当延至颊部。患者平卧位,0.5％碘伏面部及口腔内消毒,铺无菌巾。0.5％利多卡因(含适量肾上腺素)局部浸润麻醉。沿切口线切开黏膜、黏膜下层,切除一条梭形黏膜及黏膜下层组织,必要时可同时适当切除部分肌层,电凝妥善止血,切口上下缘拉拢对齐,间断缝合(图 18-73)。

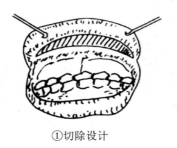 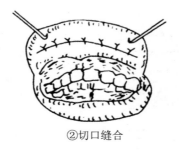

①切除设计　　　　　　　　　　　②切口缝合

图 18-73　重唇矫正术

2. **红唇减薄术**　上唇肥厚时口腔侧画出第一条与上唇弓平行的切口线,根据拟切除红唇宽度画出第二条切口线,两端与第一条切口线汇合,注意唇珠处两线间距离应小于两侧,以保证唇珠丰满,切口两端可延长至颊部。下唇肥厚时于口腔侧画出第一条与下唇弓平行的切口线,根据拟切除红唇宽度画出第二条切口线,两端与第一条切口线汇合,切口两端也应超过口角少许。患者平卧位,0.5％碘伏面部及口腔内消毒,铺无菌巾。0.5％利多卡因(含适量肾上腺素)局部浸润麻醉。沿切口线切开黏膜、黏膜下组织,切除一条梭形黏膜及黏膜下层,妥善止血,切口上下缘拉拢对齐,间断缝合(图 18-74)。

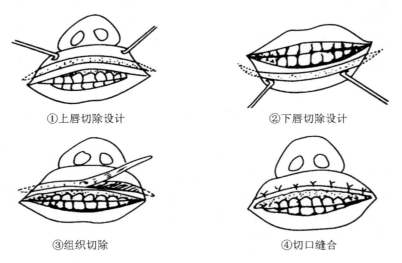

①上唇切除设计　　　　　　　　　　②下唇切除设计

③组织切除　　　　　　　　　　　　④切口缝合

图 18-74　红唇减薄术

3. 红唇增厚术　上唇过薄时以原唇红缘中点确定人中点 a,再确定两侧 b 和 b′点,使 ab＝ab′＝3～4mm,两侧近口角处分别为 c 点和 c′点,连接 cbab′c′,连线内即为切除的上唇皮肤。下唇过薄时参考原下唇唇红缘酌情设计 d 和 d′点,两侧近口角处为 e 和 e′点,连接 edd′ e′,连线内即为切除的下唇皮肤。患者平卧位,0.5%碘伏面部及口腔内消毒,铺无菌巾。局部浸润麻醉。沿切口线切开黏膜、黏膜下组织,夹住一端,夹住一端切除一条梭形黏膜及黏膜下层,妥善止血,上、下切缘拉拢对齐,间断缝合切口(图 18-75)。

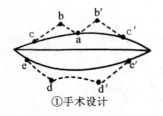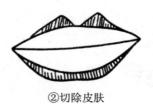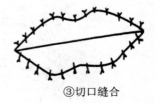

①手术设计　　　　②切除皮肤　　　　③切口缝合

图 18-75　红唇增厚术

4. 唇珠丰满术　利用"V"-"Y"唇瓣推进原理设计切口线,上唇上翻于口腔侧,酌情画出 "V"形切口线。患者平卧位,0.5%碘伏面部及口腔内消毒,铺无菌巾。0.5%利多卡因(含适量肾上腺素)局部浸润麻醉。沿切口线切开黏膜、黏膜下组织,解剖分离形成蒂在唇缘的三角形红唇瓣,妥善止血,向唇缘部适当推移红唇瓣,间断"Y"形缝合切口(图 18-76)。

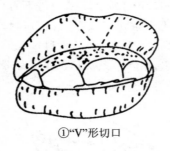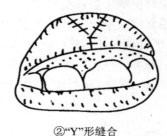

①"V"形切口　　　　②"Y"形缝合

图 18-76　唇珠丰满术

5. 口唇继发畸形矫正术　口唇外伤或唇裂术后继发畸形,根据局部不同情况分别采取不同的手术方法。

(1)突出组织切除法:适用于单纯唇部组织突出者。于突出部分酌情设计横向梭形组织切除区,有时尚需切除部分白唇皮肤或需进行鼻翼的手术。患者平卧于手术台,面部及口唇常规消毒,铺无菌孔巾。局部浸润麻醉,沿切口线适当楔状切除部分红唇组织或白唇组织,或同时进行鼻翼的手术,创口拉拢缝合(图 18-77)。术后局部外涂红霉素眼膏。

(2)肥厚多余组织切除法:适用于白唇或红唇组织局限性肥厚多余者。于多余处酌情设计梭形组织切除,2%碘酒固定。患者平卧于手术台,面部及口唇常规消毒,铺无菌孔巾。局部浸润麻醉,沿切口线适当楔状切除部分红唇组织或白唇组织,或同时进行鼻翼的手术,创口拉拢缝合(图 18-78)。术后局部外涂红霉素眼膏。

(3)"Z"成形法:适用于唇红缘不齐者。于局部设计"Z"或反向切"Z"切口线。患者平卧于

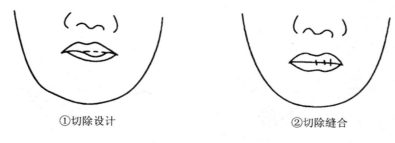

①切除设计　　　　　　　　　　②切除缝合

图 18-77　突出组织切除

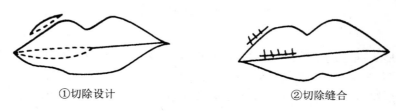

①切除设计　　　　　　　　　　②切除缝合

图 18-78　肥厚多余组织切除法

手术台,面部及口唇常规消毒,铺无菌孔巾。局部浸润麻醉,沿切口线切开,适当分离,形成小的三角组织瓣,互相交叉易位缝合,必要时适当楔状切除部分红唇组织,创口拉拢缝合(图 18-79、图 18-80)。术后局部外涂红霉素眼膏。

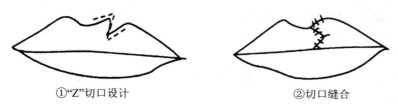

①"Z"切口设计　　　　　　　　　②切口缝合

图 18-79　"Z"成形

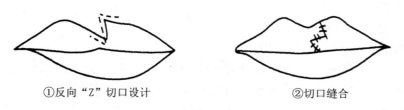

①反向"Z"切口设计　　　　　　　②切口缝合

图 18-80　反向"Z"成形

6. 口唇外翻矫正术　口唇部外伤遗留瘢痕易导致唇外翻畸形,影响美观。根据口唇外翻情况分别采取不同的手术方法。

(1)"V"至"Y"成形法:适用于确定口唇外翻,周围组织松弛者。以下唇外翻为例,患者平卧位,常规局部消毒,铺无菌孔巾。于外翻处设计"V"形切开线,局部浸润麻醉,沿切口线切开皮肤,解剖剥离皮下组织,形成三角皮瓣,上推三角皮瓣,"Y"形缝合(图 18-81)。术后局部外涂红霉素眼膏。

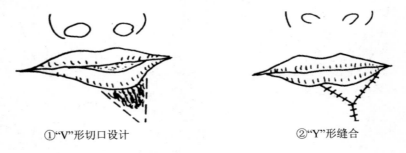

① "V" 形切口设计   ② "Y" 形缝合

图 18-81   "V" 至 "Y" 成形法

（2）"Z"成形法：适用于直线瘢痕挛缩所致的唇外翻。先于局部设计"Z"形切口线。患者平卧于手术台，面部及口唇常规消毒，铺无菌孔巾。局部浸润麻醉，沿切口线切开，切除瘢痕，适当分离皮下组织，形成小的三角瓣，互相交叉易位缝合（图 18-82）。术后局部外涂红霉素眼膏。

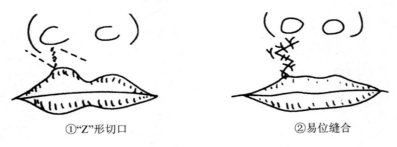

① "Z" 形切口   ② 易位缝合

图 18-82   "Z" 成形法

【术后处理】

1. 流质饮食，饭后漱口水漱口，保持口腔清洁。

2. 酌情口服抗生素，预防感染。

3. 术后 6～7 天切口拆线。

【经验与技巧】

1. 口唇除具有吃饭、演讲、表达感情功能外，还有重要的美容作用，女性尤其如此。有人认为，口唇在面部容貌美中占有重要地位，仅次于鼻、眼、下颏。美观口唇轮廓清晰，红白唇分明，下唇稍厚于上唇，厚薄适当，上唇弓线（红白唇交界线）优美，红唇色泽红润，唇珠丰满，口角对称微上翘，富于立体感。

2. 重唇手术矫正效果良好，需正确估计切除组织量。由于上唇组织松弛术后往往肿胀明显，嘱患者不必担心。

3. 红唇减薄术可改善口唇外形，术前应正确估计需切除组织量，注意解剖对位的缝合。上颌前突所致上唇前突时不应当做厚唇进行手术处理。厚唇须与口唇淋巴管瘤、血管瘤进行鉴别，勿当成厚唇处理。

4. 红唇增厚术，术前设计精确，注意微创操作，预防切口感染，防止瘢痕增生。

5. 唇珠丰满术术前精确设计,术中注意微创操作,三角形红唇瓣推移适当,缝合边缘整齐。

6. 术后口腔唾液浸渍切口可有不同程度的感染,术后定时漱口,保持口腔清洁卫生。

十七、口唇缺损修复术

【适应证】

口唇外伤或肿瘤切除术后口唇缺损,影响进食或美观者。

【术前准备】

1. 全身一般检查、血常规检查、凝血功能检查应属正常。

2. 根据局部条件及本人要求与患者商定手术方法、交代手术效果、切口位置、术后恢复过程、术后瘢痕等,签订知情同意书。

3. 术前刷牙,消炎漱口液漱口。

4. 精神心理正常。

5. 面部静态正位照相,入档保存。

6. 术前清洗面部皮肤,消炎漱口液漱口。

【操作步骤】

根据不同情况,分别采取不同的手术方法。

1. **直接拉拢缝合法**　适用于小部分唇外伤缺损患者。患者平卧位,常规局部消毒,铺无菌孔巾。局部浸润麻醉,沿裂口切除不整齐的边缘,拉拢创缘,先后间断缝合黏膜、肌肉、皮肤(图 18-83)。术后局部适当加压包扎,或外涂红霉素眼膏。

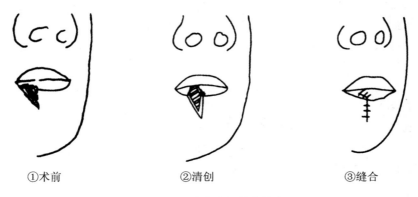

　　①术前　　　　　　②清创　　　　　　③缝合

图 18-83　外伤直接拉拢缝合

2. **交叉唇瓣法**　适用于唇缺损复位广泛者。以上唇肿物切除为例,先于局部设计肿物切口线,再于下唇设计唇瓣线。患者平卧于手术台,面部及口腔常规消毒,铺无菌孔巾、单。局部浸润麻醉,沿切口线切除肿物及部分口唇组织,使呈三角形口唇缺损。于下唇全层切开口唇,注意保护唇动脉,形成三角形组织瓣,旋转 180°至上唇缺损区,先后缝合黏膜、肌肉、皮肤(图 18-84)。下颌部与头部妥善固定。局部可外涂红霉素眼膏。

术后 3 周蒂部加压训练,证实无血供障碍后,可断蒂修整。

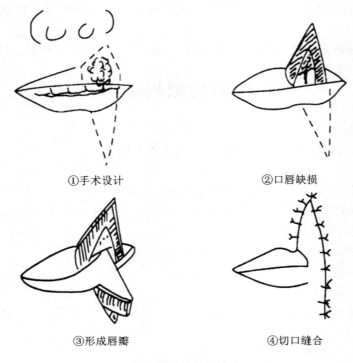

①手术设计   ②口唇缺损

③形成唇瓣   ④切口缝合

图 18-84　交叉唇瓣法

【术后处理】

1. 直接拉拢缝合法术后予流质饮食,保持口腔清洁。

2. 交叉唇瓣法术后需经一侧口角进食流食,预防感染。

3. 继续应用抗生素。

4. 保持局部干燥、清洁,直接拉拢缝合法术后 6～7 天拆线,交叉唇瓣法术后 10～14 天拆线。

【经验与技巧】

1. 选择适当的手术方法,正确设计,术中精细操作,术后方能获得理想效果。

2. 良好的固定是交叉唇瓣法成功的重要措施之一。

3. 术后可有轻度畸形,可再次手术修整。

十八、副耳切除术

【适应证】

单发或多发副耳,影响美观者。

【术前准备】

1. 全身一般检查、血常规检查、凝血功能检查正常。

2. 精神心理无异常。

3. 局部照相,入档保存。

4. 术前清洗局部皮肤。

【操作步骤】

1. 消毒铺巾　取平卧位,患侧面部在上,0.5％碘伏局部皮肤消毒,铺无菌孔巾。

2. 局部麻醉　0.5％利多卡因(含适量肾上腺素)局部浸润麻醉。

3. 切除副耳　副耳根部设计梭形切口,切开皮肤、皮下组织,连同副耳及其中软骨一并切除,妥善止血,3-0 美容针线间断缝合(图 18-85)。

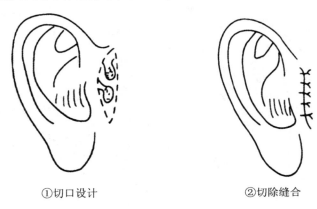

①切口设计　　　　　　②切除缝合

图 18-85　副耳切除术

【术后处理】

1. 注意局部保护,防止触摸、挤压。

2. 术后 5～6 天拆线。

【经验与技巧】

1. 副耳俗称"拴马桩",是一种先天发育畸形,为耳屏前方的赘生物,可为一个,也可为多个。

2. 注意无创技术操作,尽量减少瘢痕形成。

3. 注意无创技术操作,切入勿过深,防止损伤面神经。

十九、尖耳垂矫正术

【适应证】

尖耳垂影响美观者。

【术前准备】

1. 全身一般检查、血常规检查、凝血功能检查正常。

2. 根据局部条件及本人要求与患者商定手术方法、交代术后效果、切口位置、恢复过程等,签订手术知情同意书。

3. 精神心理无异常。

4. 局部照相,入档保存。

5. 术前清洗局部皮肤。

【操作步骤】

1. 术前设计　耳垂内侧根部,画出三角形切除区。

2. 消毒铺巾　取平卧位,患侧面部在上,0.5%碘伏局部皮肤消毒,铺无菌孔巾。

3. 局部麻醉　0.5%利多卡因(含适量肾上腺素)局部浸润麻醉。

4. 切除缝合　沿切口线切开皮肤、皮下组织,切除三角形耳垂组织,5-0美容针线间断缝合切口(图18-86)。覆盖纱布敷料,妥善包扎。

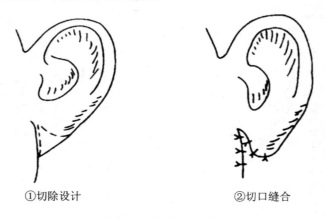

①切除设计　　　　　　②切口缝合

图18-86　尖耳垂矫正术

【术后处理】

1. 保持局部清洁干燥,防止挤压。

2. 术后5~7日拆线。

【经验与技巧】

1. 尖耳垂较为常见,表现为耳郭下端与腮腺区皮肤缺乏正常耳垂外形影响美观,佩戴耳环也会受到一定限制。

2. 局部设计切除一定组织,然后进行缝合可获得理想外形。

3. 术前精确设计拟切除组织,术中注意无创技术操作。

二十、大耳垂矫正术

【适应证】

耳垂过大,影响美观者。

【术前准备】

1. 全身一般检查、血常规检查、凝血功能检查正常。

2. 根据局部条件及本人要求与患者商定手术方法、交代术后效果、切口位置、恢复过程等,签订手术知情同意书。

3. 精神心理无异常。

4. 局部照相,入档保存。

5. 术前清洗局部皮肤。

【操作步骤】

1. 术前设计 于耳垂内侧设计切除一大一小两块三角形组织,2％碘酒固定。

2. 消毒铺巾 患者健侧卧位,常规皮肤消毒,铺无菌孔巾。

3. 局部麻醉 0.5％利多卡因(含适量肾上腺素)局部浸润麻醉。

4. 切除缝合 沿切口线切开皮肤、皮下组织,切除部分耳垂组织,5-0 美容针线间断缝合皮肤切口(图 18-87)。覆盖纱布敷料,妥善包扎。

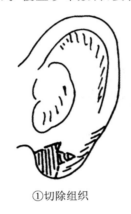 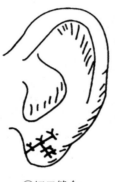

①切除组织   ②切口缝合

图 18-87 大耳垂矫正术

【术后处理】

1. 保持局部清洁干燥,防止挤压。

2. 术后 5～7 日拆线。

【注意事项】

1. 大耳垂较为常见,表现为耳垂较一般人不同程度增大,影响美观。

2. 局部设计切除一定组织,然后进行缝合可获得理想外形。切除设计为先设计一大三角形切除区,再于切口外侧缘设计一小的三角形切除区,以免缝合时出现"猫耳"。

3. 术前精确设计拟切除组织,术中注意无创技术操作。

二十一、招风耳矫正术

【适应证】

耳郭软骨发育过度、耳郭增大,且与颅侧壁呈 90°伸出者。

【术前准备】

1. 全身一般检查、血常规检查、凝血功能检查正常。

2. 根据局部条件及本人要求与患者商定手术方法、交代术后效果、切口位置、恢复过程等,签订手术知情同意书。

3. 精神心理无异常。

4. 局部照相,入档保存。

5. 术前清洗局部皮肤。

【操作步骤】

有两种方法可供选择。

1. **软骨切除法** 适用于轻度招风耳。健侧卧位,0.5％碘伏耳区及周围皮肤消毒,铺无菌巾、单。0.5％利多卡因(含适量肾上腺素)局部浸润麻醉或耳周根部区域阻滞麻醉。于耳郭后面画出梭形皮肤切除区,纵行切开耳郭皮肤 2～3cm,解剖分离切口皮下显露耳郭软骨,切除一条新月形软骨,注意勿切透耳郭前面皮肤。细丝线将软骨切口垂直褥式穿过暂不打结,只间断收紧缝线,观察矫正是否满意,并使耳颅角为 30°～40°,满意后结扎各线。切除耳后多余皮肤,间断缝合皮肤切口(图 18-88)。

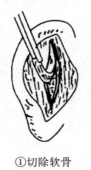 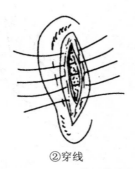 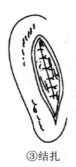 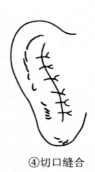

①切除软骨　　　　②穿线　　　　　③结扎　　　　④切口缝合

图 18-88　软骨切除法

2. **软骨折叠法** 适用于各种招风耳。于耳郭后面纵行切开皮肤 3cm 左右,适当解剖、分离耳软骨,根据耳郭增大程度确定拟折叠的范围。将耳软骨分别做两条纵向弧形切开及一条横向弧形切开,注意勿伤及耳郭前面皮肤。用细丝线按图示穿线,卷紧结扎,形成拱状的对耳轮,剪除耳后多余皮肤,3-0 丝线间断缝合皮肤切口(图 18-89)。术毕加压包扎。如为两侧招风耳同法处理对侧。

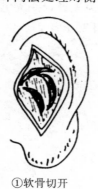 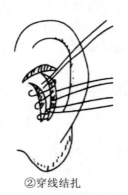 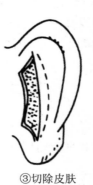 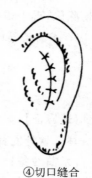

①软骨切开　　　　②穿线结扎　　　　③切除皮肤　　　　④切口缝合

图 18-89　软骨折叠法

【术后处理】

1. 适当休息,注意局部保护。

2. 酌情清洁换药。

3. 应用抗生素,预防感染。

4. 术后 8～10 日拆线。

【经验与技巧】

1. 注意无菌、无创技术操作,预防感染,尽量减少组织损伤。

2. 术中注意耳轮、对耳轮重建。

3. 术后近期内应给予良好的塑形包扎固定。

二十二、耳郭缩小术

【适应证】

耳郭发育过大,与头型、脸型不协调,有碍美观者。

【术前准备】

1. 全身一般检查、血常规检查、凝血功能检查正常。

2. 根据局部条件及本人要求与患者商定手术方法、交代术后效果、切口位置、恢复过程等,签订手术知情同意书。

3. 精神心理无异常。

4. 局部照相,入档保存。

5. 术前清洗局部皮肤。

【操作步骤】

根据肥大部位不同,分别采取不同的手术方法。

1. **耳郭中上部切除法**　适用于耳郭中上部肥大者。于耳郭中上部如图设计一切除区。健侧卧位,0.5%碘伏耳部及周围皮肤消毒,铺无菌巾、单。0.5%利多卡因(含适量肾上腺素)局部浸润麻醉。尖刀一次全厚切除耳郭组织,分前后两层缝合,先缝合中部新月形缺损区,再缝合上部缺损区(图 18-90)。

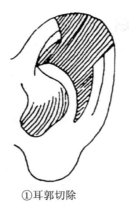 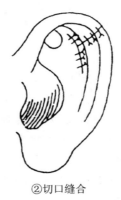

①耳郭切除　　　　　　　　②切口缝合

图 18-90　耳郭中上部切除法

2. **耳郭中部切除法**　适用于耳郭中部肥大者。于耳郭中部如图设计切除区。健侧卧位,常规耳部及周围皮肤,铺无菌巾、单。局部浸润麻醉。用尖刀片沿切线一次全层切除耳郭组织,分前后两层缝合,先缝合中间缺损区,再缝合耳轮缺损区(图 18-91)。

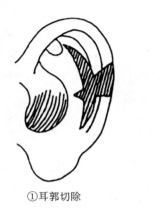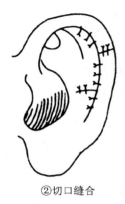

①耳郭切除　　　　　　　②切口缝合

图 18-91　耳郭中部切除法

【术后处理】

1. 避免挤压耳部,注意局部保护。

2. 继续应用抗生素,预防感染。

3. 术后 3 日更换敷料,若无异常术后 5～7 日拆线。

【经验与技巧】

1. 耳部组织薄弱,并衬有耳软骨,抗感染力差,故术中注意严格无创、无菌操作,减少组织损伤,防止耳软骨炎及化脓性感染。

2. 术前周密设计需切除组织量的多少,术中可根据情况临时调整,达到自然、协调为目的。

3. 术毕应将耳郭周围用碎敷料衬托填塞,绷带包扎固定,防止耳郭挤压、撕裂移位。

4. 若为双侧耳郭过大畸形,手术切除组织的大小应基本相同,并使两侧耳郭术后对称。

二十三、隆 颏 术

【适应证】

下颌颏部短缩,有碍美观者。

【术前准备】

1. 全身一般检查、血常规检查、凝血功能检查正常。

2. 选择适当规格的硅胶植入物或膨体植入物。

3. 心理检查正常。

4. 根据局部条件及本人要求与患者商定手术方法、交代术后效果、切口位置、恢复过程等,签订手术知情同意书。

5. 术前酌情应用抗生素,预防感染。

6. 面部正、侧位照相。

7. 清洗局部皮肤,术前刷牙,消炎漱口液漱口。

【操作步骤】

1. 经下颌缘切口 画出颏部正中线及剥离范围,距下颌缘 1.5cm 处画 2cm 弧形切口线。患者平卧位,颈后部适当垫高,使下颌部充分显露,0.5％碘伏皮肤消毒,铺无菌巾。0.5％利多卡因(含适量肾上腺素)局部浸润麻醉。切开皮肤、皮下组织,向下颌缘方向解剖分离切开骨膜,骨膜下用骨膜剥离器剥离穴腔,以恰好容下植入物为度,适当雕刻植入物,先将植入物一端插入穴腔,再将另一端弯曲后插入,利用穴腔自身限制作用使植入物固定,分层缝合皮下组织及皮肤(图 18-92)。覆盖纱布敷料,妥善包扎固定。

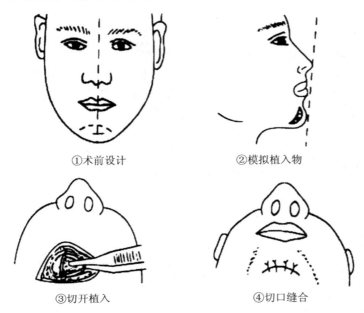

①术前设计　　②模拟植入物

③切开植入　　④切口缝合

图 18-92 下颌缘切口隆颏术

2. 经口内切口 患者平卧位,颈后部适当垫高,使下颌部充分显露,0.5％碘伏面部皮肤及口腔消毒,铺无菌巾。0.5％利多卡因(含适量肾上腺素)局部浸润麻醉。助手双手外翻捏住下唇,距下唇龈沟外 1cm 横向切口 2cm,切开黏膜、肌肉、骨膜,于骨膜下骨剥离穴腔,以恰好容下植入物为度。先将植入物一端插入穴腔,再将另一端弯曲后插入,利用穴腔自身限制作用使植入物固定,分层缝合皮下组织及皮肤(图 18-93)。

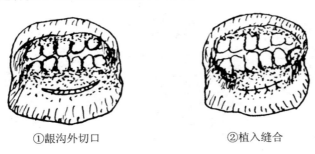

①龈沟外切口　　②植入缝合

图 18-93 口内切口隆颏术

【术后处理】

1. 术后进半流质饮食。

2. 继用抗生素,预防感染。

3. 术后保持局部稳定,避免挤压、触摸,以防硅胶假体移位偏斜。

4. 术后 6～7 天拆线。

【经验与技巧】

1. 从美学角度考虑,鼻尖和颏尖之间画一直线,下唇正好位于这条直线上或稍后,称之为美学平面。有人颏部短小或后缩,口唇超过这条直线,影响容貌美,通过手术植入充填材料增加颏部可以明显改善。

2. 本手术运用得当,能够较好地改善颏部外形轮廓,增加美感。

3. 植入物大小适当,两侧与下颌缘协调相称,避免过大、过长,或突出棱角。

4. 骨膜下剥离间隙不应过大,以恰好容下硅胶假体为度,否则硅胶假体后有可能出现移位、偏斜。

5. 手术操作时严防损伤面神经下颌缘支,一旦损伤将导致患侧口角㖞斜。

二十四、颌下脂肪切除术

【适应证】

颌下脂肪堆积伴皮肤松弛,影响容貌者。

【术前准备】

1. 全身一般检查、血常规、凝血功能检查正常。

2. 与患者交代术后效果、切口位置、恢复过程等,签订手术知情同意书。

3. 精神心理正常。

4. 仰面位、侧位照相。

【操作步骤】

1. 术前设计 患者坐位,颌下距颏缘 1.5cm 画弧形切口,并标出需切除脂肪的范围,2%碘酒涂搽固定。

2. 消毒铺巾 患者仰卧位,0.5%碘伏皮肤消毒,铺无菌巾、单。

3. 局部麻醉 0.5%利多卡因(含适量肾上腺素)局部浸润麻醉。

4. 切除缝合 沿切口线切开皮肤、皮下组织,切除多余脂肪,如皮肤多余可进行适当切除,缝合皮肤切口(图 18-94)。切口皮下可放橡皮条引流,覆盖厚层纱布敷料,妥善加压包扎。

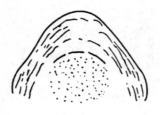
①切口设计

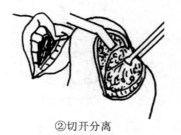
②切开分离

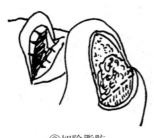
③切除脂肪

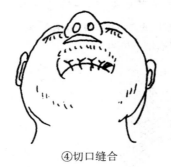
④切口缝合

图 18-94　颌下脂肪切除术

【术后处理】

1. 术后局部加压包扎,减少肿胀和渗液。

2. 局部适当休息,尽量减少咀嚼活动,半流质饮食。

3. 酌情清洁换药。

【经验与技巧】

1. 切除脂肪时注意使创面平整过渡,避免凸凹不平。

2. 术中操作防止损伤面神经下颌缘支。

3. 由于部位关系,颌下肿胀时间较久,需提前和患者交代。

二十五、面部色痣切除术

【适应证】

1. 小面积面部皮肤色痣直接切除缝合。

2. 面积较大皮肤色痣可以切除,利用皮下蒂皮瓣修复。

【术前准备】

1. 全身一般检查、血常规检查、凝血功能检查正常。

2. 精神心理正常。

3. 根据局部情况及本人要求与患者交代手术方法、术后效果、恢复过程等,签订手术知情同意书。

4. 术区适当剃发,清水、肥皂洗头。

5. 面部照相。

【操作步骤】

1. **直接切除缝合**　适用于小面积皮肤色痣。患者取适当体位。0.5%碘伏皮肤消毒,铺无菌巾、单。0.5%利多卡因(含适量肾上腺素)局部浸润麻醉。以痣为中心梭形切口,切除皮肤及少量皮下组织,间断缝合切口。纱布敷料加压包扎。

2. **皮下蒂皮瓣移植修复**　适用于直径>0.5cm 面部皮肤色痣。皮下蒂皮瓣移植属于特殊类型皮瓣,主要用于面部、头部皮肤局限性缺损修复。皮下蒂皮瓣分为水平皮下蒂皮瓣和斜向下方皮下蒂皮瓣(有人称为风筝皮瓣)。

（1）水平皮下蒂皮瓣：沿设计线切开皮肤，皮下潜行分离蒂部，切开除蒂部以外的其余脂肪组织，于脂肪深面或深筋膜浅面水平剥离形成可移动的水平皮下蒂皮瓣，将皮瓣推向皮肤缺损处，"V"至"Y"形缝合（图18-95）。

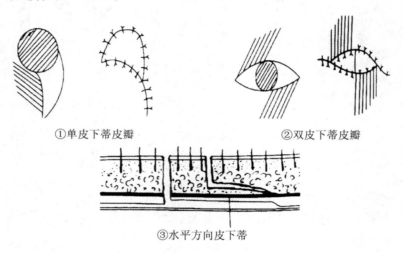

①单皮下蒂皮瓣　　　　　　　　　②双皮下蒂皮瓣

③水平方向皮下蒂

图 18-95　水平方向皮下蒂皮瓣

（2）斜向下方的皮下蒂皮瓣：沿设计线切开皮肤、皮下组织，形成斜下方的皮下蒂，将皮瓣推向皮肤缺损处，"V"至"Y"形缝合（图18-96）。

临床上最常用于面部皮肤色痣切除皮肤缺损修复，不同部位修复设计举例如下（图18-97至图18-101）。

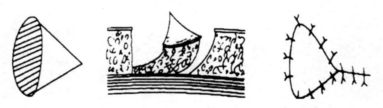

图 18-96　斜向下方的皮下蒂皮瓣（风筝皮瓣）

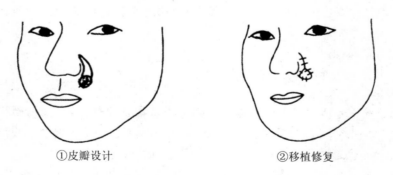

①皮瓣设计　　　　　　　　　②移植修复

图 18-97　上唇色痣切除皮下蒂皮瓣修复

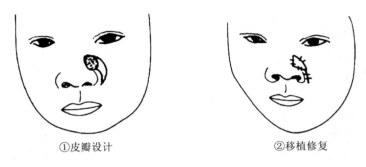

①皮瓣设计   ②移植修复

图 18-98   鼻部色痣切除皮下蒂皮瓣修复

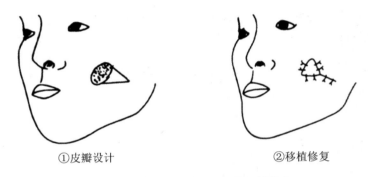

①皮瓣设计   ②移植修复

图 18-99   面颊色痣切除皮下蒂皮瓣修复

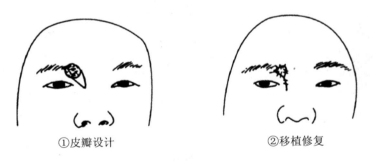

①皮瓣设计   ②移植修复

图 18-100   眉头色痣切除皮下蒂皮瓣修复

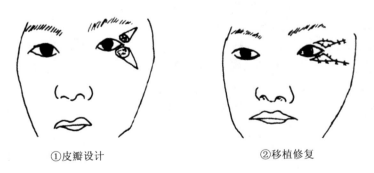

①皮瓣设计   ②移植修复

图 18-101   分裂痣切除皮下蒂皮瓣修复

【术后处理】

1. 术后适当休息,注意局部保护。

2. 酌情清洁换药。

3. 术后 6～7 天切口拆线。

【经验与技巧】

1. 面部皮肤色痣较为常见,影响容貌美观,面积微小色痣可以通过激光、药物治疗。面积较大的皮肤色痣一般需手术切除。

2. 面积较小皮肤色痣,顺色痣长轴梭形切除缝合,或顺皮纹方向切除缝合。面积较大色痣,切除后皮肤缺损较多,直接缝合瘢痕明显或局部出现凹陷,利用皮下蒂皮瓣修复可取得较好的效果。

3. 设计形成皮下蒂皮瓣时,注意皮瓣蒂部应无张力,保证良好血液供应。

4. 切口缝合力求平整。

二十六、面部瘢痕整形术

【适应证】

1. 条状瘢痕适用于瘢痕切除缝合术。

2. 片状瘢痕适用于瘢痕分次切除术。

3. 外伤后瘢痕充血增生期、瘢痕体质者为手术禁忌。

【术前准备】

1. 全身一般检查、血常规检查、凝血功能检查应属正常。

2. 心理检查正常。

3. 根据局部条件及本人要求与患者商定手术方法、交代术后效果、切口位置、恢复过程等,签订手术知情同意书。

4. 临术前清洗面部。

5. 面部正位及局部照相。

【操作步骤】

1. 瘢痕切除缝合术 适用于较窄条状瘢痕切除后直接缝合。患者平卧位,0.5％碘伏皮肤消毒 2 遍,铺无菌巾。局部浸润麻醉。沿瘢痕边缘全部切除瘢痕,皮下脂肪深层潜行剥离,先将皮下组织拉拢缝合,尽量减少切口张力,再将皮肤切口间断缝合。如瘢痕较长,或瘢痕长轴与皱纹交叉或垂直,应做"Z"成形术。

2. 瘢痕分次切除缝合术 适用于较大片状瘢痕经多次手术才能全部切除瘢痕。根据局部皮肤移动情况画出首次可切除的瘢痕。患者平卧位,0.5％碘伏皮肤消毒 2 遍,铺无菌巾。局部浸润麻醉。沿拟切除部分边缘切除瘢痕,皮下脂肪深层潜行剥离,皮下组织拉拢缝合。半年或一年后局部皮肤松弛再进行第二次瘢痕切除缝合术。必要时还可再次手术,直至瘢痕全部切除(图 18-102)。

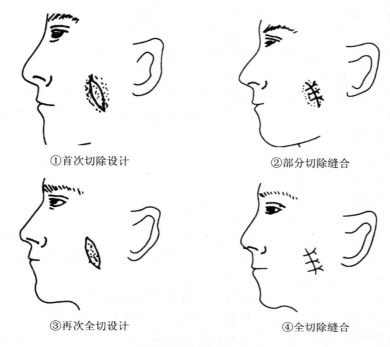

①首次切除设计　　　　　　②部分切除缝合

③再次全切设计　　　　　　④全切除缝合

图 18-102　瘢痕分次切除缝合

【术后处理】

1. 术后保持局部干燥、清洁,防止分泌物污染和出汗浸渍。

2. 术后 6～18 天拆线。

【经验与技巧】

1. 面部外伤后可遗留不同形状的瘢痕,常见的有条状瘢痕和片状瘢痕,通过手术切除瘢痕整形可不同程度的改善。较窄的条状瘢痕可切除直接缝合,片状瘢痕可分期切除缝合。

2. 面部瘢痕整形术后仍会遗留瘢痕,只不过是将较明显的瘢痕变为不明显或较术前有所改善,这一点应向患者如实告知,以免患者有过高要求。

3. 有些面部瘢痕往往有凹陷畸形,患者使用面部动作表情时凹陷更明显,这是由于受伤时软组织损伤较深,愈合后皮肤与深部组织或骨膜粘连的缘故。手术时应将瘢痕粘连彻底松解或切除,并将皮下脂肪组织充分松解,对位缝合,建立良好的皮下组织平台,然后再缝合皮肤,这样才能取得理想效果。

4. 一般说来,位于面部的瘢痕切除时应遵循顺皮纹线、顺皱纹线、顺轮廓线的原则,但也应考虑到瘢痕的具体形状和大小,可沿瘢痕长轴做切口,皮下脂肪深层潜行解剖分离后缝合。如估计直线瘢痕对术后面部有牵拉,则应设法做"Z"成形术。

二十七、隆 乳 术

【适应证】

1. 先天性小乳症或先天性未发育。

2. 哺乳后乳房萎缩。

【术前准备】

1. 全身一般检查、血常规、凝血功能、心电图等辅助检查正常。

2. 局部检查乳房无压痛、无结节。

3. 根据乳房大小结合患者意见,酌情选择适当大小的硅胶囊假体。注意所选假体必须符合国家质量标准。与患者交代术后效果、切口位置、恢复过程等,签订手术知情同意书。

4. 术前全身应用抗生素,预防感染。

5. 清洗皮肤。

6. 精神心理正常。

7. 不同体位乳房照相。

【操作步骤】

1. 切口设计 通常有腋窝切口、乳晕切口、乳房下皱襞切口。现以局麻下腋窝切口隆乳为例。于胸大肌起点腋前线做以纵切口线约 4cm,再根据需置入的硅胶假体大小及原乳房形态,标记出需剥离的范围。

2. 消毒铺巾 患者平卧位,0.5％碘伏皮肤消毒,铺无菌巾、单。

3. 局部麻醉 切口处皮肤 0.5％利多卡因(含适量肾上腺素)局部浸润麻醉,0.05％利多卡因(含适量肾上腺素)肿胀麻醉液浸润注射乳房后间隙或胸大肌后间隙。

4. 切开剥离 沿切口线切开皮肤、皮下组织,至胸大肌外缘,如将乳房假体置于乳腺后间隙,胸大肌表面剥离穴腔,按术前设计的剥离适当范围。如将假体置入胸大肌后间隙则切开胸大肌筋膜,于胸大肌后间隙钝性分离,按术前设计剥离适当范围。纱布填塞压迫,妥善止血。

5. 置入假体 观察穴腔内无出血,生理盐水冲洗乳房假体,然后用手将乳房假体慢慢推挤,送入穴腔,并确认假体底部妥善与胸壁接触。如果位置不佳可取出假体重新调整穴腔或调整假体位置。

6. 缝合切口 妥善缝合胸大肌筋膜,再分层缝合皮下组织和皮肤(图 18-103)。为了防止假体上移,术毕可用弹力绷带适当包扎。

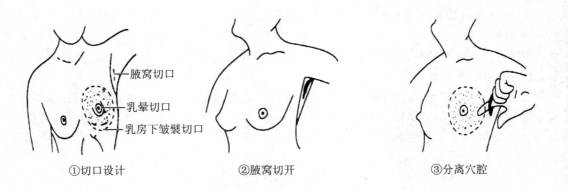

①切口设计　　　　②腋窝切开　　　　③分离穴腔

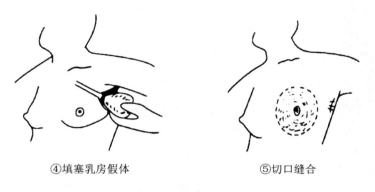

④填塞乳房假体　　　　　　　　⑤切口缝合

图 18-103　腋窝切口隆乳术

【术后处理】

1. 术后半卧位。

2. 乳房上部用绷带妥善包扎固定 2～3 周,以防假体向上移位。

3. 继续应用抗生素 3～5 天。

4. 术后 7～10 天拆线。

5. 术后 2 周开始进行乳房按摩,预防包膜挛缩,时间为半年。

【经验与技巧】

1. 重视术前检查,全身情况不良或心、肺、肝、肾主要脏器功能不良及高血压、糖尿病、年龄超过 60 岁或未成熟的青少年、心理准备不足、要求过高、乳房内包块或腋窝淋巴结增大、瘢痕体质或过敏体质者禁忌手术。

2. 腋窝切口时防止切口位置过低,以免术后显露明显瘢痕,同时注意剥离穴腔位置适当,避免假体过高或过低,并应注意仔细缝合皮肤切口。

3. 术中应妥善止血,防止血肿,预防感染。

4. 如术后局部慢性疼痛、肿胀,注意是否有血肿形成。如有血肿形成,应及时进行适当处理。

5. 术后可有乳头乳晕感觉异常,一般在半年左右可自行恢复。

6. 术后如发现乳房突然变小或消失,可能系假体破裂,应及时取出或更换假体。

7. 如发现乳房逐渐变硬,应考虑包膜挛缩,必要时可取出乳房假体或更换乳房假体。

二十八、乳头内陷矫正术

【适应证】

诊断明确的中度或重度乳头内陷。

【术前准备】

1. 全身一般检查、局部检查、血常规及凝血功能检查正常。

2. 局部检查乳房无压痛、无结节。

3. 与患者交代术后效果、切口位置、恢复过程等,签订手术知情同意书。

4．精神心理正常。

5．术前局部照相。

6．清洗局部皮肤。

【操作步骤】

乳头内陷矫正方法较多，可酌情选择。

1．四瓣法　患者平卧位，以乳头为中心画出直径 3cm 的圆，于圆内和圆外各标出相互错开的 4 个等边三角形，圆内四个等边三角形底边长度适当。0.5％碘伏局部皮肤消毒，铺无菌巾。0.5％利多卡因（含适量肾上腺素）局部麻醉。沿设计切除圆内外 8 个三角形皮肤和皮下组织，丝线贯穿乳头并牵引，尖刀在各瓣深面围绕乳头环形切开，松解紧缩的平滑肌纤维，小剪刀插入乳腺组织分别剪断牵拉乳头的部分平滑肌纤维，必要时切断部分乳腺管，但不可切断过多，进一步松解被牵拉的乳头。将圆内 4 个皮瓣相互缝合，包裹和增大乳头使乳头延长突出；再缝合圆外 4 个三角形创面使周围创缘向内缩小；最后 4 个皮瓣外缘与周围皮肤切口交错缝合（图 18-104）。切口皮下放橡皮条引流。覆盖中央有孔的敷料，妥善包扎固定。

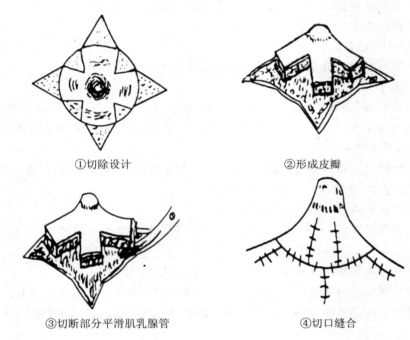

①切除设计　　　　　　　　　②形成皮瓣

③切断部分平滑肌乳腺管　　　　④切口缝合

图 18-104　四瓣法乳头内陷矫正术

2．伞状缝缩法　患者平卧位，以乳晕边缘画出圆形切口线，两侧各一横形切口，乳晕标出 6 个需切除的三角形。0.5％碘伏皮肤消毒，铺无菌巾。0.5％利多卡因（含适量肾上腺素）局部麻醉。沿切口线切开皮肤、皮下组织，切除乳晕 6 块三角形皮肤，丝线贯穿乳头并牵引，尖刀切断紧缩的平滑肌纤维，必要时切断部分乳腺管，但不可切断过多，牵拉乳头，将乳晕皮肤与周围肌肉组织褥式缝合，加强乳头的突起，最后横向缝合皮肤切口（图 18-105）。切口皮下放橡皮条引流。覆盖中央有孔的环形敷料，妥善包扎固定 1～3 个月。

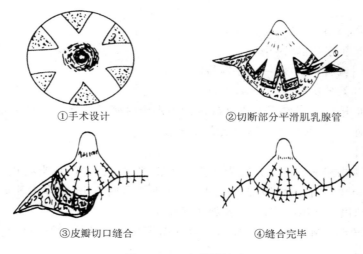

①手术设计　　　　　　　　②切断部分平滑肌乳腺管

③皮瓣切口缝合　　　　　　④缝合完毕

图 18-105　伞状缝缩法

3. 新月形皮瓣法　患者平卧位,丝线贯穿乳头并牵引使之突出,乳晕下设计新月形乳晕皮瓣,一般皮瓣宽 0.6～1cm,长 1～2cm,画出适当长度的乳头下缘切开线。0.5%碘伏皮肤消毒,铺无菌巾。0.5%利多卡因(含适量肾上腺素)局部麻醉。切开皮肤、皮下组织,形成新月形乳晕皮瓣,用尖刀或小剪刀分别切断紧缩的乳腺管间的平滑肌纤维,如不足以使乳头复位则适当切断部分乳腺管使乳头突出;乳头内下方设计乳腺组织瓣,长 1～2cm,宽 0.6～1cm,旋转乳腺组织瓣至复位的乳头下方充填乳头下的空隙,将新月形乳晕皮瓣缝合固定于乳晕下缘的切口内形成乳头颈的一部分(图 18-106)。必要时切口皮下放橡皮条引流。覆盖中央有孔的环形敷料,妥善包扎固定 1～3 个月。

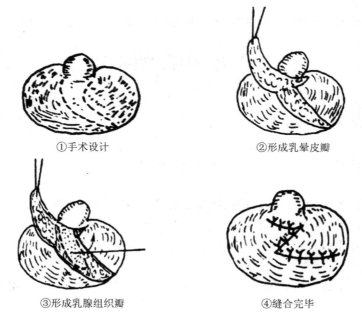

①手术设计　　　　　　　　②形成乳晕皮瓣

③形成乳腺组织瓣　　　　　④缝合完毕

图 18-106　新月形乳晕皮瓣法

【术后处理】

1. 妥善保护局部,防止敷料移位撕裂牵拉乳头。

2. 继续应用抗生素,预防感染。

3. 放橡皮条引流者术后 36～48 小时拔除。

4. 术后 8～12 天分次拆线。

5. 术后酌情应用乳头牵引固定或自行每天用手定时牵拉数次。设计一般为 3～6 个月,或至乳头不再回缩。6 个月内不用紧身乳罩压迫乳头。

【经验与技巧】

1. 一般将乳头内陷分三度。轻度为乳头大小正常,时凸时现,可自行用手牵拉或负压吸引,坚持数月即可不再凹陷;中度为乳头大小正常,不能自然凸出;重度为乳头发育不良,需借助外力牵拉才能凸出或凸出困难,往往需要手术矫正。

2. 手术需切断部分乳腺管,有可能影响哺乳期乳液排泄功能,需向患者交代。术中注意乳管不可剪断过多。

3. 手术中注意保证乳头血供充足,防止术后血供不良、坏死。

4. 利用负压吸引者,注意负压不应过大,抽吸过程中应保持清醒状态,避免负压过大或吸引时间过长导致乳头血供障碍发生乳头坏死。

5. 一旦发生感染,原因为颈部血供不佳、积血所致。需部分拆线引流出渗出物,清洁换药,待伤口愈合后再酌情处理。

6. 乳头血供障碍为术中损伤乳头过重或术后包扎过紧影响乳头血供。需及早发现,及早处理,尽快拆除部分切口缝线,必要时拆除切口内缝线。如最终乳头坏死,6 个月再次手术乳头再造术。

7. 乳头内陷复发原因为乳头深部平滑肌和乳腺管松弛不足,或术后乳头牵引固定不佳。处理:术后 6 个月再次手术矫正。

8. 乳头偏斜原因为术中处理不佳或术后固定不妥,酌情再次手术修整。

二十九、副乳切除术

【适应证】

女性副乳腺,影响美观、疼痛者。

【术前准备】

1. 全身一般检查、血常规检查、凝血功能检查正常。

2. 精神心理正常。

3. 与患者交代术后效果、切口位置、恢复过程等,签订手术知情同意书。

4. 剃净同侧腋毛,清洗局部皮肤。

5. 术前双侧对比照相。

【操作步骤】

1. 切口设计　根据副乳腺大小设计朝向腋窝方向的切口线 5～7cm,必要时可切除梭形皮肤,并画出副乳腺在体表的投影。

2. 消毒铺巾　患者取仰卧位,患侧上肢外展 90°,固定于托板上,同侧肩背部垫高 10cm。0.5％碘伏皮肤消毒,铺无菌巾、单。

3. 局部麻醉　0.5％利多卡因(含适量肾上腺素)局部浸润麻醉。

4. 切除缝合　按切口标记线切开皮肤、皮下组织,皮下脂肪浅层潜行分离皮瓣,保留 1cm 的皮下脂肪组织,解剖分离,切除副乳腺组织及局部多余的脂肪组织。间断缝合皮下组织、皮肤切口,酌情放置引流物。覆盖纱布敷料,适当加压包扎。

【术后处理】

1. 切除标本送病理检查。

2. 继续应用抗生素,预防感染。

3. 36～48 小时去除引流物,继续加压包扎。

4. 术后 8～10 天分次拆除缝线。

【经验与技巧】

1. 如副乳腺位置处于腋窝,一般应选择顺腋窝皱纹的切口线,不应选择顺腋窝长轴的切口线,以免瘢痕挛缩影响上肢活动和外形不佳。如副乳腺位置较低,可向下方潜行剥离,然后切除。

2. 双侧副乳腺,应尽量使两侧术后对称。

3. 手术创面较大术中应妥善止血,术后酌情安放引流物,对于防止局部血肿大有裨益。

4. 有的患者副乳腺多为脂肪组织增厚,也可采用脂肪抽吸方法进行处理。

三十、男性乳房肥大切除术

【适应证】

成人男性乳房发育肥大、疼痛明显者。

【术前准备】

1. 全身一般检查、血常规检查、凝血功能检查正常。

2. 精神心理正常。

3. 与患者交代术后效果、切口位置、恢复过程等,签订手术知情同意书。

4. 剃净同侧腋毛,清洗局部皮肤。

5. 术前双侧对比照相。

【操作步骤】

1. 消毒铺巾　患者仰卧位,患侧上肢外展 90°固定于托板上。0.5％碘伏皮肤消毒,铺无菌巾、单。

2. 局部麻醉　0.25％～0.5％利多卡因(含适量肾上腺素)肿块周围区域阻滞麻醉。

3. 切除缝合　肿块下界弧形切口线标记线,切开皮肤、皮下组织,向上分离形成皮瓣,保留适当厚度皮下脂肪组织,将乳房肿块自胸大肌表面分离直至切除。妥善止血,间断缝合皮肤切口,皮下放橡皮条引流或橡胶管负压引流(图 18-107)。如双侧发病,同法进行对侧手术。覆盖纱布敷料,适当加压包扎。

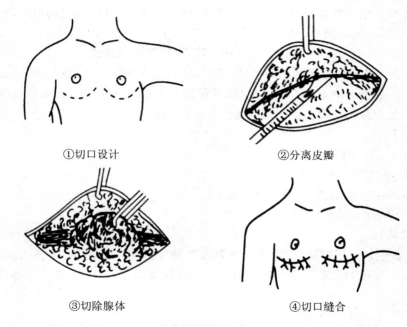

①切口设计   ②分离皮瓣

③切除腺体   ④切口缝合

图 18-107　男性乳房肥大切除术

【术后处理】

1. 切除标本送病理检查。

2. 继续应用抗生素,预防感染。

3. 24～48 小时去除引流条或引流管,继续加压包扎。

4. 术后 7～9 天拆除缝线。

【经验与技巧】

1. 男性乳房切除,应慎重选择,严格掌握手术适应证,男性青少年乳房发育多为暂时性,不必手术治疗。

2. 手术分离皮瓣时应注意皮瓣厚度适当,防止皮瓣分离过薄,术后发生皮肤坏死,一般保留皮下脂肪组织的厚度参照乳房周围脂肪组织厚度,使缝合后局部外形平坦为佳。

3. 尽量保持乳房外形美观,皮肤缝合要严密、均匀,双侧对称。

三十一、脂肪抽吸术

【适应证】

轻、中度的局限性单纯性局部脂肪堆积者。

【术前准备】

1. 全身一般检查、血常规、凝血功能、心电图检查正常。

2. 局部皮肤无炎症。

3. 选择月经干净后 3～4 天为手术时间。

4. 适当应用抗生素,预防感染。

5. 术前 10 天不应有任何抗凝血药物治疗。

6. 与患者交代术后效果、切口位置、恢复过程等,签订手术知情同意书。

7. 精神心理正常。

8. 不同体位照相。

【操作步骤】

常用的抽吸部位为上腹、下腹、腰部、大腿、臀部、面部、颌下、上臂等处(图 18-108)。

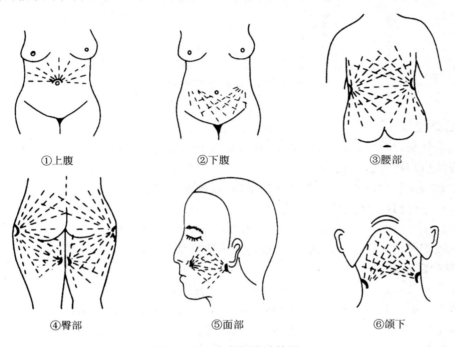

①上腹　　　　　　　　②下腹　　　　　　　　③腰部

④臀部　　　　　　　　⑤面部　　　　　　　　⑥颌下

图 18-108　各部位脂肪抽吸

以下腹部脂肪抽吸为例。目前脂肪抽吸多在肿胀技术麻醉下完成。

1. 术前设计　根据患者情况标记脂肪抽吸范围,2%碘酒涂搽固定。

2. 肿胀麻醉液配制　生理盐水 500ml、2%利多卡因 20ml、1‰盐酸肾上腺素 1ml、5%碳酸氢钠 10ml,混合后为一个单位的肿胀麻醉液。

3. 消毒铺巾　患者仰卧位,0.5%碘伏皮肤消毒,铺无菌巾、单。

4. 局部肿胀麻醉　50ml 的注射器安装专用带多侧孔的注液针,按标记范围皮下脂肪组织内均匀注射肿胀麻醉液,直至局部明显肿胀变硬、发白。注液时也可用专用注液泵,注液速度快,节省人力。

5. 脂肪抽吸　于耻骨联合处切口 0.5～1cm,也可于下腹两侧分别做两个小切口,术者右手持吸管把柄自皮肤切口插入吸管,开动负压吸引器,左手抓住腹壁,按术前标记范围,做拉锯式抽吸动作,便可见黄色脂肪自塑料管内流出(图 18-109)。

注意抽吸均匀,下腹两侧切口者可双侧交叉进行抽吸。如吸管内为鲜红血液,即应改变方向。为了保持腹壁一定弹性,应保留皮下 0.5～1cm 脂肪层。必要时抽吸完毕后切口内放置引流物。每个切口缝合 1 针。局部覆盖厚层纱布敷料和纱布垫,弹力绷带适当加压包扎。

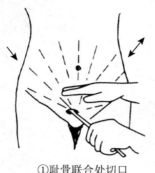
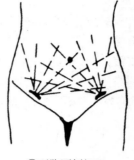

①耻骨联合处切口　　　　　②下腹两侧切口

图 18-109　下腹部脂肪抽吸术

【术后处理】

1. 适当休息,尽量减少局部活动,以创造局部组织粘连机会。

2. 继续应用抗生素,预防感染。

3. 最初两天往往渗出较多,酌情更换敷料,保持局部清洁。

4. 根据渗出情况酌情去除负压引流物,一般术后 36～48 小时去除。

5. 术后 7～8 天拆线。

6. 术后即可应用弹力服以便加压,促进皮下组织粘连愈合。

【并发症及处理】

1. 瘀斑　几乎均有发生,1 个月左右可逐渐恢复。

2. 血肿　时有发生,一旦发现可穿刺抽出或切开皮肤,清除血肿,结扎止血。

3. 血清肿　时有发生,一旦发现可穿刺抽出积液或安放负压引流管,直至组织粘连愈合,再去除引流管。

4. 感染　表现为局部红肿、疼痛。大量有效抗生素治疗,卧床休息,减少局部活动。

5. 肌间血肿　原因为脂肪抽吸时穿过深筋膜致肌肉间出血。如血肿较小,可大量抗生素治疗,预防感染,待其慢慢吸收。如继续出血或血肿较大,应尽快切开,清除血肿,妥善止血。

6. 腹腔穿孔　原因为脂肪抽吸时穿过腹膜进入腹腔。一旦发生,应尽快请相关专业人员酌情处理。

7. 皮肤坏死　皮下脂肪层保留太薄所致。病情稳定后去除坏死区皮肤,皮片移植修复。如外形不佳,3～6 个月后酌情再次切除植皮区行腹壁整形术。

8. 感觉减退　为感觉神经末梢受损所致,一般 3～6 个月即可恢复正常。

9. 凸凹不平　抽吸不均匀、经验不足所致。术后 3～6 个月再次抽吸调整。

【经验与技巧】

1. 脂肪抽吸主要用于某部位局限性脂肪堆积性肥胖,全身弥散性肥胖不宜应用脂肪抽吸。全身情况不良或心、肺、肝、肾主要脏器功能不良及高血压、糖尿病、年龄超过 60 岁、未成熟青少年、继发性肥胖者,禁忌脂肪抽吸。

2. 脂肪抽吸的原理是将大量脂肪组织直接抽吸出体外,从而达到减肥美容的目的,效果直接、明显。由于去除了脂肪细胞数量,术后一般不会反弹。

3. 脂肪抽吸表面看来仅有较小的皮肤切口,其实皮下损伤广泛,应看作是较大的美容手术,切不可轻视,术前须做全面检查,包括心、肺、肝、肾功能和血液有关化验检查。

4. 每次抽吸部位以 1~3 个为宜,多部位肥胖应分次进行,以免出现失血性休克。

5. 使用较细吸管抽吸损伤较轻,出血较少;使用吸管较粗损伤较大,出血较多。

6. 注意保留的脂肪厚度均匀一致,防止术后出现明显凹凸不平。切忌保留皮下脂肪太薄,以免引起皮肤坏死。经产妇女妊娠纹较多者更应避免皮下脂肪抽吸过度,因其皮肤菲薄,真皮下血管网少,血供差,术后更易出现皮肤坏死。

7. 脂肪抽吸术后可有多种并发症,应密切观察,一旦出现并发症要及时处理。

8. 术后必须局部加压包扎,减少肿胀和渗液。腹部、四肢脂肪抽吸时应坚持穿弹力服 2~3 个月。

9. 继发于其他疾病的面部脂肪肥厚不应进行脂肪抽吸。

10. 皮肤松弛缺乏弹性脂肪抽吸后不会有理想的效果,因此腹壁皮肤弹性不佳、有大量妊娠纹,或腹壁明显松弛下垂者,不宜进行脂肪抽吸。此类情况可进行皮肤脂肪切除腹壁整形术。

三十二、额部除皱术

【适应证】

额部皮肤松弛皱纹明显,影响容貌者。

【术前准备】

1. 全身一般检查、血常规、凝血功能、心电图等检查正常。

2. 与患者交代术后效果、切口位置、恢复过程等,签订手术知情同意书。

3. 精神心理正常。

4. 面部静态、动态(抬眉)照相。

【操作步骤】

1. 术前设计　患者坐位,发际线较低者可选择发际内切口,发际线较高者可选择发际线切口,根据松弛程度标出需切除皮肤的范围,2%碘酒涂搽固定。

2. 消毒铺巾　患者仰卧位,0.5%碘伏皮肤消毒,铺无菌巾、单。

3. 局部麻醉　0.5%利多卡因(含适量肾上腺素)局部浸润麻醉。

4. 切除缝合　沿切口线切开皮肤、皮下组织,额部骨膜外剥离,适当切除部分额肌,分段切除多余皮肤,缝合切口(图 18-110)。切口皮下可放橡皮条引流,覆盖厚层纱布敷料,妥善加压包扎。

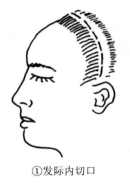
①发际内切口

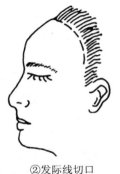
②发际线切口

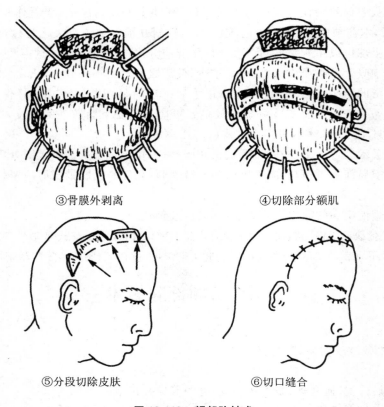

③骨膜外剥离　　　　　④切除部分额肌

⑤分段切除皮肤　　　　　⑥切口缝合

图 18-110　额部除皱术

【术后处理】

1. 术后局部加压包扎,减少肿胀和渗液。

2. 抬高头部,适当卧床休息。

3. 酌情清洁换药。

【经验与技巧】

1. 仔细解剖分离,妥善严密止血。

2. 术中操作防止损伤面神经下颌缘支,防止电凝止血损伤深部面神经分支。

3. 术后通常额部皮肤麻木,一般 1 年左右感觉恢复,需提前和患者交代清楚。

三十三、全面部除皱术

【适应证】

面部皮肤松弛下垂明显,影响容貌者。

【术前准备】

1. 全身一般检查、血常规、凝血功能、心电图等检查正常。

2. 与患者交代术后效果、切口位置、恢复过程等,签订手术知情同意书。

3. 精神心理正常。

4．面部静态、动态(大笑)照相。

【操作步骤】

1．术前设计　患者坐位,发际线较低者可选择经发际内、耳前、耳后切口,发际线较高者可选择发际线、耳前、耳后切口,根据松弛程度标出需切除皮肤的范围,2％碘酒涂搽固定。

2．消毒铺巾　患者仰卧位,0.5％碘伏皮肤消毒,铺无菌巾、单。

3．局部麻醉　0.5％利多卡因(含适量肾上腺素)局部浸润麻醉。

4．切除缝合　沿切口线切开皮肤、皮下组织,面部表浅肌肉筋膜浅面适当剥离,向前分离至眶外侧、鼻唇沟处,形成面部皮瓣,将皮瓣向外上方提紧;分段切除多余皮肤,缝合切口(图18-111)。切口皮下可放橡皮条或引流管引流,覆盖厚层纱布敷料,妥善加压包扎。

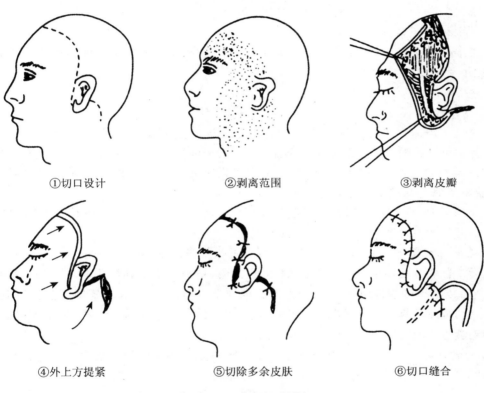

①切口设计　　　　②剥离范围　　　　③剥离皮瓣

④外上方提紧　　　⑤切除多余皮肤　　⑥切口缝合

图 18-111　全面部除皱术

【术后处理】

1．术后局部加压包扎,减少肿胀和渗液。

2．适当抬高头部,卧床休息。

3．酌情清洁换药,继续加压包扎。

【经验与技巧】

1．仔细解剖分离,妥善严密止血,防止术后面部血肿。

2．术中止血解剖剥离,谨防损伤面神经各分支,防止电凝止血损伤深部面神经分支。

3．两侧操作可同时进行,也可先后进行,务必做到两侧对称协调。

4．术后通常面部皮肤麻木,一般 1 年左右感觉恢复正常,需提前和患者交代。

三十四、毛发移植术

【适应证】

1. 雄激素性脱发稳定期。

2. 瘢痕性秃发。

3. 斑秃性秃发。

4. 发际线改形、眉毛缺失、胡须再造、阴毛缺失。

【术前准备】

1. 全身一般检查、血常规检查、凝血功能检查正常。

2. 精神心理正常。

3. 根据患者要求,结合秃发情况及枕部供区情况,初步协商确定毛囊移植数量。说明术后效果、并发症等,签订手术知情同意书。

4. 头部剃发,尽量全部剃光。

【手术步骤】

1. 手术设计　手术设计包括标记受区范围、受区分配毛囊种植密度,根据毛囊单位需要量确定标记供区范围。毛发全部脱光区需全部合理密度移植,毛发稀疏区酌情加密移植。

2. 消毒铺巾　选择适当的手术体位,有利于供区钻切提取毛囊。0.5%碘伏局部皮肤消毒,铺盖无菌手术巾、单。

3. 局部麻醉　一般可用0.25%利多卡因(含适量肾上腺素)枕部半环形区域阻滞麻醉,同时配合局部浸润注射麻醉。

4. 毛囊钻切提取　毛囊移植电动环钻配合适当规格的空心钻头,一般以毛孔为单位逐一钻切毛囊。首先开动环钻,注意观察毛囊生长方向,钻头对准毛茬顺毛囊方向进入钻切3～4mm,然后拔出环钻,毛囊即可自动松动或轻度弹出皮面,再用毛囊镊随即完整提出毛囊,如此逐一钻切提取毛囊。为了提高钻切提取速度,可连续集中钻切若干毛囊,再集中提取毛囊。提取的毛囊置于低温保存,待进一步分离处理。

5. 毛囊分离　放大镜或显微镜下进行毛囊分离,将提取毛囊分离成含一个毛囊或一个以上毛囊的可供移植毛囊单位,去除毛囊周围多余表皮及脂肪结缔组织。

6. 毛囊种植　调整患者体位,受区0.5%碘伏皮肤消毒,重新铺盖无菌巾、单。0.25%利多卡因(含适量肾上腺素)局部浸润麻醉。通常有2种毛囊种植方法酌情选择。

(1)即插即种法:左手持8～9号注射针头受区头皮戳孔,深度为3～5mm,在拔出针头同时右手立即植入一个毛囊单位。方法方便、快捷,创伤小、出血少,种植速度快。

(2)切开种植法:种植刀先集中戳好孔隙,然后再集中将毛囊植入孔隙内。种植时为了保持毛囊湿度,一名护士持注射器抽吸低温生理盐水不时喷淋并及时冲洗创面出血或血块。戳孔方向应与原有毛发自然生长方向一致,孔隙与孔隙间隔1～1.5mm。

种植完毕后令患者端坐位,对镜审视,认可发际线位置、形状、植发密度后,进行下一步包扎固定。

7. 包扎固定　枕部供区内层覆盖无菌纱布,外层适当覆盖纱布垫,胶布妥善粘贴固定。受区任其暴露、自然干燥。

【术后处理】

1. 抬高头部,适当休息,避免挤压受区和供区。术后近期禁止做低头动作,避免一切用力的活动。

2. 适当口服镇痛药。

3. 受区暴露于空气中,保持清洁干燥。供区 24～36 小时解除纱布敷料,暴露于空气中任其自然干燥。

4. 术后第 5 天温水淋浴头部,充分湿润,浸软移植头发周围血痂,使其轻易脱落,冲洗干净,自然晾干。

5. 术后 6 个月内忌烟酒和辛辣等刺激性食物,少吃油腻食品,多吃新鲜蔬菜水果。

6. 调节情绪,保持心情舒畅。告知患者移植毛发 1～2 个月大部分脱落,这是必然过程,不必恐慌,需耐心等待,术后 3～6 个月新发陆续长出,并终身保持。

【经验与技巧】

1. 雄激素性脱发(俗称早秃、谢顶),非常多见,是毛发移植最佳适应证。以往雄激素性脱发通常发生于 30 岁以上男性,现今临床观察发病年龄已经提前,许多 20 岁左右便已经发生,表现为前额发际线逐渐向后退缩,两侧额角头发开始稀疏,逐渐加重,呈现明显衰老外貌。

2. 雄激素性脱发多数开始于前发际线,逐渐波及头顶部。而枕部一般来说却很少脱发,甚至进入老年期后枕部仍然保留较多原生发,因而枕区这种特点被称为天然毛发"优质供区"。

3. 适宜的植发年龄是脱发稳定后,一般为 30 岁左右。但不少患者希望尽早进行毛发移植手术以便及早改善容貌及心理状态,医师需和患者沟通协商,慎重取舍,但需要强调任何年龄的脱发进展期不能进行手术。

4. 制备毛囊种植的孔隙时应深浅适度,毛根的长度一般为 3～5mm,戳孔深度略较毛根深 0.5～1mm 为宜;毛囊种植时以毛囊表皮稍高出头皮表面 0.2～0.3mm 为宜。

5. 种植期间,为了保持术区清洁,另一名护理人员需用 5ml 注射器安装小号针头,抽吸生理盐水,随时冲洗干净受区出血或血凝块;并及时喷淋待种植的毛囊单位移植体,防止干燥脱水。

6. 新生毛发成长过程中如出现小囊肿,可用 0.5% 碘伏消毒患处,再用无菌针头将囊肿壁挑破,可能出现少量分泌物,或出现皮下新毛发。处理:针头挑出分泌物即可,然后碘伏消毒,任其自然晾干。

7. 供区创口感染表现为创面红肿,分泌物增多,钻孔处脓性分泌物附着或为创面覆盖一层黄色渗出物结痂。处理:生理盐水清洗创面,0.5% 碘伏纱布 10～12 层创面湿敷,6～8 小时更换敷料一次,如此处理可以起到良好的创面引流作用,一般 1～2 天炎症即可控制。

8. 受区感染是一个严重问题,表现为红肿、脓性分泌物。处理:静脉应用抗生素,控制炎症,局部皮肤 0.5% 碘伏酊情涂搽消毒,孔隙处明显积脓用无菌针头挑破引流,适当按压,0.5% 碘伏酊情涂擦消毒。

9. 术后外观不自然、毛发生长方向不一致。处理:借助美发技术或头发定型化妆品打理头发。

10. 术后供区可出现感觉异常,如感觉麻木、瘙痒、敏感等,属于手术后正常过程。一般经过 3～6 个月后可自然恢复。处理:剧痒者可进行局部冰敷或湿冷毛巾冷敷。